Arbeit und Krankheit

Für Elisabeth

Heinz Schott

Arbeit und Krankheit

Ein medizin-soziologischer Beitrag
zur Problematik der Rehabilitation

Versuch einer wissenschaftskritischen
Bestandsaufnahme

Doktorarbeit von 1974

mit einem aktuellen Rückblick

BoD – Books on Demand

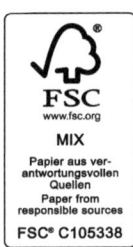

Bibliografische Information der Deutschen Nationalbibliothek:

Die Deutsche Nationalbibliothek verzeichnet diese Publikation
in der Deutschen Nationalbibliografie; detaillierte bibliografische
Daten sind im Internet über www.dnb.de abrufbar.

Erstpublikation der medizinischen Dissertation aus dem Pathologischen Institut
der Ruprecht-Karls-Universität zu Heidelberg 1974
Dekan: Prof. Dr. G. Quadbeck; Referent: Prof. Dr. W. Jacob

Coverbild:
Fragmente eines Baumstamms, dem Goethe'schen Farbkreis nachempfunden
Acrylfarben auf Holz; Foto: H. Schott, 14.09.2020

SCHOTT's NEUE BIBLIOTHEK / 8

© 2021 Heinz Schott
Herstellung und Verlag: BoD – Books on Demand, Norderstedt.

ISBN: 9783752638769

Pathologisches Institut der Universität

Heidelberg

A R B E I T   U N D   K R A N K H E I T
=====================================

Ein medizin- soziologischer Beitrag zur
Problematik der Rehabilitation.

Versuch einer wissenschaftskritischen
Bestandsaufnahme.

I n a u g u r a l - D i s s e r t a t i o n

zur Erlangung der medizinischen Doktorwürde

einer

Hohen Medizinischen Fakultät

der

Ruprecht- Karl- Universität zu Heidelberg

vorgelegt von Heinz S c h o t t
aus Bergzabern
- 1974 -

Inhaltsübersicht

Inhaltsverzeichnis

Teil 1
Über den Begriff der Arbeit und seine Verengerung in den Wissenschaften

Teil 2
Die Rehabilitation und ihre Bedeutung für die *G e s e l l s c h a f t* im Hinblick auf den Begriff der Arbeit

Teil 3
Die Rehabilitation und ihre Bedeutung für das *I n d i v i d u u m*
im Hinblick auf den Begriff der Arbeit

Teil 4

Die psychisch Behinderten und die Bedeutung der Arbeitstherapie für ihre Rehabilitation – dargestellt am Beispiel des Westfälischen Landeskrankenhauses in Münster (WLK)

Vorbemerkung

Dieser »medizin-soziologische Beitrag zur Problematik der Rehabilitation« stellt im Wesentlichen eine Auseinandersetzung mit der Wissenschaft Medizin dar, wie sie sich in Theorie und Praxis, in Lehrbüchern, Zeitschriften, Festreden und in der praktischen Behandlung des Patienten äußert. Die medizinische Wissenschaft muss sich nun – den einzelnen Medizinern bewusst oder unbewusst – einer Begrifflichkeit bedienen und unterwerfen, die ihre äußerlich festzustellenden Grenzen überschreitet und zugleich jenseits ihres Einflusses zu liegen scheint. So zum Beispiel, wenn von »Individuum« und »Gesellschaft«, von »Arbeit« und »Krankheit« oder von »Psyche« und »Soma« die Rede ist.

Der Mediziner betreibt nun eine bestimmte Sache: Er soll mit seinem Patienten therapeutisch umgehen und ihn im Falle seiner Rehabilitation bei seiner Wiedereingliederung in die Gesellschaft unterstützen. Was aber weiß er wirklich von seinem Patienten und dessen Krankheit? Was ist seine Wissenschaft davon?

Die heutige Rehabilitationsmedizin fällt in eine besondere Epoche der Medizin: Die bisher unangefochtene vorherrschende Stellung des naturwissenschaftlichen Denkens wird zunehmend von sozialwissenschaftlichen Bestimmungen angegriffen, die in der Medizin eine immer stärkere Geltung beanspruchen. Ob diese Einbeziehung der »Gesellschaft« in die Behandlung des Individuums als ein Fortschritt anzusehen ist, kann nicht so eindeutig bejaht werden, wie es so häufig in medizintheoretischen Stellungnahmen geschieht.

Meine Abhandlung soll den Zweifel an dieser Fortschrittlichkeit begründen: durch die Analyse rehabilitativer Behandlungsmethoden, insbesondere der Arbeitstherapie, und durch die Untersuchung des Bewusstseins von den wissenschaftlichen Zusammenhängen derjenigen, die in der Rehabilitationsmedizin tätig sind. Wenn ich hier den »Versuch einer wissenschaftskritischen Bestandsaufnahme« mache, so geht es zunächst darum, die wissenschaftlichen Aussagen ernst zu nehmen und sie zu Wort kommen zu lassen. Jedenfalls wollte ich vermeiden, mir einen kurzschlüssigen Reim auf eine Sache zu machen, ehe sie erfahren zu haben. Die herausgearbeitete Problematik lässt sich nicht schon mit einem hervorgezauberten Alternativmodell lösen.

Ganz besonderen Dank möchte ich an dieser Stelle Herrn Prof. JACOB aussprechen, der meine Arbeit geduldig und mit großem Verständnis gefördert hat. Ohne sein gutes Beispiel einer intensiven Durchdringung der theoretischen Grundlagen der Medizin hätte mir ein entscheidender Rückhalt gefehlt, selber in eine solche Auseinandersetzung einzutreten.

Einleitender Überblick

Bei der Darstellung des A r b e i t s b e g r i f f e s in Teil 1 soll vor allem die Diskrepanz aufgezeigt werden zwischen einem umfassenden, die Unterdrückung und Befreiung des Menschen mitreflektierenden Begriff der Arbeit und dessen funktionalistischer und herrschaftserhaltender Verkürzung. Deshalb rückte ich den Begriff der Entfremdung und der entfremdeten Arbeit ins Zentrum der Betrachtung. Die Verkürzung des Arbeitsbegriffes ist in den Gesellschaftswissenschaften eine allgemeine Erscheinung. Sie ist bei den Wirtschafts- und Sozialwissenschaften festzustellen und insbesondere bei der Arbeitswissenschaft und Arbeitsmedizin.

In Teil 2 steht die Fragestellung im Mittelpunkt, wie das I n t e r e s s e d e r G e s e l l s c h a f t an der Rehabilitation »wissenschaftlich« begründet wird. Der Begriff der Gesellschaft kann aus sachlichen Gründen nicht definitorisch eingeführt werden. Er kann erst im Verlauf der Untersuchung näher bestimmt werden. Wenn ich Gesellschaft zunächst auf staatliche Einheiten –Bundesrepublik Deutschland, Großbritannien und DDR – beziehe, so lassen sich diese nur bei einer sehr äußerlichen Anschauungsweise eindeutig voneinander abgrenzen. Da aber die Gesetze und Institutionen der Rehabilitation von den jeweiligen innerstaatlichen Verhältnissen abzuhängen scheinen, so müssen wir diese Zusammenhänge im Einzelnen untersuchen.

Da in Deutschland das britische Rehabilitationswesen häufig als vorbildlich angesehen wird, scheint mir dessen Einbeziehung in diese

Abhandlung von Interesse zu sein, zumal sich dabei auch das »soziali-sierte«, das heißt verstaatlichte Gesundheitswesen in Großbritannien darstellt.

Eine Untersuchung des Rehabilitationswesens in der DDR scheint mir für die Behandlung unseres Themas besonders aufschlussreich, da die ge-meinsame medizinische Tradition mit der Bundesrepublik auch unter an-deren politischen Bedingungen fortwirkt. Die Kritik, die in der DDR an der Rehabilitation im Westen laut wird, muss ihrerseits an den Verhältnissen im Rehabilitationswesen der DDR selber kritisch geprüft werden.

In Teil 3 gehe ich auf die subjektive Situation des Behinderten ein. Die entscheidende Frage lautet: Wie sieht die Rehabilitation für das be-troffene I n d i v i d u u m aus? Wir sprechen zwar vom »deutschen« oder »britischen« Rehabilitationswesen und gliedern einen Teil dieser Ab-handlung nach diesen Stichworten, gleichzeitig würde es uns aber lächer-lich vorkommen, vom »deutschen« oder »britischen« Bedürfnis eines Be-hinderten nach Rehabilitation zu sprechen. Die gesellschaftliche Notwen-digkeit der Rehabilitation schien objektiv und rational erfassbar zu sein, wenden wir uns nun aber dem einzelnen Subjekt zu, das rehabilitiert wer-den soll, so verflüchtigt sich dieser Schein.

Es gibt in der Wissenschaft nur wenige Ansätze, individuelles Leiden wesentlich als Äußerung des leidenden Subjektes selber zu begreifen. Die Psychoanalyse und die Medizinische Anthropologie stellen solche Ansätze dar. Ihre gründliche Rezeption, die den Rahmen meiner Abhandlung bei weitem sprengen würde, ist sicherlich für die Problematik der Rehabilita-tion sehr bedeutsam. Während man in der einschlägigen Literatur eine Unzahl von Aussagen über Behinderte und deren Behandlung findet, gibt es kaum etwas von den Behinderten selber zu hören oder zu sehen. Den-noch gibt es ein paar bemerkenswerte Ausnahmen.

Das vorgegebene Thema lässt sich nun weiter durch eine Analyse der A r b e i t s t h e r a p i e konkretisieren. Die Untersuchung ihrer ideologischen und praktischen Funktion im Rehabilitationsprozess führt uns den Widerspruch von Individuum und Gesellschaft am klarsten vor Augen.

In dem abschließenden Teil 4 studiere ich die Praxis der Arbeitstherapie in einem psychiatrischen Krankenhaus. Diese Studie erhält ihre Bedeutung durch den Kontext der gesamten Abhandlung, erläutert und vertieft ihn.

Teil 1
Über den Begriff der Arbeit und seine
Verengerung in den Wissenschaften

1.1 Der Begriff der Arbeit in der marxistischen Philosophie

1.11 Arbeit und Entfremdung (HEGEL, MARX)

Die Frage, was »Arbeit« überhaupt bedeutet, kann nur dann befriedigend beantwortet werden, wenn der »totale Mensch« als »Subjekt und Objekt des Werdens« begriffen wird.[1] Wenn wir uns also mit dem Begriff der Arbeit befassen wollen, so müssen wir uns einer bestimmten Philosophie zuwenden. Innerhalb der Philosophie, so meint MARCUSE, befinde sich zum letzten Mal bei HEGEL »eine radikale Besinnung auf das Wesen der Arbeit und seine Entfaltung bis in die konkreten Sphären des geschichtlichen Daseins.«[2]

Für HEGEL ist »die Vernunft zweckmäßiges Tun«:

»Allein, wie auch ARISTOTELES die Natur als zweckmäßiges Tun bestimmt, der Zweck ist das Unmittelbare, *Ruhende*, das Unbewegte,

---

1 Siehe LEFÈBVRE, H.: »Der dialektische Materialismus«, Frankfurt 1967. – Anmerkung von 2021: Der Verlagsort »Frankfurt« bedeutet in dieser Dissertation ausschließlich Frankfurt am Main.

2 Siehe MARCUSE, H.: »Über die philosophischen Grundlagen des wirtschaftswissenschaftlichen Arbeitsbegriffs«, in: Kultur und Gesellschaft, Bd. 2, Frankfurt 1967, S.11.

welches *selbst bewegend* ist, so ist es Subjekt. Seine Kraft zu bewegen, abstrakt genommen, ist das *Fürsichsein* oder die reine Negativität. Das Resultat ist nur darum dasselbe, was der Anfang, weil der *Anfang Zweck* ist, – oder das Wirkliche ist nur darum dasselbe, was sein Begriff, weil das Unmittelbare als Zweck das Selbst oder die reine Wirklichkeit in ihm selbst hat. Der ausgeführte Zweck oder das daseiende Wirkliche ist Bewegung und entfaltetes Werden, eben diese Unruhe aber ist das Selbst, und jener Unmittelbarkeit und Einfachheit des Anfangs ist es darum gleich, weil es das Resultat, das in sich Zurückgekehrte, – das in sich Zurückgekehrte aber eben das Selbst, und das Selbst sich auf sich beziehende Gleichheit und Einfachheit ist.«[3]

In dem Unterabschnitt »Herrschaft und Knechtschaft« in der »Phänomenologie des Geistes« geht HEGEL explizit auf den Begriff der Arbeit ein:

»Die Arbeit ... ist *gehemmte* Begierde, *aufgehaltenes* Verschwinden, oder sie *bildet*. Die negative Beziehung auf den Gegenstand wird zur Form desselben, und zu einem *Bleibenden*; weil eben dem Arbeitenden der Gegenstand Selbständigkeit hat. Diese *negative* Mitte oder das formierende Tun, ist zugleich die *Einzelheit* oder das reine Fürsichsein des Bewußtseins, welches nun in der Arbeit außer es in das Element des Bleibens tritt; das arbeitende Bewußtsein kommt also hierdurch zur Anschauung des selbständigen Seins, *als seiner selbst*.«[4]

LUKACS stellt nun die Frage , warum HEGEL imstande gewesen sei, innerhalb »idealistischer Mystifikationen doch wirkliche und wesentliche Bestimmungen nicht nur über Ökonomie und Geschichte, sondern auch über die dialektischen Zusammenhänge der objektiven Wirklichkeit überhaupt zu geben, wieso die HEGELsche Dialektik zur unmittelbaren

---

3   Siehe HEGEL, G. W. F.: »Die Phänomenologie des Geistes«, Frankfurt; Berlin; Wien 1970, S. 23.

4   A. a. O., S. 119 (Abschnitt »Selbständigkeit und Unselbständigkeit des Bewußtseins, Herrschaft und Knechtschaft«).

Vorläuferin der materialistischen Dialektik werden konnte.«[5] Der entscheidende Punkt sei, so meint LUKACS, »daß HEGEL die Arbeit als Selbsterzeugungsprozeß des Menschen, der menschlichen Gattung auffaßt.«[6]

Die Überwindung der (idealistischen) Philosophie durch MARX, was er selbst »HEGEL vom Kopf auf die Füße stellen« nennt, bedeutet auch für den Begriff der Arbeit einen radikalen Bruch: Wurde die Arbeit vor MARX fast ausschließlich als sittliche Verpflichtung gesehen – besonders im Zeitalter des entstehenden Kapitalismus[7], aber auch viel später noch[8] – so beginnt mit MARX die Rückführung der Ideologie des Überbaus auf die Basis des gesellschaftlichen Lebens, die wahren Produktionsverhältnisse.

»Ganz im Gegensatz zur deutschen Philosophie, welche vom Himmel auf die Erde herabsteigt, wird hier von der Erde zum Himmel gestiegen: es wird von den wirklichen tätigen Menschen ausgegangen und aus ihrem wirklichen Lebensprozeß auch die Entwicklung der ideologischen Reflexe und Echos dieses Lebensprozesses dargestellt.«[9]

Für MARX ist Arbeit zunächst ein »Prozeß zwischen Mensch und Natur«:

»ein Prozeß, worin der Mensch einen Stoffwechsel mit der Natur durch seine eigene Tat vermittelt, regelt und kontrolliert.«[10]

---

5   LUKACS, G.: »Der junge Hegel. Über Beziehungen von Dialektik und Ökonomie«, Werke Bd. 8, Neuwied; Berlin 1967, S. 552-693; als »Nachwort« abgedruckt in: HEGEL [wie Fußn. 3], a. a. O., S. 571 ff.

6   Ebd.

7   Vgl. vor allem DÖRNER, K.: »Bürger und Irre. Zur Sozialgeschichte und Wissenschaftssoziologie der Psychiatrie«, Frankfurt 1969.

8   Vgl. Kapitel 3.3 und insbesondere das Unterkapitel 4.45.

9   MARX, K./ENGELS, F.: »Die deutsche Ideologie«, in: Marx-Engels-Werke, Bd. 3, Berlin 1969, S. 26.

10 MARX, K.: »Das Kapital. Kritik der politischen Ökonomie«, 1. Band, in: Marx-Engels-Werke, Bd. 23, Berlin 1962, S. 192.

Mensch und Natur sind materiell verbunden durch ihren Stoffwechsel. Und der Mensch hat die Möglichkeit, diesen seinen Stoffwechsel mit der Natur zu *vermitteln*, indem er etwas tut, indem er *arbeitet*. Ein »Prozeß« ist charakterisiert durch den Fortschritt, den er erzeugt und mit sich bringt. Wenn nun die Arbeit ein »Prozeß« ist, so muss in der Arbeit selbst ein Fortschritt verwirklichbar sein.

MARX: »Indem er [der Mensch] durch diese Bewegung auf die Natur außer ihm wirkt und sie verändert, verändert er zugleich seine eigene Natur.«[11]

Der Mensch arbeitet und wird durch diese seine Arbeit verändert, indem das Produkt seiner Arbeit ihm als modifizierte Umwelt gegenübertritt. Der Mensch »vergegenständlicht« sich in seinem »Produkt«.

»Sein Produkt ist Gebrauchswert, ein durch Formenveränderung menschlichen Bedürfnissen angeeigneter Naturstoff. Die Arbeit hat sich mit ihrem Gegenstand verbunden.«[12]

Bisher haben wir also zwei Kennzeichen des MARX'schen Arbeitsbegriffes herausgefunden:

1. Die Arbeit ist Vermittlung des tätigen Menschen mit der Natur innerhalb eines gemeinsamen Stoffwechsels.

2. Im Produkt der Arbeit hat sich der tätige Mensch vergegenständlicht und somit seine eigene Natur modifiziert.

Daraus folgert MARX, dass die Arbeit eine »ewige Naturbedingung« sei:

---

11   Ebd.

12   A. a. O., S. 195; im Text heißt es weiter: »Die Arbeit hat sich mit ihrem Gegenstand verbunden. Sie ist vergegenständlicht und der Gegenstand ist verarbeitet. Was auf seiten des Arbeiters in der Form der Unruhe erschien, erscheint nun als ruhende Eigenschaft, in der Form des Seins auf seiten des Produkts. Er hat gesponnen und das Produkt ist sein Gespinst.«

»Der Arbeitsprozeß ist ... allgemeine Bedingung des Stoffwechsels zwischen Mensch und Natur, ewige Naturbedingung des menschlichen Lebens und daher unabhängig von jeder Form dieses Lebens, vielmehr allen seinen Gesellschaftsformen gleich gemeinsam«.[13]

Als ein weiteres Kennzeichen des MARX'schen Arbeitsbegriffes könnte man also angeben :

3. Die Arbeit ist eine ewige Naturbedingung menschlichen Lebens und daher allen möglichen Gesellschaftsformen gemeinsam.

Ich habe somit versucht, die wesentlichen Punkte des MARX'schen Begriffes der Arbeit in kürzester Form herauszustellen: das, was man vielleicht das »Prinzip der Arbeit« nennen könnte. Dieses Prinzip ist abhängig von jeweiligen Gesellschaftsformen und historischen Entwicklungsstufen. Die Arbeit wird hier in einen biologischen Begriff gefasst: Arbeit als »Stoffwechsel«. Wie in der Biologie von einer »Potentialität« des Lebens die Rede ist, besitzt auch der tätige Mensch eine Potentialität mittels seiner Arbeit, die die Potenzen der Natur in seinen Dienst stellt.

»Er [der Mensch] entwickelt die in ihr [der Natur] schlummernden Potenzen und unterwirft das Spiel ihrer Kräfte seiner eignen Botmäßigkeit.« Und die Botmäßigkeit des Menschen wird bestimmt von seinen Bedürfnissen.[14]

Als ein weiteres Kennzeichen des MARX'schen Arbeitsbegriffes können wir also angeben:

4. In der Arbeit unterwirft der Mensch die Potenzen der Natur seinen Bedürfnissen gemäß.

Der Begriff der Arbeit gewinnt aber bei HEGEL und MARX erst seine volle Bedeutung in seiner Beziehung zum Begriff der Entfremdung. Beide

---

13 A. a. O., S. 198.

14 Siehe MARX, K./ENGELS, F.: »Die deutsche Ideologie« [wie Fußn. 9], a. a. O., Abschnitt über »Geschichte« (1).

Begriffe sind weder bei HEGEL noch bei MARX inhaltlich voneinander zu trennen. Die »Entfremdung« (oder »Entäußerung«) wird bei HEGEL und MARX zum Zentralbegriff. LUKACS weist auf diesen Zusammenhang ausführlich hin:

> »Wenn also MARX in der HEGELschen Entäußerung den Zentralbegriff der Phänomenologie und der idealistischen Dialektik überhaupt kritisiert hat, so hat er diesen zentralen Punkt nicht willkürlich ausgewählt. Die geniale Ahnung HEGELs hat auf der Grundlage eines sehr unvollständigen Verständnisses in der Ökonomie der Entäußerung, in der Entfremdung eine fundamentale Tatsache des Lebens entdeckt und diesen Begriff deshalb in den Mittelpunkt der Philosophie gerückt. Die MARXsche Kritik HEGELs geht von der tieferen und richtigeren Auffassung der *ökonomischen Tatsachen selbst* aus. Erst müssen auf der Grundlage einer sozialistischen Kritik der kapitalistischen Entfremdung in der Arbeit die grundlegenden ökonomischen Tatsachen ökonomisch in ihrer wirklichen Eigenart und Gesetzlichkeit begriffen werden, damit dann das Richtige und Falsche, das Wesentliche und Mystifizierte an der HEGELschen Auffassung dieser Phänomene umfassend und dialektisch kritisiert werden kann.«[15]

Im Rahmen dieser Abhandlung kann ich leider nur sehr knapp auf HEGEL eingehen. Dennoch möchte ich versuchen, seinen Begriff der Entfremdung im Hinblick auf MARX darzustellen. Nach LUKACS lassen sich im HEGEL'schen Begriff der Entfremdung (oder Entäußerung) drei Stufen unterscheiden:

1. »Die mit jeder Arbeit, mit jeder ökonomischen und gesellschaftlichen Tätigkeit des Menschen verknüpfte komplizierte Subjekt-Objekt-Beziehung.«

2. Von der spezifisch kapitalistischen Form der »Entäußerung« habe HEGEL »selbstverständlicherweise keine klaren Anschauungen«

---

15 LUKACS [wie Fußn. 5], a. a. O., S. 565.

haben können. »Aber bestimmte Ahnungen des Problems der Fetischisierung der gesellschaftlichen Gegenstände im Kapitalismus
sind bei ihm bereits vorhanden, und man muß feststellen, daß er
der einzige Denker im klassischen deutschen Idealismus ist, der
diese Probleme wenigstens ahnt.«

3. Eine »breite philosophische Verallgemeinerung« dieses Begriffes
lasse »Entäußerung« als Dingheit oder Gegenständlichkeit erscheinen. »Durch die falsche Vereinigung von ›Entäußerung‹ und ›Dingheit‹ oder Gegenständlichkeit macht HEGEL, wo er das Wesen von
Natur und Gesellschaft bestimmt und ihre Verschiedenheit hervorzuheben trachtet, ganz falsche Unterschiede. Nach HEGEL sind
beide, sowohl Natur wie die Geschichte, ›Entäußerung‹ des Geistes.
Aber die Natur ist eine ewige Entäußerung des Geistes, deren Bewegung deshalb nur eine Scheinbewegung, eine Bewegung des Subjekts; die Natur hat bei HEGEL keine wirkliche Geschichte.«[16]

HEGEL identifiziert Mensch und Selbstbewusstsein, was »auf der objektiven Seite die Gleichsetzung von Entfremdung und Gegenständlichkeit« bedeutet.[17] Er verfällt seinem »unkritischen Idealismus«, »indem er
dieses entfremdete Denken nicht als entfremdetes faßt, indem er gerade
in diesem Denken den Motor zur Aufhebung der ›Entäußerung‹ sieht.«[18]

MARX dagegen zieht »an Hand der Tatsachen des wirklichen Lebens
scharf die Grenze zwischen Vergegenständlichung in der Arbeit an sich
und Entfremdung von Subjekt und Objekt in der *kapitalistischen Form* der
Arbeit«. (LUKACS)[19] MARX selbst sah HEGELs »Phänomenologie« als
»sich selbst noch unklare und mystifizierte Kritik«. »Alle Elemente dieser
Kritik«, so schreibt er, lägen in der Phänomenologie, »verborgen und oft

---

16 Ebd.
17 A. a. O., S. 568.
18 Ebd.
19 A. a. O., S. 569.

schon in einer weit den HEGELschen Standpunkt überragenden Weise *vorbereitet* und *ausgearbeitet*.«[20] Im Folgenden werde ich also auf den Begriff der Entfremdung bei MARX eingehen.

Die Möglichkeit zur Entfremdung muss schon in der Arbeit selbst gegeben sein. Sie muss ihre materiellen Bedingungen im Arbeitsvorgang selbst besitzen. Nicht nur das Produkt, das Resultat der Arbeit, ist im Kapitalismus vom Produzenten entfremdet, sondern auch die Tätigkeit selbst, die dieses Produkt produziert, die Arbeit. MARX spricht im letzteren Falle von »Selbstentfremdung«.

> »Je mehr der Arbeiter sich ausarbeitet, umso mächtiger wird die fremde, gegenständliche Welt, die er sich gegenüber schafft, um so ärmer wird er selbst, seine innre Welt ... Die Arbeit ist dem Arbeiter äußerlich ... Er fühlt sich in der Arbeit nicht bejaht, sondern verneint, nicht wohl, sondern unglücklich.«[21]

> »Der Gegenstand, den die Arbeit produziert, ihr Produkt, tritt ihr als ein *fremdes Wesen*, als eine vom Produzenten *unabhängige Macht* gegenüber. Das Produkt der Arbeit ist die Arbeit, die sich in einem Gegenstand fixiert, sachlich gemacht hat, es ist die *Vergegenständlichung* der Arbeit. Diese Verwirklichung der Arbeit erscheint in dem nationalökonomischen Zustand als *Entwirklichung* des Arbeiters, die Vergegenständlichung als *Verlust und Knechtschaft des Gegenstandes*, die Aneignung als *Entfremdung*, als *Entäußerung*.«[22]

> »Wir haben bisher die Entfremdung, die Entäußerung des Arbeiters nur nach der einen Seite hin betrachtet, nämlich sein *Verhältnis zu den Produkten seiner Arbeit*. Aber die Entfremdung zeigt sich nicht nur im

---

20 MARX, K.: »Die heilige Familie und andere philosophische Frühschriften«, Berlin 1953, S. 80.

21 MARX, K.: »Ökonomisch-philosophische Manuskripte (1844)«, in: Marx-Engels-Werke, Ergänzungsband I, Berlin 1968, Abschnitt: »Die entfremdete Arbeit«, S. 510-522.

22 Ebd.

Resultat, sondern im *Akt der Produktion*, innerhalb der produzierenden Tätigkeit selbst. Wie würde der Arbeiter dem Produkt seiner Tätigkeit fremd gegenüber treten können, wenn er im Akt der Produktion selbst sich nicht selbst entfremdete? ... Wenn also das Produkt der Arbeit die Entäußerung ist, so muß die Produktion selbst die tätige Entäußerung, die Entäußerung der Tätigkeit, die Tätigkeit der Entäußerung sein. In der Entfremdung des Gegenstandes der Arbeit resümiert sich nur die Entfremdung, die Entäußerung in der Tätigkeit der Arbeit selbst.«[23]

Halten wir noch einmal fest: Der MARX'sche Begriff der Entfremdung bezieht sich auf zwei Hauptpunkte:

1. auf den »Akt der Produktion«; hier ist die Entfremdung des unmittelbaren Arbeitsprozesses gemeint;

2. auf das »Resultat« der Produktion: hier meint MARX die Entfremdung der Gegenstände, die durch die Arbeit produziert wurden.

LUKACS geht auf diese Doppelbedeutung der »Entfremdung« bei MARX ein: »Objektiv erscheint das Produkt der Arbeit als fremder und den Menschen beherrschender Gegenstand, subjektiv ist der Prozeß der

---

23 Ebd.; es ist darauf hinzuweisen, dass dieser Begriff der Entfremdung nicht nur vom »jungen Marx« entworfen, sondern auch vom späteren im »Kapital« spezifisch wieder eingebracht wurde. Gerade im »Kapital« betont MARX. die Doppelbedeutung der Entfremdung: sowohl was den Akt der Produktion als auch was dessen Resultat angeht: »... alle Mittel zur Entwicklung der Produktion schlagen um in die Beherrschungs- und Exploitationsmittel des Produzenten, verstümmeln den Arbeiter in einen Teilmenschen, entwürdigen ihn zum Anhängsel der Maschine, vernichten mit der Qual seiner Arbeit ihren Inhalt, entfremden ihm die geistigen Potenzen des Arbeitsprozesses, im selben Maße, worin letzterem die Wissenschaft als selbständige Potenz einverleibt wird; sie verunstalten die Bedingungen, innerhalb deren er arbeitet, unterwerfen ihn während des Arbeitsprozesses der kleinlichst gehässigen Despotie, verwandeln seine Lebenszeit in Arbeitszeit.« Siehe MARX, K.: »Das Kapital«, Bd. 1, [wie Fußn. 10], a. a. O., S. 674.

Arbeit eine Selbstentfremdung, die subjektiv der oben geschilderten Entfremdung der Sache entspricht.«[24]

Auch FROMM hebt in einer Studie über die Frühschriften von MARX die Doppelbedeutung des Begriffs der Entfremdung hervor: »MARX betont zwei Punkte: 1. Im Arbeitsprozeß und besonders in der Arbeit unter den Bedingungen des Kapitalismus ist der Mensch seinen eigenen schöpferischen Kräften entfremdet, und 2. die *Gegenstände* seiner Arbeit werden ihm fremde Wesen und beherrschen ihn schließlich, sie werden von dem Produzenten unabhängige Mächte.«[25]

MARX sieht die Entfremdung unter vier zusammenhängenden und sich gegenseitig bedingenden Gesichtspunkten. Die Entfremdung, die zunächst noch auf der individuellen Ebene dargestellt wird, führt zu Konsequenzen auf der gesellschaftlichen Ebene.

»Indem die entfremdete Arbeit dem Menschen

1. die Natur entfremdet,

2. sich selbst, seine eigene tätige Funktion, seine Lebenstätigkeit, so entfremdet sie dem Menschen die *Gattung*.

... In der Arbeit der Lebenstätigkeit liegt der ganze Charakter einer species, ihr Gattungscharakter, und die freie bewußte Tätigkeit ist der Gattungscharakter des Menschen. Das Leben erscheint nur als *Lebensmittel*.

Die entfremdete Arbeit macht also:

3. das *Gattungswesen des Menschen*, sowohl die Natur als sein geistiges Gattungsvermögen, zu einem ihm *fremden* Wesen, zum *Mittel* seiner *individuellen Existenz*.

4. Eine unmittelbare Konsequenz davon, daß der Mensch dem Produkt seiner Arbeit, seiner Lebenstätigkeit, seinem Gattungswesen

---

24   LUCACS [wie Fußn. 5], a. a. O., S. 567.
25   FROMM, E.: »Das Menschenbild bei MARX«, Frankfurt 1963, S. 109.

entfremdet ist, ist die *Entfremdung des Menschen* von dem *Menschen*.«[26]

»Das Privateigentum ist also das Produkt, das Resultat, die notwendige Konsequenz der entäußerten Arbeit, des äußerlichen Verhältnisses des Arbeiters zu der Natur und zu sich selbst.«[27]

MARX distanziert sich kritisch von der herrschenden Nationalökonomie, die »die Gesetze der entfremdeten Arbeit« ausgesprochen habe. Selbst der Arbeitslohn sei eine Konsequenz der entfremdeten Arbeit und insofern mit dem Privateigentum »identisch«:

»denn der Arbeitslohn, wo das Produkt, der Gegenstand der Arbeit, die Arbeit selbst besoldet, *ist nur eine notwendige Konsequenz von der Entfremdung der Arbeit*, wie denn im Arbeitslohn auch die Arbeit nicht als Selbstzweck, sondern als der Diener des Lohns erscheint.«[28]

MARX setzt auch mit dem Begriff der Entfremdung, und gerade mit ihm, ein emanzipatorisches Signal, indem er zur Überwindung der Entfremdung aufruft:

»Aus dem Verhältnis der entfremdeten Arbeit zum Privateigentum folgt ferner, daß die Emanzipation der Gesellschaft vom Privateigentum etc., von der Knechtschaft, in der *politischen* Form der *Arbeiteremanzipation* sich ausspricht, nicht als wenn es sich nur um ihre Emanzipation handelte, sondern weil in ihrer Emanzipation die allgemeine menschliche enthalten ist.«[29]

Aus der Analyse der »entfremdeten Arbeit« kommt MARX zu einer Strategie der Emanzipation, zu einer politischen Konsequenz.

---

26   MARX, K.: »Ökonomisch-philosophische Manuskripte (1844)« [wie Fußn. 21], S. 516 bzw. 518.
27   A. a. O., S. 519.
28   A. a. O., S. 520.
29   A. a. O., S. 521.

Der Begriff der Entfremdung, wie er von MARX konzipiert wurde, hat für das erkennende Subjekt zwei wesentliche Aspekte:

1. Dieser Begriff stellt eine kritische Distanzierung von einer Wirklichkeit fest, deren falschen Verhältnisse erkannt wurden.

2. Mit der Feststellung der »Entfremdung« wird auch immer schon das nicht-entfremdete Verhältnis ins Auge gefasst und die Aufhebung der Entfremdung als Emanzipation begriffen.

Der Begriff der Entfremdung hat Eingang in viele Wissenschaften gefunden. Vor allem wird er in einer sozialkritischen Soziologie verwandt.[30] Selbst in der medizinischen Anthropologie Viktor von WEIZSÄCKERs stoßen wir auf diesen Begriff.[31]

1.12 Produktion, Dialektik und Freiheit (MARCUSE)

LEVÈBVRE weist auf das »dialektische Ganze« bei der Arbeit hin. Die Tätigkeit hebt den Unterschied zwischen Subjekt und Objekt auf und Subjekt-Objekt bilden eine dialektische Einheit.

»Bei jeder menschlichen Anstrengung, die auf ein ›Produkt‹ abzielt, bildet sich, wenn man sie praktisch betrachtet, eine konkrete Einheit von Subjekt und Objekt heraus. Subjekt und Objekt werden nicht vermengt; sie sind abstrakt unterschieden; sie sind in einer gewissen

---

30   Beachte hierzu den folgenden Unterabschnitt 1.21.

31   WEIZSÄCKER sprich von einer »Fremdheit in der Krankheit«, einer »Selbstentfremdung« des Kranken; vgl. WEIZSÄCKER v: V: »Der kranke Mensch. Eine Einführung in die medizinische Anthropologie«, Stuttgart 1951, S. 330.

Beziehung einander entgegengesetzt. Sie bilden ein genau bestimmtes dialektisches Ganzes.«[32]

Die Tätigkeit, die produziert, »setzt sich so als Objekt«: »Sie hebt den Gegensatz von Subjekt und Objekt auf, indem sie sich in dieser Objektivität wiederfindet, die der natürlichen überlegen ist.«[33] Was LEFÈBVRE hier als dialektische Einheit fasst, finden wir bei MARX wieder als speziellen »Stoffwechsel zwischen Mensch und Natur«.

LEFÈBVRE geht auf die Entstehung des Bewusstseins ein. Es sei »ursprünglich in das Ding eingebettet, in das Ergebnis des Handelns und die dem Produkt verliehene objektive Form.«[34] Erst aus dem, was der Mensch produziert habe, könne das Bewusstsein entstehen. »Man entdeckt, was man ist, in dem, was man macht.« Die Tätigkeit bewege sich ständig zwischen Konkretem und Abstraktem hin und her. Die Tätigkeit isoliere bestimmte Objekte. Ein isoliertes Objekt aber sei abstrakt. Und die Beziehung zu diesem abstrakten Objekt konkret.

»Aber einmal isoliert, wird auch die Beziehung selbst, hinsichtlich des Objekts, abstrakt, und die führt zum Objekt, zum Wesen des Objekts, zurück. Die Tätigkeit geht so fortwährend vom Abstrakten zum Konkreten, und vom Konkreten zum Abstrakten.«[35]

Bei MARX stellt die »Vergegenständlichung« des Arbeiters eine solche Abstraktion dar, etwas Abgezogenes, ein »Gespinst«:

»Die Arbeit hat sich mit ihrem Gegenstand verbunden. Sie ist vergegenständlicht, und der Gegenstand ist verarbeitet. Was auf Seiten des Arbeiters in der Form der Unruhe erschien, erscheint nun als ruhende

---

32   LEFÈBVRE [wie Fußn. 1], a. a. O., S. 97.
33   A. a. O., S. 95.
34   A. a. O., S. 100.
35   A. a. O., S. 109.

Eigenschaft, in der Form des Seins, auf Seiten des Produkts. Er hat gesponnen und das Produkt ist sein Gespinst.«[36]

Auch die »entfremdete Arbeit« ließe sich nach LEFÈBVRE als eine Abstraktion begreifen.

MARX: »Die Entäußerung des Arbeiters in seinem Produkt hat die Bedeutung, nicht nur, daß seine Arbeit zu einem Gegenstand, zu einer äußeren Existenz wird, sondern daß sie außer ihm, unabhängig, fremd von ihm existiert.«[37]

Die Entäußerung könnte man also als die äußerste Abstraktion auffassen, da die Beziehung zwischen Produzenten und Produkt abgebrochen ist. Die Tätigkeit ist entfremdet, da sie nicht mehr »fortwährend vom Abstrakten zum Konkreten und vom Konkreten zum Abstrakten« gehen kann.

Indem etwas bearbeitet wird, wird ein Teil der Natur konsolidiert. Nach LEFÈBVRE gehört zum »Verfahren der Konsolidierung« im Wesentlichen die »Produktion eines Determinismus«. Dieser sei nicht Willkür, sondern »Schöpfung des Menschen«. Aber der Determinismus, der durch die Tätigkeit geschaffen werde, sei begrenzt, der »tiefgreifendste Widerspruch von allen«:

Er bedeute »den schmerzhaften Gegensatz zwischen der Macht des Menschen und seiner Ohnmacht, zwischen der Existenz eines Bereichs der Wirklichkeit, der beherrscht, menschlich konsolidiert ist, und der eines rohen Bereichs – zwischen dem, was das Leben des Menschen ausmacht, und dem, was seinen Tod verursacht.«[38]

Der Determinismus kann sich nur in der wirklichen Tätigkeit des Menschen zeigen, wenn er auf die Natur einwirkt. Die Subjekt-Objekt-Dialektik spielt eine entscheidende Rolle in dem Verhältnis Mensch-Natur.

---

36 MARX, »Das Kapital« [wie Fußn. 10], a. a. O., S. 195.
37 MARX, K.: »Ökonomisch-philosophische Manuskripte« [wie Fußn. 21], a. a. O., S. 511 f.
38 LEVÈBVRE [wie Fußn. 1], a. a. O., S. 112.

MARX habe den gesellschaftlichen Determinismus, den »dialektischen, komplexen und ungleichmäßigen Charakter des geschichtlichen Werdens« in eine »erstaunliche Formel« zusammengefasst: »die menschlichen Dinge sind im allgemeinen vermittels ihres schlechten Aspekts fortgeschritten.«[39]

LEFÈBVRE wendet den Satz: »der physikalische Determinismus, das ist der Mensch in der Natur« (MARX) zu dem Satz: »der gesellschaftliche Determinismus, das ist die Natur im Menschen« und verbindet ihn mit MARXens Aussage: der gesellschaftliche Determinismus sei »das Unmenschliche im Menschen«.

Der Mensch produziert sich durch seine schöpferische Tätigkeit, indem er allmählich die Natur beherrscht.

MARX: »Eben in der Bearbeitung der gegenständlichen Welt bewährt sich der Mensch daher erst wirklich als ein *Gattungswesen*. Diese Produktion ist sein werktätiges Gattungsleben. Durch sie erscheint die Natur als sein Werk und seine Wirklichkeit.«

»Indem daher die entfremdete Arbeit dem Menschen den Gegenstand seiner Produktion entreißt, entreißt sie ihm sein Gattungsleben, seine wirkliche Gattungsgegenständlichkeit und verwandelt seinen Vorzug vor dem Tier in den Nachteil, daß sein unorganischer Leib, die Natur, ihm entzogen wird.«[40]

Der MARX'sche Begriff »Produktion« bezeichne »die ganze menschliche Größe«, meint LEFÈBVRE. »Produktion« schließe alles Wesentliche im Menschen ein; »Natur, Aktion und Erkenntnis.« Der totale Mensch sei nach MARX der »unentfremdete« Mensch:

»Er ist … die wahre Auflösung des Streits zwischen Existenz und Wesen, zwischen Vergegenständlichung und Selbstbestätigung, zwischen

---

39   A. a. O., S. 38.
40   MARX, K.. »Ökonomisch-philosophische Manuskripte« [wie Fußn. 21 , a. a. O., S. 517.

Freiheit und Notwendigkeit, zwischen Individuum und Gattung. Er ist das aufgelöste Rätsel der Geschichte und weiß sich als diese Lösung.«[41]

LEFÈBVRE nennt den totalen Menschen das »Subjekt des Handelns und zugleich das letzte Objekt des Handelns, dessen eigenes Produkt selbst dann, wenn es äußerliche Objekte zu produzieren scheint.«[42] Mit dem totalen Menschen beginnt die wahre Geschichte des Menschen, hat seine »Vorgeschichte« ein Ende. LEFÈBVRE führt zuletzt den Begriff »totaler Humanismus« ein, dessen oberste Instanz »nicht die Gesellschaft, sondern der totale Mensch« sei. MARX spricht vom »Reich der Freiheit«[43], wo das »Arbeiten, das durch Not und äußere Zweckmäßigkeit bestimmt ist, aufhört.«

MARCUSE: »So ist die Praxis im ›Reiche der Freiheit‹ die eigentliche Praxis, auf die alle andere Arbeit als auf ihr ›Ende‹ ausgerichtet ist: die freie Entfaltung des Daseins in seinen wahren Möglichkeiten.«[44]

MARCUSE kritisiert die »Verengerung des Arbeitsbegriffes innerhalb der ökonomischen Theorie« und verweist dabei auf die Arbeitsbegriffe von HEGEL, MARX und von STEIN, bei denen die Arbeit »als ein Grundgeschehen des menschlichen Daseins, als ein das ganze *Sein* des Menschen dauernd und ständig durchherrschendes Geschehen« aufgefasst werde.[45] Bei diesen Arbeitsbegriffen bedeutet Arbeit die Verwirklichung einer menschlichen Freiheit. Aber die Freiheit ist eine erst noch zu erringende. Sie ist nur prozesshaft zu verwirklichen.

---

41   MARX-Zitat bei LEFÈBVRE [wie Fußn. 1], a. a. O., S. 123.

42   A. a. O., S. 133.

43   Siehe MARX, K.: »Das Kapital«, Bd. 3, Volksausgabe von B. Kautsky, Berlin 1929, S. 316.

44   MARCUSE, H.: »Über die philosophischen Grundlagen des wirtschaftswissenschaftlichen Arbeitsbegriffs«, in: MARCUSE, H.: »Kultur und Gesellschaft«, Bd. 2, Frankfurt 1967, S. 39.

45   A. a. O., S. 13.

MARCUSE zeigt nun einen schon heute möglichen Bereich der freien Betätigung auf: das Spiel; das Spiel im Gegensatz zur Arbeit.

»Spielend richtet sich der Mensch nicht nach den Gegenständen«, sondern der Spielende schafft sich selbst die Gesetzmäßigkeit: die Spielregeln. Der Mensch setzt sich so über die Gegenständlichkeit hinweg. »… in diesem Sich-hinweg-setzen über die Gegenständlichkeit kommt der Mensch gerade zu sich *selbst*, in eine Dimension seiner *Freiheit*.«[46]

So ist das Spiel schon heute eine Möglichkeit der freien Tätigkeit – im Gegensatz zu »Tun« = Arbeit.[47] Aber das Spiel ist nur Freiheit in einer umfassenden Unfreiheit.

»Das Spiel ist … als Ganzes notwendig bezogen auf ein anderes, wovon es herkommt und wohin es zielt.« Dieses andere sei die Arbeit.[48]

Die Arbeit unterscheidet sich vom Spiel durch drei Momente: »durch seine wesentliche Dauer, durch seine wesentliche Beständigkeit und durch seinen wesentlichen Lastcharakter.« Der »Lastcharakter« ist unabhängig von Arbeitsweise und Produktionsverhältnissen.

»Noch *vor* allen solchen Belastungen durch die Arbeitsweise und Arbeitsgestaltung begegnet die Arbeit als solche schon als ›Last‹, sofern sie das menschliche Tun unter ein fremdes auferlegtes Gesetz stellt: unter das Gesetz der ›Sache‹, die zu tun ist … In der Arbeit geht es immer erst um die Sache selbst und nicht um den Arbeitenden, – auch dann, wenn noch keine totale Trennung von Arbeit und ›Produkt der Arbeit‹ stattgefunden hat.«[49]

Diesem »Lastcharakter der Arbeit«, der gesellschaftsunabhängig ist, entspricht wohl MARXens Auffassung von der Arbeit als »ewiger Naturbedingung«, »allgemeine Bedingung des Stoffwechsels zwischen Mensch

---

46 A. a. O., S. 15 f.
47 A. a. O., S, 13.
48 A. a. O., S. 16.
49 A. a. O., S. 19.

und Natur«. MARCUSE geht sogar so weit, dass er im Lastcharakter der Arbeit die »im Wesen des menschlichen Daseins selbst wurzelnde Negativität« sieht:

> »daß der Mensch immer nur im Durchgang durch das Andere seiner selbst zu seinem eigenen Sein kommen kann, daß er nur im Durchgang durch die ›Entäußerung‹ und ›Entfremdung‹ sich selbst gewinnen kann.«[50] »Diese Entäußerung und Entfremdung des Daseins, dieses Aufsichnehmen des Gesetzes der Sache statt des Geschehenlassens des eigenen Daseins, ist prinzipiell unaufhebbar.«[51]

Hier muss man freilich fragen, was MARCUSE unter »Entfremdung« versteht. Bei ihm gehört Entfremdung ebenso wie der Lastcharakter prinzipiell zum Begriff der Arbeit, wären also mit MARXens Worten ausgedrückt »eine allgemeine Bedingung des Stoffwechsels zwischen Mensch und Natur.«

Bei MARX hat der Begriff »Entfremdung« eine total andere Bedeutung. Die Entfremdung des Produkts ist unlösbar verknüpft mit der der Tätigkeit selbst, was erst mit der Arbeitsteilung möglich wurde. Die Konsequenz ist die »Entfremdung des Menschen vom Menschen«. So haben bei MARX – im Gegensatz zu MARCUSE – die Begriffe »Entfremdung« und »Entäußerung« wirklich einen gesellschaftskritischen Charakter, da sie zu einer Gesellschaftsänderung im Sinne einer Emanzipation des Menschen aufrufen. Nach MARCUSE ist die Vorbedingung der Praxis der Freiheit die Überwindung der Not:

> »Die materielle Produktion und Reproduktion ist die Bedingung aller Fülle und Vollendung des Daseins: erst wenn das Dasein frei ist *von* dieser Not, kann es frei werden *zu* seinen eigensten Möglichkeiten.«[52]

---

50 A. a. O., S. 39.
51 A. a. O., S. 30.
52 A. a. O., S. 39.

Die Überwindung der Entfremdung erscheint bei MARCUSE eher eine abstrakte Spekulation zu sein als eine konkrete Utopie, die sich aus einer gesellschaftlichen Entwicklung ableiten ließe. Die Befreiung von der Entfremdung kann nach MARCUSE nur vonstattengehen durch deren Vervollkommnung, der »Eliminierung der Arbeit« selber!

So handle es sich »nicht darum, die Entfremdung aufzuhalten, sondern vielmehr sie zu vervollständigen, nicht darum, die unterdrückte und produktive Persönlichkeit wieder zu aktivieren, sondern sie abzuschaffen. Die Eliminierung menschlicher Möglichkeiten aus der Welt der (entfremdeten) Arbeit schafft die Vorbedingung für die Eliminierung der Arbeit aus der Welt der menschlichen Möglichkeiten.«[53]

Für MARCUSE wird die Periode der Entfremdung mit der totalen Automatisierung abgeschlossen, die es unter »primitiven Bedingungen«, wo die »Arbeitsteilung noch rudimentär« war, noch nicht gab, und die es »unter den Idealbedingungen der reifen Industriekultur« durch totale Automatisierung nicht mehr geben wird. Wie auch immer die Produktion aussehen mag, ein »Gebiet der Freiheit und Befriedigung kann sie nie sein.« Der Bereich der Freiheit ist »außerhalb der entfremdeten Arbeitsbereiche« zu finden.

»Je vollständiger die Entfremdung der Arbeit, desto größer das Potential der Freiheit: totale Automation wäre hier das Optimum.«[54]

Nur das Spiel ist heute schon ein Bereich der Freiheit; die Überwindung der entfremdeten Arbeit kann nur darin bestehen, die Arbeit selbst abzuschaffen, denn der »Lastcharakter« als ein unveränderliches Hauptmerkmal der Arbeit muss eliminiert werden. Indem bei MARCUSE schon die Arbeit selbst eine Entfremdung und Entäußerung darstellt *vor* allen sozioökonomischen Bedingungen, kann die Emanzipation des Menschen

---

53 MARCUSE, H.: »Triebstruktur und Gesellschaft. Ein philosophischer Beitrag zu Sigmund Freud«, Frankfurt 1969, S. 106.

54 A. a. O., S. 155.

nur darin bestehen, diese Entfremdung und Entäußerung auf die Spitze zu treiben und zu perfektionieren, um damit die Arbeit selbst überflüssig zu machen. An dieser Stelle zeigt sich die große Differenz zu MARX und seinem Begriff der Arbeit.

MARCUSEs wesentliche Argumente sind der psychoanalytischen Theorie entnommen, basierend auf FREUDs »Metapsychologie«. Für unseren Zweck genügt es, jenen Bereich der Freiheit aufzuzeigen, der laut MARCUSE den Bereich der entfremdeten Arbeit nach und nach verdrängen wird: den Bereich des Spiels als den Bereich des »Lustprinzips«.[55] Dieser Bereich liegt jenseits der Arbeit überhaupt, also auch jenseits der entfremdeten Arbeit. MARCUSE abstrahiert von den gegebenen gesellschaftlichen Verhältnissen und verweist auf SCHILLER, dessen emanzipatorischen Ideen er herausstellt. Der Frage, inwieweit MARCUSE nicht selbst idealistisch argumentiert, können wir an dieser Stelle leider nicht nachgehen.

SCHILLER: »Der Genuß wurde von der Arbeit, das Mittel vom Zweck, die Anstrengung von der Belohnung geschieden. Ewig nur an ein einzelnes kleines Bruchstück des ganzen gefesselt, bildet sich der Mensch selbst nur als Bruchstück aus.«[56]

Das Lustprinzip sei also vom Realitätsprinzip verdrängt worden. So interpretiert MARCUSE SCHILLER: Dieser habe schon dem Lustprinzip zum Siege verhelfen wollen, wenn er vom »fröhlichen Reich des Spiels« spreche:

»Mitten in dem furchtbaren Reich der Kräfte und mitten in dem heiligen Reich der Gesetze baut der ästhetische Bildungstrieb unvermerkt an einem dritten fröhlichen Reiche des Spiels und des Scheins, worin er dem Menschen die Fesseln aller Verhältnisse abnimmt, und ihn von

---

55   A. a. O., S. 18.

56   A.a.O., S.184; MARCUSE zitiert hier SCHILLER, F.: »Briefe über die ästhetische Erziehung des Menschen«, Sämtliche Werke, Bd. 18, Stuttgart; Tübingen 1826, S. 50.

allem, was Zwang heißt, sowohl im Physischen als im Moralischen, entbindet.«[57]

»An diesem Punkt treten die explosiven Eigenschaften der SCHILLERschen Konzeption aufs deutlichste in Erscheinung«, meint MARCUSE.[58] C. G. JUNG sei über die radikalen Schlussfolgerungen aus dieser Konzeption erschrocken gewesen:

»Er warnte davor, daß die Herrschaft des Spieltriebs eine ›Aufhebung der Verdrängung‹ mit sich bringen würde, ›die notwendig mit einer Heruntersetzung der bisher höchsten Werte endet‹ - mit einer ›Katastrophe der Kultur‹, in einem Wort, mit der Barbarei.[59] SCHILLER selbst war offenbar weniger als JUNG geneigt, eine repressive Kultur mit Kultur schlechthin gleichzusetzen; er schien bereit, das Risiko einer Katastrophe für erstere und eine Herabsetzung ihrer Werte hinzunehmen, wenn dies den Weg zu einer höheren Kultur bedeutet.«[60]

Arbeit soll zum Spiel werden, das ist MARCUSEs Programmatik. Er versucht, MARX und FREUD auf einen Nenner zu bringen, Soziologie und Psychoanalyse zu vereinen. Er will die FREUD'sche Theorie auf ihre »radikal kritische Funktion«, auf ihre »Opposition gegen die herrschende Gesellschaftsform« hin schärfen (HOLZHEY).[61]

»Zum Verhältnis von Soziologie und Psychologie« sagt ADORNO, dass die Begriffe der einen Wissenschaft nicht übertragbar auf die andere seien, dass die »Trennung von Psyche und Gesellschaft falsches Bewußtsein« sei:

---

57   SCHILLER, a. a. O., S. 159 f.

58   MARCUSE: »Triebstruktur und Gesellschaft« [wie Fußn. 53], a. a. O., S. 188.

59   Vergl. JUNG, C. G.: »Psychologische Typen«, Zürich 1950, S.144.

60   MARCUSE [wie Fußn. 53], a. a. O., S. 190 f.

61   Siehe HOLZHEY, H.: »Psychoanalyse und Gesellschaft. Der Beitrag von H. MARCUSE«, in: Psyche. Zeitschrift für Psychoanalyse und ihre Anwendungen 24 (1970), S. 188-207.

»Die Menschen vermögen sich selbst in der Gesellschaft nicht wiederzuerkennen und diese nicht in sich, weil sie einander und dem ganzen entfremdet sind.«[62]

»Das falsche Bewußtsein ist zugleich richtiges, inneres und äußeres Leben sind voneinander gerissen. Nur durch die Bestimmung, durch die Differenz hindurch, nicht durch erweiterte Begriffe, wird ihr Verhältnis angemessen ausgedrückt.«[63]

Bei MARCUSE scheint die Soziologie in einem untergeordneten Verhältnis zur Psychoanalyse zu stehen. Denn die »metapsychologische« Forderung, das Lustprinzip zur Herrschaft zu bringen, scheint soziologisch – und damit politisch – kaum vermittelt werden zu können.

(Es gibt aber heute schon ernsthafte politische Versuche, die entfremdete Arbeit zu überwinden! Es sei auf die chinesische Kulturrevolution hingewiesen, worüber freilich die Information recht spärlich ist. Es wird heute in China versucht, mit der Aufhebung der Arbeitsteilung auch die entfremdete Arbeit zu überwinden. Weder den theoretischen Anspruch noch die praktischen Konsequenzen der chinesischen Kulturrevolution können wir hier auch nur ansatzweise einschätzen und beurteilen.[64] Es scheint mir allerdings in unserem theoretischen Zusammenhang äußerst interessant zu sein, dass es zur Zeit offensichtlich einen groß angelegten politischen Versuch gibt, der nicht nur das Privateigentum an Produktionsmitteln, sondern auch die Teilung der

---

62 ADORNO, T. W.: »Zum Verhältnis von Soziologie und Psychologie«, in: Frankfurter Beiträge zur Soziologie, Sociologica I, Frankfurt 1955, S. 13.

63 Ebd.

64 Anmerkung von 2021: Die unkritische Einstellung der 68er Studentenbewegung gegenüber der chinesischen Kulturrevolution rührte von ihrer Blindheit gegenüber den schrecklichen Folgen des Totalitarismus in seiner stalinistischen und maoistischen Ausprägung her, eine Blindheit, die bis heute noch nicht hinreichend reflektiert worden ist (und deshalb politisch nachwirkt).

Arbeit aufheben will – unter gleichzeitiger mächtiger Entwicklung der Industrie!)[65]

1.2 Die Verengerung des Arbeitsbegriffes in den Wirtschafts- und Sozialwissenschaften

1.21 Zur soziologischen Kritik am verengerten Arbeitsbegriff

MARCUSE meint, dass »primär als Arbeit die *wirtschaftliche* Tätigkeit« gelte, »während man die Tätigkeit z. B. des Politikers, Künstlers, Forschers, Priesters gerade in einen grundsätzlichen Gegensatz zur wirtschaftlichen Tätigkeit bringt.«[66] Somit werde also die Diskussion von »Wesen und Sinn der Arbeit« von vornherein in eine ganz bestimmte Richtung gedrängt.

»Die Verengerung des Arbeitsbegriffes ist aber noch weiter gegangen, und zwar innerhalb der ökonomischen Theorie selbst. Hier nämlich schränkt sich der Arbeitsbegriff immer mehr auf die geleitete, unfreie Tätigkeit (deren Begriffsmodell die Arbeit des Lohnarbeiters ist) ein, – auch dort, wo der wirtschaftswissenschaftliche Arbeitsbegriff

---

65 Wie sich die »Mao Tse-tung-Ideen« in die Praxis umsetzen lassen, wie sich in der konkreten Arbeitsorganisation einer dörflichen Arbeitsbrigade die »Entfremdung« in der Arbeit aufheben lässt, darüber gibt es zwei sehr interessante Reiseberichte von MYRDAL in Reportage-Form; vergl. MYRDAL, J.: »Bericht aus einem chinesischen Dorf«, München 1969, sowie vom selben Autor: »Die Revolution geht weiter«, München 1971.

66 MARCUSE, H.: »Über die philosophischen Grundlagen des wirtschaftswissenschaftlichen Arbeitsbegriffs«, in: MARCUSE, H.: »Kultur und Gesellschaft«, Bd. 2, Frankfurt 1967, S. 8.

ausdrücklich im Zusammenhang der ökonomischen Grundbegriffe definiert werden soll.«[67] So will z. B. Max WEBER unter Arbeit nur die an »Dispositionen orientierte Arbeit« (nicht die »disponierende Tätigkeit«) verstehen;[68] und GOTTL konzipiert seinen Arbeitsbegriff von vornherein als Gegenbegriff zu allem »gestaltenden Wirken« (etwa des Unternehmers) als eine »schlechthin zeitfüllende Leistung, der jedermann fähig bleibt«.[69]

Die Wirtschaftswissenschaft blende alle »nicht-wirtschaftlichen Weisen« der Arbeit aus, sodass Arbeit nur noch »in der Sphäre der Bedürfnisbefriedigung« bestimmt werde, und der Sinn der Arbeit auf die Dimension der materiellen Güterwelt zugeschnitten und in dieser Dimension sogar »verwurzelt« würde. Die »Zweidimensionalität von Notwendigkeit und Freiheit« wird in der wirtschaftlichen Produktion zugunsten einer »Eindimensionalität« zerstört: der »Dimension der Produktion und Reproduktion des Notwendigen.«

So sei die »Zweidimensionalität von Notwendigkeit und Freiheit *innerhalb* eines Daseinsganzen zu einer Zweidimensionalität verschiedener Daseinsganzheiten, zu einer ökonomisch-gesellschaftlich fundierten und tradierten Verschiedenheit der Daseinsweisen geworden.«[70]

Die Arbeit, auf die Praxis in beiden Dimensionen bezogen, verfestigt sich nun in die wirtschaftliche Dimension der Notwendigkeit. Die Arbeit hat letztlich ihren Sinn nur noch in dieser Dimension der Produktion und Reproduktion, der Dimension der Notwendigkeit. Die Arbeit in der zweiten Dimension ist keine eigentliche Arbeit mehr. Mit der Teilung der Arbeit kommt es auch zu einer bestimmten Verteilung der Arbeit:

---

67 Ebd.

68 Vgl. WEBER, M.: »Wirtschaft und Gesellschaft«, Tübingen 1921, S. 62.

69 Vgl. WEBER, M.: »Wirtschaft und Gesellschaft«, Jena 1931, S. 31 und 446.

70 MARCUSE: »Über die philosophischen Grundlagen ...« [wie Fußn. 66], a. a. O., S. 46.

»Natürliche und gesellschaftliche Arbeitsteilung kommen (bei aller Verschiedenheit der Teilungsursachen und -prinzipien) darin überein daß sich die geteilte Arbeit in dem Gegensatz von *herrschender und beherrschter* (disponierender und an Dispositionen orientierter) Arbeit verwirklicht.«[71]

MARCUSE geht hierbei wesentlich von MARX aus, der betont, dass die Arbeitsteilung zugleich auch die »ungleiche, sowohl quantitative wie qualitative Verteilung der Arbeit« bedeute.

»Übrigens sind Teilung der Arbeit und Privateigentum identische Ausdrücke – in dem Einen wird in Beziehung auf die Tätigkeit dasselbe ausgesagt, was in dem Anderen in bezug auf das Produkt der Tätigkeit ausgesagt wird.«[72]

Die »wirtschaftliche Dimension der Notwendigkeit«, der »Bereich der materiellen Produktion und Reproduktion« (MARCUSE) ist zugleich Dimension und Bereich der Unterdrückten, da mit der Teilung der Arbeit auch eine ungleiche Verteilung der Arbeit und ihrer Produkte gegeben ist.

»Die Begriffe von Herrschaft und Knechtschaft, als Kategorien des geschichtlichen Daseins von HEGEL gebraucht, sollen hierin einen allgemeinen geschichtlichen Sachverhalt bezeichnen: Knechtschaft meint die dauernde und ständige Bindung der Praxis des ganzen Daseins an die materielle Produktion und Reproduktion, im Dienste und unter der Leitung eines anderen (eben des ›herrschenden‹) Daseins und seiner Bedarfe.«[73]

---

71 A. a. O., S. 42.

72 MARX, K. / ENGELS, F.: »Die deutsche Ideologie«, Marx-Engels-Werke, Bd. 3, Berlin 1969, S. 32.

73 MARCUSE: »Über die philosophischen Grundlagen ...« [wie Fußn. 66], a. a. O., S.44; HEGEL definiert »Arbeit«: »Die Arbeit ... ist *gehemmte* Begierde, *aufgehaltenes Verschwinden*, oder sie *bildet*. Die negative Beziehung auf den Gegenstand wird zur *Form* desselben, und zu einem *Bleibenden*; weil eben dem Arbeitenden der Gegenstand Selbständigkeit hat. Diese *negative* Mitte oder

Die Arbeit ist nach MARCUSE nur »ontologisch« begreifbar. Die moderne Arbeitswissenschaft versuche dem Problem Arbeit auf naturwissenschaftlich-biologischer Grundlage gerecht zu werden. »Jenseits der ökonomisch-technischen Dimension« sei für diese Wissenschaft das Arbeitsproblem im Wesentlichen ein psychologisches.

> »Die Psychologie aber kann dem Problem Arbeit deshalb nicht gerecht werden, weil Arbeit ein ontologischer, d. h. hier ein das Sein des menschlichen Daseins selbst und als solches begreifender Begriff ist.«[74]

Damit erteilt MARCUSE der Arbeitswissenschaft eine Absage, die den »im Arbeitsbegriff liegenden ›philosophischen Stachel‹ nur noch damit zum Ausdruck bringt, dass auf die mit der Arbeit zusammenhängenden ›ethischen‹ Fragen hingewiesen wird.«

STÜCK geht explizit von MARCUSE aus, wenn er meint, dass »das Problem der ›organisatorisch-entfremdeten‹ und der ›organisatorisch nicht entfremdeten Arbeit‹ ... das Zentralproblem einer wissenschaftlichen Organisationslehre« sei.[75] Er lehnt also einen Arbeitsbegriff ab, der den Unterschied zwischen »entfremdeter« und »nicht-entfremdeter Arbeit« zudecken würde.[76]

---

das formierende Tun, ist zugleich die *Einzelheit* oder das reine Fürsichsein des Bewußtseins, welches nun in der Arbeit außer es in das Element des Bleibens tritt; das arbeitende Bewußtsein kommt also hierdurch zur Anschauung des selbständigen Seins, *als seiner selbst*.« Siehe HEGEL, G. W. F.: »Phänomenologie des Geistes«, Frankfurt 1970; Kapitel über »Herrschaft und Knechtschaft«, S. 113-120.

74   MARCUSE, a. a. O., S. 10.

75   STÜCK, H.-G.: »Anthropologische Grundlagen der betrieblichen Arbeitsorganisation«, Abdruck seiner Inauguraldissertation, Darmstadt 1958, S. 14.

76   Ebd.; STÜCKs Nähe zur Kritischen Theorie wird an einigen Stellen deutlich. »Das Subjekt ... wird bestimmt durch die *Funktionen, die von den Institutionen her entwickelt worden* sind. Dann folgt daraus, daß auch *alle* betriebliche Sozialpolitik und Human-Relations-Technik subsidiär ist. Das ist auch durchaus die herrschende Auffassung [in der Betriebssoziologie]«, siehe STÜCK, a.

Nachdem wir den Arbeitsbegriff in der marxistischen Philosophie etwas genauer untersucht haben, wollen wir uns der »Verengerung des Begriffes Arbeit« (MARCUSE) in den Wirtschafts- und. Arbeitswissenschaften zuwenden. Es geht also um die Differenz zwischen beiden Arbeitsbegriffen. Ich werde mich dabei auf einige Soziologen beziehen, die diese Differenz herausgearbeitet haben oder sie implizit mit angeben. Die Herausarbeitung der verschiedenen Arbeitsbegriffe ist notwendig, um den Standort der Rehabilitationsmedizin angeben zu können: Ich werde nämlich später versuchen, den Arbeitsbegriff der Rehabilitationsmedizin unter die Lupe zu nehmen und ihn nach den bearbeiteten Kriterien beurteilen. Am Begriff der Arbeit, so meine ich, wird man die Ideologie der Rehabilitation am ehesten beurteilen und kritisieren können.

Der marxistische Begriff der Entfremdung wird zum Zentralbegriff in BLAUNERs arbeitssoziologischer Studie »Alienation and Freedom. The Factory Worker and His Industry«.[77]

»The idea of alienation has incorporated philosophical, psychological, and political orientations.«[78]

BLAUNER grenzt für seine Zwecke diese »Idee der Entfremdung« ein, seine eigene Perspektive »is chiefly sociological or perhaps social-psychological in that alienation is viewed as a quality of personal experience which results from specific kinds of social arrangements.« Dieser Ansatz

---

a. O., S. 8; er sieht die Lösung des Problems in einer »anthropologischen Vermittlung«: »Organisationslehre wird erst in dem Augenblick wissenschaftlich, als sie eingesehen hat, daß ihr Erkenntnisgegenstand im Problem der ›anthropologischen Vermittlung‹ ... besteht.« (a. a. O., S. 148); er fordert eine »Humanproduktivität des Zusammenhangs, der auf eine nicht-entfremdete Weise zwischen Subjekt und Betrieb vermittelt« (a. a. O., S. 15).

77 BLAUNER, R.: »Alienation and Freedom. The Factory Worker and His Industry«, Chicago 1964.

78 Ebd., S. 15.

weist direkt auf den frühen MARX hin.[79] Es geht BLAUNER vor allem um jene »Entfremdung der Tätigkeit«, die sich als »Selbstentfremdung« (self-estrangement) im Arbeitsprozess zeigt.[80]

»Alienation exists, when workers are unable to control their immediate work processes to develop a sense of purpose and function which connects their job to the overall-organization of production, to belong to integrated industrial communities and when they fail to become involved in the activity of work as a mode of personal self-expression.«[81]

Ebenso ist Machtlosigkeit ein Kennzeichen der Entfremdung:

»A person is powerless when he is an object controlled and manipulated by a person or impersonal system (such as technology) and when he cannot assert himself as a subject to change or modify his domination. The non-alienated state is ... the state of control and freedom«.[82]

Vier Modalitäten industrieller Machtlosigkeit (modes of industrial powerlessness) der Werktätigen werden angegeben:

»1.   the separation from ownership of the means of production and the finished products,

2.   the inability to influence general managerial policies,

3.   the lack of control over the conditions of employment,

4.   the lack of control over the immediate work process.«[83]

BLAUNERs Untersuchung bezieht sich auf den vierten Punkt, die Machtlosigkeit der Werktätigen über den unmittelbaren Arbeitsprozess. Diese besondere Modalität ermöglicht es, den Grad der entfremdeten

---

79   Gemeint sind vor allem die »ökonomisch-philosophischen Manuskripte« (1844) von MARX.

80   BLAUNER [wie Fußn. 77], S. 26-32.

81   A. a. O., S. 15.

82   A. a. O., S. 32-34.

83   A. a. O., S. 16.

Arbeit soziologisch anzugeben, wenn auch von den anderen Modalitäten abstrahiert wird. So kommt es zu einer Differenzierung von entfremdeter und weniger entfremdeter Arbeit auch innerhalb eines kapitalistischen Systems, die erst durch jene Abstraktion von anderen »Modalitäten der Machtlosigkeit« möglich wird.

BLAUNER geht es um die Situation des einzelnen Werktätigen als dem gemeinsamen Nenner verschiedener Gesellschaftsordnungen, der es ihm ermöglicht, diese hinsichtlich ihrer Menschlichkeit zu vergleichen. Er schließt sich DAHRENSDORFs Auffassung der »post-capitalistic society« an:

«The *worker*, who in classical capitalism was considered virtually a commodity ... and treated as a *thing* is giving way to the employee, a permanent worker who is viewed much more as a *human being*.«[84]

Die Kontrolle über den unmittelbaren Arbeitsprozess beinhaltet: »control over pace, freedom from pressure, freedom of physical movement and the ability to control the quality and quantity of production and to choose the techniques of the work.«[85]

Die Entfernung anerkannter Soziologen von MARX stellt BLAUNER am Beispiel DURKHEIMs heraus:

»In contrast to MARX, who emphasized the powerlessness of workers in modern industry and saw the solution to the modern social problem in ›restoring‹ control to the workers over their conditions of work, the French sociologist E. DURKHEIM saw *anomie* and the breakup of integrated communities as the distinguishing feature of modern society.«[86]

Die Idee, Arbeit solle schöpferisch sein, sei modern.

»A. TILGHER, a historian of work ideologies, finds that the idea that work should be a creative fulfilment is peculiarly modern, with origins

---

84   A. a. O., S. 19.
85   A. a. O., S. 22.
86   A. a. O., S. 24-27.

in the Renaissance. In many previous civilizations work was viewed as some kind of unpleasant burden or punishment.«[87]

Soziale Entfremdung und Selbstentfremdung müssen sich nicht gegenseitig bedingen, meint BLAUNER und verlässt damit MARXens Konzept.

»Self-estrangement refers to the fact that the worker may become alienated from his inner self in the activity of work ... there is no necessary relation between social alienation and self-alienation. A worker may be integrated in the plant community and loyal to the company and still fail to achieve a sense of involvement and self-expression in his work activity itself.«[88]

BLAUNER unterscheidet durchaus subjektive Zufriedenheit und objektive Selbstentfremdung des Arbeiters, sodass sich jene »integration in the plant community« und »loyality to the company« sich als Selbsttäuschung über den wahren Sachverhalt herausstellt.

»The typical worker in modern industrial society is probably satisfied *and* self-estranged. Self-estranged workers are dissatisfied only when they have developed *needs* for control, initiative and meaning in work ...«.[89]

BLAUNER spricht von der Unzulänglichkeit der »Entfremdungstheorie«, die sich da zeige, wo die Beziehung zwischen Arbeit und Glück erklärt werden soll.

»Theory of alienation ignores what might be called the bipolar or two-sided ambivalence of work, alienation theory cannot totally explain the relationship between work and human happiness. For even the most unalienated work is never totally pleasant.«[90]

---

87 A. a. O., S. 26 ff.; vgl. TILGHER, A.: »Work: What It Has Meant to Men through the Ages«, New York 1930.
88 BLAUNER [wie Fußn. 77], a. a. O.
89 A. a. O.
90 A. a. O.

Auch BLAUNER sieht jene Spannung zwischen den Bedingungen der Arbeit und den Möglichkeiten der Freiheit, die »ewige Naturbedingung« (MARX), den »Lastcharakter« (MARCUSE) der Arbeit.

»Work is inherently ambivalent also at the opposite pole of freedom and non-alienation. Even in the most unalienated conditions, work is never totally pleasurable.«[91] De MAN wird in diesem Zusammenhang zitiert: »Even the worker who is free in the social sense ... feels this compulsion ... by the idea of a willed or necessary creation. Work inevitably signifies subordination of the worker to remoter aims.«[92]

Aus seiner soziologischen Analyse, auf die ich im Einzelnen nicht eingehen will, zieht BLAUNER verschiedene Schlüsse. Wurde früher der fähige Arbeiter (able workman) gebraucht, so benötigt man heute in der automatisierten Industrie den zuverlässigen Angestellten (reliable employee), der »a considerable load of responsilility« tragen kann.

Das Hauptkennzeichen der Automation »is its transfer of focus from an individual job to the process of production. The perspective of the worker is shifted from his own individual task to a broader series of operations that includes the work of other employees.«[93]

BLAUNER untersuchte die Arbeitsvorgänge von Berufen aus vier Industriezweigen: »printing«, »textile«, »chemical« und »automobile industry«. Eine statistische Umfrage, die den Prozentsatz der Arbeiter herausfinden sollte, die ihre Arbeit stumpfsinnig fanden (who find their job dull), ergab:

4%   in der printing industry

18%   in der textile industry

---

91   A. a. O., S. 166-186.

92   Siehe Man, H. de: »Joy in Work«, New York 1929.

93   BLAUNER [wie Fußn. 77], S. 166-186.

34%	in der automobile industry (davon 61% der unge-lernten Arbeiter am Fließband)
11%	in der chemical industry.

Aus diesen Ergebnissen entstand ein interessantes Schaubild: »U-curve of the alienation trends«[94]:

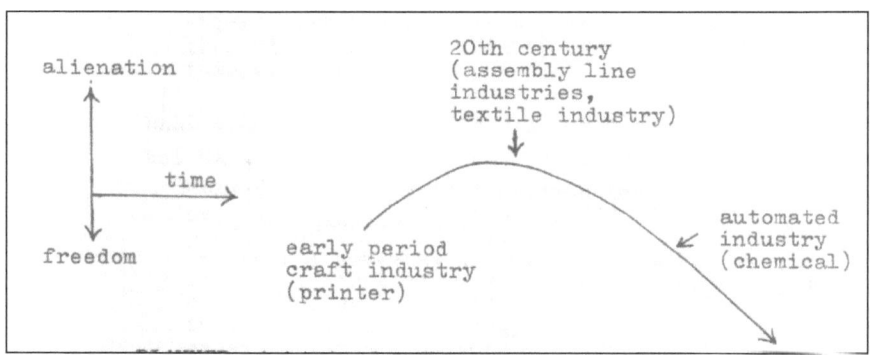

BLAUNER sieht in der Konsumtionssphäre keinen Ausweg aus der Problematik der entfremdeten Arbeit:

»The problem with the leisure solution is that it underestimates the fact that work remains the single most important life activity for most people in terms of time and energy, and ignores the subtle ways in which the quality of one's work life affect the quality of one's leisure.«[95]

Bei BLAUNER bleibt die Frage offen, inwieweit er gerade die Begriffe der Entfremdung und Selbstentfremdung, mit denen er sich offenbar auf MARX beziehen will, nicht soziologisch verkürzt. (Zum Zwecke seiner Untersuchung verkürzen muss?) Das emanzipatorische Signal, das MARX

---

94 Ebd.; Nachzeichnung von H. S. nach der Originalvorlage; Scan aus dem Ma-nuskript der Doktorarbeit (S. 38).
95 Ebd.

gerade mit dem Begriff »entfremdete Arbeit« gibt, ist bei BLAUNER kaum mehr zu sehen. Er beschreibt Zustände mit marxistischen Begriffen, kommt aber nicht zu politischen Konsequenzen. Und folgendermaßen erklärt er sich dann die Entstehung der MARX'schen »Entfremdungstheorie«: »The concept of alienation, in its classical form, was an attempt to explain the changes in the nature of manual work brought about by the industrial revolution.«[96]

BELL behandelt ebenfalls das Thema Arbeit und Entfremdung und geht dabei kritisch auf MARX ein. Er stellt eine Doppelbedeutung des Begriffes der Entfremdung bei MARX heraus, zum einen eine psychologische, zum anderen eine sozialutopische Dimension.

»MARX used it in a double sense ... in our contemporary psychological meaning of feeling estranged from the world, and in a philosophical, Aristotelian sense, of departure from what men would ideally be in the historical future.«[97]

BELL erkennt eine Doppelbedeutung der entfremdeten Arbeit bei MARX und nennt sie eine »dual conception«:

»There was a twofold loss: men lost control over the *conditions* of work, and lost the *product* of their labor. This dual conception is present somewhat in the later MARX: the loss of control of work was seen as *dehumanization* occasioned by the division of labor and intensified by technology; the loss of product as *exploitation*, because a proportion of a man's labor (surplus value) was appropriated by the employer.«[98]

BELL kritisiert MARX, er habe das »concept of alienation« verengt; indem MARX das tue, gehe er zwei Risiken ein:

»of falsely identifying the source of alienation only in the private property system; and of introducing a note of utopianism in the idea that

---

96   BLAUNER [wie Fußn. 78], S. IX.

97   BELL, D.: »The End of Ideology«, New York 1965, S. 360.

98   A. a. O., S. 357-367.

once the property system was abolished, men would be immediately free.«[99]

Dies zeigt eine gewisse Unkenntnis der MARX'schen Literatur. Gerade MARX sieht die Ursache der Entfremdung nicht einzig im Privateigentum, und er behauptet auch nicht, mit Aufhebung des Privateigentums werde der Mensch frei.

MARX: »Ja, selbst die *Gleichheit der Salaire*, wie sie PROUDHON fordert, verwandelt nur das Verhältnis des jetzigen Arbeiters zu seiner Arbeit in das Verhältnis aller Menschen zur Arbeit. Die Gesellschaft wird dann als abstrakter Kapitalist gefaßt.«[100]

BELL wirft MARX, so die Interpretation von Erich FROMM, eine Nicht-achtung des Individuums vor, für MARX seien die einzige gesellschaftliche Wirklichkeit »nicht der Mensch, auch nicht das Individuum, sondern die ökonomischen Menschenklassen«.[101]

»But saying that there is no human nature ›inherent in each separate individual‹ (as MARX does in his sixth thesis on FEUERBACH) but only in classes, one introduces a new *persona*, a new abstraction.« Hier setzt FROMMs Kritik an BELL ein, und um diesen zu widerlegen, geht er auf den Wortlaut der 6. These über FEUERBACH ein: »MARX sagt nicht, wie BELL zitiert, daß es kein dem einzelnen Individuum innewohnen-des menschliches Wesen gäbe, sondern etwas ganz anderes, nämlich daß ›das menschliche Wesen kein dem einzelnen Individuum inne-wohnendes Abstraktum‹ sei.«[102] FROMM meint, dass BELL diesem

---

99   Ebd.

100 MARX: »Ökonomisch-philosophische Manuskripte« [wie Fußn. 21], a. a. O., S. 521.

101 FROMM, E.: »Das Menschenbild bei MARX«, Frankfurt 1963, S. 77 f.

102 Vgl. MARX, K.: »Thesen über FEUERBACH«, in: Marx-Engels-Werke, Bd. 3, Berlin 1969, S. 5 ff.

Irrtum anheimfallen muss, »da er das ganze Klischee der konventionellen MARX-Interpretation übernimmt.«[103]

BELL zeigt den historischen Prozess auf, wie nach der russischen Oktoberrevolution die Entfremdung in der Arbeit nicht aufgehoben wurde, wie die Interessenverbände der Arbeiter, die Gewerkschaften, sich der allmächtigen Partei unterzuordnen hatten, bis zur totalen Funktionalisierung unter STALIN:

> STALIN über die Aufgabe der Gewerkschaften: »To build socialist industry by stimulating later productivity, labor discipline and socialist competition, and the extirpation of all remnants of guild isolation and ›trade unionism‹«.[104]

Dies sei der eine Weg, der von MARX ausgehe (one of the two roads from MARX): die Perpetuierung der entfremdeten Arbeit in einem »sozialistischen« Staat. Der andere Weg sei der der Arbeiterkontrolle, die Teilnahme der Arbeiter am Management, wie etwa in Jugoslawien.

> »The difficulty inherent in worker participation in management is that it tends to minimize the separate interests of workers from management and to rob the workers of an independent status in the plant.«[105]

BELL beruft sich auf eine sozialistisch-humanistische Tradition, wenn er fordert, den Arbeitsplatz selbst ins Zentrum der Reformbemühungen zu stellen. Die Arbeitsbedingungen des Arbeitsplatzes sollen bestimmen, wie produziert wird und nicht der Markt. Er zählt einige Änderungsmöglichkeiten auf.

> »These range from such large-scale changes as genuine decentralization, which brings work to the workers rather than transporting large masses of workers to the work place, to the relative minute but

---

103 FROMM [wie Fußn. 101], a. a. O.

104 BELL [wie Fußn. 97], a. a. O., S. 386; BELL berichtet hier über die verschiedenen Positionen der Bolschewisten im Jahr 1921.

105 A. a. O., S. 386 f.

important changes in the pace of work, such as extending job cycles, job enlargement, allowing natural rhythms of work ... The fullness of life must be found in the nature of work itself.«[106]

RIESMAN kommt in einer soziologischen Studie über die amerikanische Gesellschaft[107] zu einer geschichtlichen Typologie. Er unterscheidet »tradition-directed«, »inner-directed« und »other-directed persons«. In unserem Zusammenhang sollen uns nur die beiden letzten Typen interessieren. RIESMAN sieht das Eigentum als das typische Kennzeichen der »inner-directed persons« im »private competitive capitalism« an.

»Property, for the inner-directed man, became free transferable, the individual was not attached to it as in the earlier era by sentimental and traditional ties, but he attached it to himself by his choices, by his energetic actions. No longer an affair of the extended family, property became an extended part, a kind of exo-skeleton, for the individual self.«[108]

Die Arbeit muss erzwungen werden:

»We still accept the psychological premise that work and productivity are disciplines exerted against the grain of man's nature.«[109] (Dies erinnert an FREUD.)[110]

Der »außengelenkte« (other-directed) Mensch wird nicht mehr von seinen Eltern, sondern von einem wesentlich weiteren Gesellschaftsbereich in seinem Verhalten bestimmt. Er ist das Kind der Massengesellschaft, sein psychologisches Hauptmerkmal ist eine diffuse Angst (diffuse

---

106 Ebd.

107 RIESMAN, D.: »The Lonely Crowd«, New Haven, Connecticut, 1950:

108 Ebd., S. 118.

109 Ebd.

110 Siehe FREUD, S.: »Das Unbehagen in der Kultur«, Frankfurt; Hamburg 1962; siehe hierzu den Unterabschnitt 3.11 dieser Abhandlung: »Über den Begriff der Arbeit in der Psychoanalyse ...«.

anxiety). RIESMAN sieht nur einen Ausweg: Die kommende Automatisation ermögliche es dem Menschen, sich vom Produktionsbereich zu entfernen und im privaten Freizeitbereich sein Glück zu finden.

>Perhaps, we must take for greater advantage than we do of the fact that industria1 automatism permits the release of our attention from productive process. The failure to accept this and the attempt instead to personalize, emotionalize, and moralize machine process at every point, appears to be a fallacy of misplaced participation.«.[111]

Dieser Punkt erinnert stark an MARCUSE, der ebenfalls in der extremsten Entfremdung der Arbeit, der totalen automatischen Produktion, die Überwindung der entfremdeten Arbeit sehen möchte (siehe oben). An diesem Punkt setzt auch die Kritik RIESMANs an MAYO und de MAN an, denen er wegen ihrer Bemühungen um menschliche Beziehungen im Produktionsprozess Anachronismus vorwirft.

>These men [de MAN, MAYO] like some of the syndicalists and those who put their faith in the cooperatives, want to restore the personal relations at work characteristic of a society dependent on tradition-direction as well as the earlier stages of inner-direction. At least in America they make the mistake of seeing our civilization as an ›impersonal‹ society and bemoaning it.«[112]

RIESMAN sieht komplementär zur Massenproduktion die Möglichkeit des Individualismus in der Freizeitgestaltung, was erst als Folge dieser Massenproduktion möglich geworden sei. Er wirft den »Kritikern der Massenproduktion« vor, dies nicht zu würdigen.

>It is economically possible for the first time in history to distribute first-class novels and non-fiction, paintings, music, and movies to

---

111 Riesman [wie Fußn. 107], a. a. O., S. 318.
112 Ebd.

audiences that cannot fit them into leisure patterns of grea.t individuality.«[113]

Das »Reich der Freiheit« (MARX) liegt für RIESMAN in der Epoche des außengelenkten Menschen im Konsumtionsbereich, im Bereich des Spiels, was eine weitere Parallele zu MARCUSE darstellt.[114]

»We should consider the possibility that, if the other-directed is to be made free it will be not by work but by play. The first step may consist of giving play a far higher priority as a producer both of society and character than we give today.«[115]

Von FERBERs Beitrag zur Soziologie der Arbeit wollen wir nicht übergehen, in dem er »Wirklichkeit und Ideologie der Arbeitsfreude« untersucht.[116] Er lehnt einen allgemein verbindlichen Arbeitsbegriff ab, da der »Inhalt der Arbeitserfahrung« sowohl »schichtenmäßig im Sinne der Berufsstratifikation« als auch hinsichtlich verschiedener »Wirtschaftsklassen« verschieden sei. Er setzt sich ideologiekritisch mit »den Verfechtern der Arbeitsfreude« – vor allem mit de MAN – auseinander, wobei er »Arbeitsfreude« als »bevorzugten Ausdruck eines [bürgerlichen] Persönlichkeitsethos« begreift. Aus drei Gründen meint von FERBER eine »Ideologie der Arbeitsfreude« feststellen zu können:[117]

---

113 A. a. O., S. 361.

114 Siehe MARCUSE, H.: »Triebstruktur und Gesellschaft« [wie Fußn. 53].

115 RIESMAN [wie Fußn. 107], a. a. O., S. 318.

116 FERBER, C. von: »Arbeitsfreude. Wirklichkeit und Ideologie«, Stuttgart 1959; von FERBER ist sich mit ADORNO in der Kritik der Wissenssoziologie einig, deren Gegenwartsanalysen »sich notgedrungen auf konkrete Untersuchungsobjekte beschränken und damit die Gesellschaft in ihrem Totalaspekt als mehr oder weniger gegeben voraussetzen« (S. 50); konsequenterweise kann von FERBER auch PARSONS kritisieren, der in seiner Untersuchung des »Social System« nirgends explizit auf die Frage nach der Eigenart des Wirtschaftssystems selbst eingegangen sei; siehe a. a. O., S. 98 f.

117 A. a. O., S. 52 ff.

1. Das Erbe des »persönlichkeitsbezogenen Leistungsethos« sei von den neuen Mittelschichten angetreten worden, »die keine Eliten im alten Sinne sind ..., denen jedoch die Tradierung ›gesellschaftlicher Bewußtseinsformen‹ in erster Linie zugefallen ist.«

2. Der »gänzliche Mangel eines ›propagierfähigen‹ Ethos der industriellen Arbeit, das sich gegenüber den herrschenden ›nachbourgeoisen‹ Arbeitsidealen durchzusetzen vermöchte«.[118]

3. In einer psychischen »gratification-deprivation-balance« schlage die subjektive Last der Arbeit als Aufwand zu Buch, »wobei diese balance zum wissenschaftlichen Ausdruck persönlicher Arbeitszufriedenheit wird.«

Von FERBER versucht nun im Weiteren, das »Problem der Arbeitsmoral« zu fassen. Unter der Arbeiterschaft gebe es »bestimmte Vorstellungen darüber, was unter den geltenden Umständen zu leisten ist. Die mangelnde Übereinstimmung dieser Leistungsnormen mit den Erwartungen der Betriebsleitung macht das Problem der Arbeitsmoral aus.«[119] Eine »hinreichende« Arbeitsmotivation, so möchte er nachweisen, ist für den modernen Industriearbeiter kaum mehr zu erreichen und daher ein »Wunschbild vom Standpunkt der strategischen Interessen der Betriebe bzw. der Gesellschaft.«[120] Der Wegfall einer »hinreichenden« Arbeitsmotivation wird damit begründet, dass die zwei ehemaligen »Typen des

---

118 Ansätze, um diesem Mangel abzuhelfen, sieht von FERBER bei RIESMAN, der in der »Konsumorientierung« (RIESMANN) ein zukünftiges Leitbild des Verhaltens sehe. Von FERBER: »In der Verlagerung von Interesse und Befriedigung in die Freizeit erscheint der Verlust der Arbeitsfreude in einem positiven Sinne überwunden«; a. a. O., S. 54.

119 A. a. O., S. 94

120 A. a. O., S.106 f.; die Unzufriedenheit des heutigen Industriearbeiters rühre aus der »Unvereinbarkeit von ›sozialer Gerechtigkeit‹ auf der einen und liberaler Pflichtenlosigkeit auf der anderen Seite her«, a. a. O., S. 109; diese »Zweiteilung von sozialer Pflichtenlosigkeit und Verteidigung von Rechten gegenüber der Gesellschaft« habe auch den »gesellschaftlichen Hintergrund« der Hawthorne-Studie gebildet.

Leistungszwangs, zum einen der gesellschaftliche Zwang der Selbständigen zur Leistung, zum anderen der Leistungszwang durch persönliche Überwachung der Arbeiter im Familienbetrieb« (Handwerker, Bauern) für den heutigen Industriearbeiter entfallen.

Wegen der Vernachlässigung dieses soziologischen Tatbestandes kritisiert von FERBER die »Verfechter der Arbeitsfreude«. Einig mit ihnen ist er in der grundsätzlichen Opposition gegen die immer größer werdenden Herrschaftszwänge der Industriegesellschaft, in der die Individuen zu leben haben. Seine Hoffnung setzt er auf den auch durch die Arbeitswissenschaften »kaum zu ›rationalisierenden‹ Rest: die Privatheit.«

»Inwieweit es gelingen wird, dieses Residuum menschlicher Spontaneität vor dem Zugriff einer auf Leistung gerichteten Gesellschaft zu bewahren, hängt von der Wachsamkeit der Betroffenen selbst ab.«[121] Abschließend sei auf von FERBERs MARX-Interpretation eingegangen. Für MARX bilde die Arbeit »das Schlüsselphänomen, durch dessen Vermittlung der Mensch sich als ein gesellschaftliches Individuum und damit als ›Gattungswesen‹ bewährt.«[122] Trotz des »materialistischen Ansatzes« bleibe das »Individuum in der Anthropologie von MARX ebenso abstrakt wie das Subjekt im deutschen Idealismus. Denn der einzelne Arbeiter kann das arbeitende Individuum in der Anthropologie von MARX ebensowenig vertreten, wie der Philosophiestudent das transzendentale Subjekt in der Erkenntniskritik KANTs«.[123]

---

121 A. a. O., S. 107.
122 A. a. O., S. 59.
123 A. a. O., S. 62.

1.22 Von der historischen Entwicklung und Funktion der Arbeitswissenschaft

Zwei überragende Namen verbinden sich mit der relativ kurzen Geschichte der Arbeitswissenschaft: TAYLOR und MAYO. TAYLOR könnte man als den Begründer der »ergonomics«, MAYO als den Begründer des »human engineering« bezeichnen. Es ist kein Zufall, dass gerade in Amerika der »Taylorismus« entstand. In einem Land, in dem der »cult of efficiency« herrscht, in dem ein Henry FORD zum ersten Mal Fließbandproduktion einführte und in dem Benjamin FRANKLIN – »the prototype of WEBER's ethical protestant« – den Ausspruch prägte: »time is money«, in einem solchen Land, meint BELL[124], konnte sich der »Taylorismus« am ehesten entwickeln. TAYLOR (1856-1915) untersuchte die Bewegungsökonomie beim Schaufeln von Erde und kam zu dem Schluss, dass der Arbeiter bei einer solchen Arbeit am ehesten einem Ochsen gleichen müsse:

> »One of the very first requirements for a man who is fit to handle pig iron as a regular occupation is that he shall be so stupid and so phlegmatic that he more nearly resembles an ox than any other type.«[125]

TAYLOR ist der Erfinder de »job fitting«, der Methode, »den richtigen Mann an den richtigen Platz« zu stellen. Jeder Arbeiter könne so zu einem »erstklassigen« Arbeiter werden.

---

124 BELL [wie Fußn. 97], a. a. O., S. 228 ff.
125 A. a. O., S. 230-235; BELL zitiert hier TAYLOR.

»I have tried to make it clear that for each type of workman some job can be found at which he is ›first class‹, with the exception of those men who are perfectly well able to do the job, but won't do it.«[126]

TAYLOR gab mit seiner Arbeitszeitstudie (time and motion study) »den Anstoß, sich mit dem Studium der Arbeit zu beschäftigen; dann erst führte die Bewegungsstudie von F. B. GILBRETH zum Aufdecken kraft- und zeitsparender, weniger ermüdender Arbeitsbewegungen.«[127]

Die Lehren von TAYLOR und GILBRETH hatten deshalb einen so großen Erfolg, weil sie auch ohne Anwendung neuer Maschinen, nur durch methodische Beobachtung des Arbeitsvorgangs, durch seine sinnvolle Gestaltung und durch die Messung der Arbeitszeit zu wesentlichen Leistungssteigerungen gelangen konnten. Dabei war TAYLOR insofern einseitig, als er den besten Arbeiter auswählte und aus dessen Leistung verallgemeinernde Schlüsse zog, während GILBRETH durch Heranziehung des faulsten Arbeiters dessen bequemste und dadurch ökonomischste Bewegung erkannte.[128]

TAYLORs Reduktion des Arbeitsbegriffes auf berechenbare mechanische Effektivität von Muskelarbeit wurde – wenn auch nicht ideologisch, so doch praktisch – selbst von LENIN als äußerst wichtig für den Aufbau des Sozialismus anerkannt!

BENDIX[129] weist darauf hin, dass LENIN nach der Revolution aufgefordert habe, »das Beste im Kapitalismus« zu übernehmen »such as labor discipline, the TAYLOR system, piecework, and competition.«[130]

---

126 Zu diesem TAYLOR-Zitat siehe BENDIX, R.: »Work and Authority in Industry. Ideologies of Management in the Course of Industrialization«, New York 1956, S. 279.
127 Siehe HILF, H.: »Einführung in die Arbeitswissenschaft«, Berlin 1964, S.17.
128   A. a. O., S. 25 f.
129 BENDIX [wie Fußn. 126], a. a. O., S. 191.
130 BENDIX geht hier ein auf LENIN, V. I.: »Selected Works«, Vol. IX, London 1946, S.413 f.; auch BELL geht auf LENINs Einschätzung des TAYLOR-

LENIN: »Arbeiten lernen – diese Aufgabe muß die Sowjetmacht dem Volk in ihrem ganzen Umfang stellen. Das letzte Wort des Kapitalismus in dieser Hinsicht, das TAYLORsystem, vereinigt in sich – wie alle Fortschritte des Kapitalismus – die raffinierte Bestialität der bürgerlichen Ausbeutung und eine Reihe wertvollster wissenschaftlicher Errungenschaften in der Analyse der mechanischen Bewegungen bei der Arbeit, der Ausschaltung überflüssiger und ungeschickter Bewegungen ... Die Sowjetrepublik muß um jeden Preis alles Wertvolle übernehmen, was Wissenschaft und Technik auf diesem Gebiet errungen haben. ... Man muß in Rußland das Studium des TAYLORsystems, die Unterweisung darin, seine systematische Erprobung und Auswertung in Angriff nehmen.«[131]

LENIN fordert die totale Unterwerfung des Arbeiters im unmittelbaren Arbeitsprozeß unter die Anweisungen der Manager:

»... during the workday they [die Arbeiter] must observe iron discipline and subordinate themselves unconditionally to the dictatorial will of one man, the Soviet manager.«[132]

Systems ein, nachdem die Revolution von 1917 beendet war und die Notwendigkeit einer raschen Produktionssteigerung bestand: »When he [LENIN] was faced near the end of the revolution with the tasks of organizing industrial production, LENIN's solution, as he outlined in a notable address in June 1919, was to introduce piecework and Taylorism.« Vgl. BELL [wie Fußn. 97], a. a. O., S. 261. Auf die Kehrseite dieser Entwicklung geht von FERBER ein, der in der »revolutionären Phase in Sowjetrußland ... eine Reihe von Ähnlichkeiten mit den Anfängen der Industrialisierung in West- und Mitteleuropa« feststellt. »Auch im Selbstverständnis der Revolutionäre spielt der ›freiheitliche‹ Gedanke kommunistischer ›Gründerjahre‹ eine beherrschende Rolle.« Siehe FERBER, C. von: »Individuum und Gesellschaft. Die liberale Konzeption«, Hannover 1965, S. 20.

131 LENIN, W. I.: »Die nächsten Aufgaben der Sowjetmacht«, 1918 als Broschüre erschienen; in: LENIN, W. I.: »Ausgewählte Werke«, Moskau 1969, S.456 f.

132 BENDIX [wie Fußn. 126], a. a. O., S. 193; summarized from LENIN, V. I.: »Immediate Task of the Soviet Government« and from »Left-Wing Childishness and Petty-Bourgeois Mentality«, May 1918.

TAYLOR wollte mit Hilfe der Arbeitswissenschaft ein »wissenschaftliches Management« (scientific management) als objektiven Interessenvermittler zwischen Arbeiter und Unternehmer ermöglichen. Das scientific management sollte den Gewinn so steigern, dass schließlich auch der Arbeiter beteiligt werden könne. Die vorgeschlagene Einführung dieses scientific management nannte er selbst eine »great revolution«.[133] Was TAYLOR »revolutioniert« hat, wird leicht ersichtlich; wenn man die Verwertung von seinen und GILBRETHs Forschungsergebnissen betrachtet: Sie ermöglichten eine Erhöhung der Produktivität der Industrie.

»FORD organisierte zum ersten Male in einem Montagebetrieb eine Fließarbeit, die schon früher ... angewendet worden war und folgerte aus der Erkenntnis der möglichen Leistungssteigerung, daß man die Herstellung von Kraftwagen immer weiter verbilligen und dabei trotzdem den Lohn ständig erhöhen könne.«[134]

MAYOs »industrial psychology« als eine Erweiterung der Arbeitswissenschaft basierte auf den Forschungsergebnissen von TAYLOR und GILBRETH. Diese studierten den Arbeiter als »Individuum«, »as an isolated unit«.

»He [the worker] resembled a machine whose efficiency could be scientifically estimated; and ... the main factors influencing his efficiency were (a) wasteful or ineffectual movements in doing his job, (b) fatigue, which was believed to be a physico-chemical state of the body due to the accumulation of waste products, and (c) defects in the

---

133 Siehe TAYLOR, F. W.: »Testimony before the ›Special House Committee‹ to Investigate the TAYLOR and Other Systems of Shop Management«, reprinted in: TAYLOR, F.W.: »Scientific Management«, New York 1947, S. 48.

134 HILF [wie Fußn. 127], a. a. O., S. 26.

physical environment, such as poor lighting, inadequate heating, excessive humidity, etc.«[135]

Die Hawthorne-Experimente der MAYO-Gruppe sollten die Ergebnisse TAYLORS und GILBRETHs revidieren:

»that there is something far more important than hours, wages, or physical conditions of work – something which increased output no matter what was done about physical conditions.«[136]

MAYO wendet sich gegen RICARDOs Gesellschaftstheorie, die er als eine vulgäre Gesellschaftslehre (rabble theory) kennzeichnet:

»1. Natural society consists of a horde of unorganized individuals.

2. Every individual acts in a manner calculated to secure his self-preservation or self-interest.

3. Every individual thinks logically, to the best of his ability, in the service of this aim.«[137]

Diese ökonomische Theorie RICARDOs bezeichnet MAYO als völlig ungenügend und absurd:

»Humanity is not adequately described as a horde of individuals, each actuated by self-interest, each fighting his neighbor for the scarce material of survival. Realization that such theories completely falsify the normal human scene drives us back to study of particular human situations.«

MAYOs erste Untersuchung fand 1923 statt. Er versuchte, in einer Spinnerei bei Philadelphia die Ursachen des geringen Output fest-

---

135 BROWN geht hier ausführlich auf die Bedeutung MAYOs für die Entwicklung der Betriebspsychologie ein; siehe BROWN, J .A .C.: »The Social Psychology of Industry«, Harmondsworth 1969 (first published 1954), S. 69.

136 A. a. O., S. 70; BROWN zitiert hier MILLER, D .C./FORM, W. H.: »Industrial Sociology« (1951).

137 MAYO, E.: »The Social Problems of an Industrial Civilization«, London 1949, S. 37.

zustellen. Er war von der Betriebsleitung dazu aufgefordert worden.[138] Die Hawthorne-Experimente sind für die Arbeitswissenschaft so bedeutend geworden, dass wir sie hier etwas ausführlicher behandeln sollten.

Zunächst unternahm ROETHLISBERGER in der Western Electric Company ein »wissenschaftliches Experiment«.

Ein Experimentierraum, in dem eine Veränderung vorgenommen wurde und alle anderen Bedingungen gleichblieben und daneben ein unveränderter Kontrollraum. In beiden Räumen arbeitete eine vergleichbare Gruppe von Beschäftigten des Betriebes. Im Experimentierraum wurde die Beleuchtung verbessert; die Produktion stieg. Sie stieg aber auch im Kontrollraum. Dann wurde im Experimentierraum die Beleuchtung wieder reduziert, mit dem Erfolg, dass die Produktion in beiden Räumen sich weiter vergrößerte.

Damit waren die »efficiency experts« (MAYO) widerlegt, die nur die physikalische Umwelt in ihre Untersuchungen miteinbezogen.

»The ›expert assumption‹ of rabble hypothesis and individual self-interest as a bias for diagnosis led nowhere. On the other hand careful and pedestrian consideration of clinical diagnosis led us to results of surprising that we could at the time only partly explain them.«[139]

Im »Hawthorne-experiment«, das dann als solches in die Geschichte der Arbeitswissenschaft einging, wurden die Arbeitsbedingungen für die beschäftigten Mädchen auf der »relax station« in 12 verschiedenen Experimentierstufen geändert: Arbeitspausen verschiedener Länge und Anzahl, Änderungen der Länge des Arbeitstages, der Arbeitswoche, und Essen in der Morgenpause wurden eingeführt. Zu jedem Programmpunkt wurden die Arbeitenden genau befragt. »They had arrived at the point of free expression of ideas and feelings to management.«[140]

---

138 Ausführlich beschrieben: a .a. O., S. 51-60.
139 A. a. O., S. 58.
140 A. a. O., S. 53.

In der 12. Experimentierstufe kehrte man zu den ursprünglichen Arbeitsbedingungen zurück. Trotzdem stieg der Output! Nach drei Monaten ging man wieder zur Stufe 7 über: »a 15-minute midmorning break with lunch and a 10-minute midafternoon rest.« Diese Periode zeigte zur großen Überraschung einen weiteren Produktionsanstieg.

Obwohl nun die Perioden 7, 10 und 13 objektiv dieselben Arbeitsbedingungen hatten, stieg der Output pro Mädchen kontinuierlich: 2.500, 2.800, 3.000 Arbeitseinheiten. Die Perioden 3 und 12 glichen objektiv den ursprünglichen Bedingungen. Dennoch stieg der Output von weniger als 2.500 auf über 2.900 Arbeitseinheiten.

MAYO interpretiert diese Ergebnisse des Experiments, indem er die psychische Befreiung der Arbeitenden während des Experiments für den Erfolg verantwortlich macht.

»Six individuals became a team and the team gave itself wholeheartedly and spontaneously to co-operation in the experiment ... they felt themselves to be participating freely and without afterthought, and were happy in the knowledge that they were working without coercion from above or limitation from below.«[141]

MAYO sieht im geschichtlichen Wechsel von der »established« zur »adaptive social order« den Hauptgrund für die Schwierigkeiten des Arbeiters im Arbeitsprozess.

»He has suffered a profound loss of security and certainty in his actual living and in the background of his thinking.«[142] Das Management habe es nicht mit einzelnen Arbeitern, sondern mit Arbeitsgruppen zu tun. Dies schließlich habe das Hawthorne-Experiment bewiesen. »The most important finding of all was unquestionably in the general area of teamwork and co-operation.«[143] Sowohl zur Erforschung als auch

---

141 A. a. O., S. 64.

142 A. a. O., S. 66.

143 A. a. O., S. 72.

zur Weiterentwicklung des »teamwork« wurde ein »interview programme« eingeführt:

»a ›non-directive‹ interviewing in which the interviewer listens rather than talks.«[144]

MAYO fasst die Funktion dieses »Hawthorne interview programme« in fünf Punkten zusammen:

1. »Dampf ablassen« und Artikulation der eigenen Probleme.

2. Hilfe für den einzelnen, sich in der Gruppe besser zu integrieren.

3. Förderung des Bedürfnisses, mit dem Management besser zusammenzuarbeiten, wobei das Management »weisen Gebrauch« von der Einsicht der Arbeiter machen solle.

4. Training zukünftiger Betriebsleiter durch das Interviewen der Belegschaft.

5. Das Interview als wichtige Informationsquelle für das Management.[145]

Die Folge dieses Interview-Programms war dann ein Beratungsdienst (counselling service), eine betriebliche Beratungsstelle für psychische Probleme der Beschäftigten.

BELL geht auf die Berichte von ROETHLISBERGER und DICKSON ein: »They reported that employees who had used the counselling services of the Hawthorne Plant were delighted with the results ... The researchers suggested that psychological mechanisms operated to give relief to people who had an opportunity to talk out their discontents

---

144 Vgl. BROWN [wie Fußn. 135], a. a. O., S. 7.

145 Vgl. MAYO [wie Fußn. 137], a. a. O., S. 74: »Summary of the Hawthorne interview programme«.

with neither fear of punishment nor the anticipation of direct efforts to change them.«[146]

WHITEHEAD, ein Vertreter der MAYO-Schule, gibt die mögliche Funktion ihrer Forschung an: bessere Führung der Werktätigen durch das Management.

»Change to be acceptable to a group must come from within, and must appear as the visible need of its present activities ... So management in industry can lead its groups, and it can lead no further; anything beyond that will be recited as compulsive interruption to social living.«[147]

In demselben Sinne äußert sich GARDNER, einer der Hawthorne-Forscher:

»The more satisfied he [the worker] is, the greater will be his self-esteem, the more content he will be, and therefore more efficient in what he is doing.«[148]

BELL kritisiert diesen Ansatz grundsätzlich und bezeichnet ihn nicht als eine menschliche, sondern als eine Rindvieh-Soziologie (a fitting description not of human, but of »cow«-sociology[149]). Er sieht die Gefahr

---

146 BELL [wie Fußn. 97], a. a. O., S. 328; vergl. hierzu ROETHLISBERGER, F. J. und DICKSON, W. J.: »Management and the Worker«, Cambridge, Mass. 1939; zitiert bei BENDIX [wie Fußn. 126], a. a. O., S. 224.

147 WHITEHEAD, T. N.: »Leadership in a Free Society«, Cambridge, Mass. 1936, zitiert nach BENDIX [wie Fußn. 126], a. a. O., S. 309 ff.

148 BELL [wie Fußn. 97], a. a. O., S. 250.

149 Ebd.; vergl. auch BELL, D.: »Exploring Factory Life« in: Commentary, Jan. 1947, wo MAYO die Manipulation des Arbeiters vorgeworfen wird: »The belief in Man as an end in himself has been ground under by the Machine, and the social science of the factory researchers is not a science of man, but a cow-sociology[!]«. BELLs Kritik entsprechend reagierte auch eine amerikanische Gewerkschaft auf den Versuch des Managements, Methoden der MAYO-Schule in den Betrieb einzuführen. In einem Flugblatt hieß es: »To the Workers of Harwood Manufacturing: Do you know that you are being used as guinea pigs?«; siehe BELL, ebd.

einer solchen Soziologie in der Manipulation der Arbeiter und in der Verschleierung des eigentlichen Arbeitsprozesses.

»We find a change in the outlook of management, parallel to that which is occurring in the culture as a whole, from authority to manipulation as a means of exercising dominion ... These human relations approaches become a substitute for thinking about the work process itself. All satisfactions are to be obtained in extracurricular areas: in the group, in leisure pursuits.«[150]

An anderer Stelle sagt BELL: »Many sociologists have conceived themselves as ›human engineers‹ – counterparts to the industrial engineers: where the industrial engineer plans a flow of work in order to assure mechanical efficiency, the ›human engineer‹ tries to ›adjust‹ the worker to the job so that the human equation will match the industrial equation.«[151] »The social science of the factory worker is not a science of man, but a cow-sociology.«[152]

BENDIX stellt eine Gemeinsamkeit zwischen TAYLOR und MAYO fest: Beide hätten einen ähnlichen Beitrag zu einer Manager-Ideologie geliefert:

»Though MAYO did not accept TAYLOR's techniques, his conception of a managerial or administrative elite which would bring about industrial harmony and increased production had much in common with TAYLOR's idea of a managerial elite. Both men were concerned with discovering the causes of low productivity or of output restriction; both insisted that industrial conflicts were harmful and that the cooperation of employers and workers should be increased; and both

---

150 A. a. O., S. 251.
151 A. a. O., S. 248 f.
152 BELL, D.; zitiert nach BROWN [wie Fußn. 135], a. a. O., S. 93.

attributed the output restrictions of workers to the mistaken views of labor *and* management.«[153]

»MAYO developed an image of man as a creature of sentiments and non-logical thinking, whose one overriding motive was the desire to stand well with his fellows. This image was applied to employers and workers alike.«[154]

Das Hawthorne-Experiment zeigte den Weg zum »human enginee-ring«, denn es bewies den Einfluss psychischer Faktoren auf die Produktivität des Arbeiters.[155] Mit MAYO eröffnet sich ein Weg eines soziologisch-psychologischen Taylorismus. Das Ziel ist die Anpassung des Arbeiters an seinen Arbeitsplatz zwecks Erhöhung der Arbeitsleistung.

HOFMANN geht auf den MARX'schen Begriff der Entfremdung ein, der »in mannigfachen Umschreibungen in der neueren Soziologie« immer wiederkehre, auch bei MAYO:

»Seit E. MAYO ist es häufig geworden, das industrielle Arbeitsverhältnis als ein ›klinisches‹ anzusehen. Und die mangelnde ›Kohäsion‹, die mangelnde Beziehung zwischen dem Willen der Unternehmensleitung und den Beschäftigten zu überwinden wird als das vordringliche Problem des modernen Betriebs empfunden. So ›gehört der Gedanke der Entfremdung des Menschen in der industriellen Arbeitssituation auch heute noch zu den zentralen Fragestellungen der Industrie- und Betriebssoziologie‹ (DAHRENDORF)«.[156]

---

153 Siehe BENDIX [Fußn. 127], a. a. O., S. 309-319.

154 Ebd.

155 BELL [wie Fußn. 97], a. a. O., S. 247.

156 HOFMANN geht hier auf den Begriff der Entfremdung in der neueren Soziologie ein und zitiert u. a DAHRENDORF, R.: »Industrie- und Betriebssoziologie«, 1956, S. 17; siehe HOFMANN W.: »Ideengeschichte der sozialen Bewegung des 19.und 20.Jahrhunderts«, Berlin 1968, S. 153; auch in der Sowjetunion sucht man mit arbeitspsychologischen Methoden die »Leistung an die von der Gesunderhaltung her gebotene Grenze heranzuführen« (von

Von FERBER spricht von einer »Rebellion der verschiedenen sozialwissenschaftlichen Richtungen gegen eine rein organisatorisch-technische Behandlung des Arbeitseinsatzes«, die gerade die »gesellschaftliche Bedeutung der technisch-ökonomischen Probleme der Arbeitsorganisation« anzeige.[157]

Die Problematik der »Arbeitsfreude« wurde in der Soziologie vielfach untersucht.[158] Henri de MAN stellte in seinem Buch »Der Kampf um die Arbeitsfreude« (1929) die positiven und negativen Faktoren einander gegenüber, die die Arbeitshaltung des Arbeiters beeinflussen.[159] Zunächst möchte ich die entsprechende Tabelle wiedergeben und dann auf die einzelnen Punkte eingehen (siehe die beiden nächste Seite).[160] Ausdrücklich weist de MAN eingangs darauf hin, dass er nicht den Anspruch erheben würde, seine »Instinkte« seien psychoanalytisch definierte Begriffe. Er wolle einmal mehr naiv einige ihm wichtig erscheinende Faktoren, die die Haltung des Arbeiters beeinflussen, aufzählen.

Einen der Gründe, dass die Arbeitslosigkeit so unerträglich für den Arbeiter ist, führt de MAN auf die Nicht-Befriedigung des »instinct of activity« zurück. Die heutige Fabrikproduktion sei so undurchschaubar für den einzelnen Arbeiter, dass er seinen »possessive instinct« verleugnen

---

FERBER: »Arbeitsfreude« [wie Fußn.116], a. a. O., S. 92); so findet man zum Beispiel in der sowjetischen Arbeitsverfassung eine verfeinerte Ausgestaltung der Akkordentlohnung und »sozialistischen Wettbewerb«; vgl. vor allem HOFFMANN, W.: »Die Arbeitsverfassung der Sowjetunion«, Berlin 1956.

157 Von FERBER: »Arbeitsfreude« [wie Fußn. 116], a. a. O., S. 90.

158 So z. B. GEHLEN, A.: »Die Seele im technischen Zeitalter«, Hamburg 1957; FRIEDMANN, G.: »Zukunft der Arbeit«, Köln 1953.

159 De MAN, H.: »Der Kampf um die Arbeitsfreude«, Jena 1927; ich benutze hier die englische Übersetzung, die mir leichter zugänglich war als die deutsche: »The Impulse to Joy in Work«, London 1929.

160 Diese betreffende Tabelle ist im Anhang des Buches von de MAN wiedergegeben.

müsse. Das Produkt, das er produziert, ist nicht sein eigenes Produkt, er wird es niemals besitzen. Aber dies ist dem Arbeiter nicht bewusst.

»The instinctive tendency to regard the product of one's own labour as one's own, is so completely inhibited by the conditions of modern factory production, with its highly specialised division of labour, that it does not rise into worker's consciousness ...«[161]

Positive and Negative Factors affecting the Workers Attitude towards Work[162]

Impulse to Joy in Work (+)	II. Accessory Motives
	1. Herd Instinct
	2. Longing for Mastery and Need of Subordination
I. Primary Motives	3. Aesthetic gratification
1. Instinct of Activity	4. Connsiderations of Self-Interest
2. Instinct of Play	5. Considerations of social advantage
3. Constructive Instinct	
4. Instinct of Curiosity	
5. Instinct of Self-Assertion	III. Sense of social obligation
6. Possessive Instinct	
7. Combative Instinct	

---

161 De MAN (1929) [wie Fußn. 159], a. a. O., S. 17-40; das Zitat bezieht sich auf den »possessive instinct«, siehe Tabelle.

162 Auch andere Arbeitssoziologen versuchten eine ähnliche Gegenüberstellung von Lust- und Leidfaktoren der Arbeit; vgl. HERKNER, H.: »Die Bedeutung der Arbeitsfreude in Theorie und Praxis der Volkswirtschaft«, in: Neue Zeit- und Streitfragen, 3.Jg. 1905; vgl. auch RYAN, Th. A.: »Work and Effort«, New York 1957.

»Hemmungen« (−)	II. Inter-Occupational Hindrances
	1. Dissatisfaction with working conditions
I. Technical	2. Unjust wage system
1. »Teilarbeit«	3. Disciplinary subordination of the worker
2. Repetitive Work	III. Extra-Occupational Hindrances
a) monotony of motion	I. Permanent allocation to a lower class
h) reduction of initiative	
c) slackening of attention	2. Insecurity of livelihood
d) hypnotic effects of rhythm	3. Conventional disparagement of manual labour
3. Fatigue	
4. Unfavourable technical conditions	

De MAN betont die Wichtigkeit der Freude am schöpferischen Arbeiten für den einzelnen Arbeiter. Die Voraussetzung dieser Freude ist jedoch, dass er vorübergehend die Lebensnot vergisst, die ihn eigentlich zum Arbeiten zwingt:

> »The man who takes the greatest delight in his work is the man who, while he is doing it, is able to forget that he must earn his livelihood.«[163]

De MAN stellt den Arbeitsprozess ins Zentrum einer demokratischen Sozialisation, die einer »Sozialisation von oben« vorzuziehen sei.

> »... socialisation from beneath, socialisation on the psychological basis of working solidarity and of healthy democratic esprit de corps in the individual enterprise is far more important than can be any socialisation from above.«[164]

Die Ideologie der herrschenden Klasse im Kapitalismus sei so stark, ihre Tradition der Arbeitsgewohnheiten und Unterordnung unter die

---

163 A. a. O., S. 41-50.
164 A. a. O., S. 55-77.

Arbeit so groß, dass das Bedürfnis nach Selbstachtung befriedigt werden müsse, indem die allgemeine Forderung aufgestellt werde, die jeweilige Arbeit gut zu verrichten.

»... today no anti-capitalistic ideology is able to destroy the masses' feeling that for them work is a matter of social obligation.«[165] De MAN bezieht eindeutig Stellung gegen den Kapitalismus. Der Arbeiter produziere für den »Weltmarkt«, »a vague general formula for the acquisitive instinct of an anonymous, soulless, and irresponsible capitalist power.«

Die Freude an der Arbeit muss für die einzelnen Arbeiter wieder ermöglicht. werden, meint de MAN. Wie BLAUNE‹R sieht auch er die beiden MARX'schen Aspekte der entfremdeten Arbeit: die Entfremdung des Produkts und die Selbstentfremdung beim Arbeitsvorgang selbst. Aufhebung des Privateigentums hat also nicht automatisch die Aufhebung der Entfremdung zur Folge. Darauf hat schon MARX hingewiesen.[166] Der springende Punkt ist, wieweit der Arbeitsvorgang selbst schöpferisches Arbeiten und damit Freude an der Arbeit ermöglicht. Für de MAN ist der Kampf gegen den Kapitalismus nicht hinreichend; er muss gleichzeitig ein »Kampf um die Arbeitsfreude« sein. Selbst in einer »sozialistischen Gesellschaft« ist dieser Kampf noch nicht entschieden. De MAN sieht den Hauptwiderstand »eher im Industrialismus als im Kapitalismus.«

Hat de MAN 1929 nicht richtig prognostiziert? »... the social aspirations of the workers, even of the socialist workers, cannot be exhaustively summed up under the catchword ›anti-capitalism‹. The old

---

165 Ebd.

166 MARX betont ausdrücklich, dass die Abschaffung des Privateigentums noch nicht unbedingt die Überwindung der Entfremdung bedeuten muss. »Ja selbst die Gleichheit der Salaire, wie sie PROUDHON fordert, verwandelt nur das Verhältnis aller Menschen zur Arbeit. Die Gesellschaft wird dann als abstrakter Kapitalist gefaßt«; siehe MARX, K.: »Ökonomisch-philosophische Manuskripte« von 1844 [wie Fußn. 21], a. a. O., S. 521.

struggle for the rights of man, taking on a new form as a struggle for joy in work, has shifted the problem to some extent. In one sense the aim of this struggle falls short of the abolition of capitalism; in another sense, it is much more than this. It is less, in so far as many of the worst causes of the workers' distaste can be done away even without an abolition of the capitalist profit-making economy; it is more , in so far as there are other causes, deeper causes, rooted rather in industrialism than in capitalism, and the task of overcoming these would still face an industrial socialist society.«[167]

An dieser Stelle sei auf die ideologiekritischen Einwände von FERBERs gegen de MANs Untersuchung hingewiesen.[168]

Wieweit aber das Human Engineering gegenüber solchen kritischen Positionen, wie wir sie bei de MAN finden, in der Arbeitswissenschaft die Oberhand gewonnen hat, wie vorteilhaft sich das Management der Ergebnisse der MAYO-Schule bedienen kann, möchte ich an einem Beispiel aufzeigen. Hier wird sich die Berechtigung der »Ideologiekritik«, wie sie von BELL und BENDIX entwickelt wurde, herausstellen. DUBIN[169] sieht die

---

167 De Man (1929) [wie Fußn. 159], a. a. O., S. 221.

168 Von FERBER meint, dass die von de MAN befragten Arbeiter aufgrund ihrer Bildung und Führerstellung als Intellektuelle anzusehen seien und bestimmt nicht das ausdrückten, »was in den Massen als dumpfe Empfindung, vages Sehnen und unartikuliertes Wollen vorhanden oder zum mindesten im Werden begriffen ist« (so de MAN im Vorwort zu seinem Buch). Von FERBER: »Als ›Avantgarde‹ durchbrechen sie die Klassenschranken, die sie daher besonders stark empfinden. Sollte nicht gerade deswegen ... der Wille zur Leistung in gleicher Weise kräftig entwickelt sein, zu dem ihr Bekenntnis zur Arbeitsfreude eine entsprechende Begleiterscheinung bildet?« (Von FERBER: »Arbeitsfreude« [wie Fußn. 116], a. a. O., S. 84). In der Arbeitssituation der Funktionäre habe sich noch am ehesten die »Chance erhalten, ›die Persönlichkeit in der Arbeit zum Ausdruck zu bringen‹ und damit das bürgerliche Kulturerbe weiterzutragen, dem sich der neue Mittelstand in seinen gesellschaftlichen Ambitionen am stärksten verpflichtet fühlt.« (A. a. O., S. 112).

169 DUBIN, R. »The World of Work. Industrial Society and Human Relations«, Englewood Cliffs, N.J. 1958.

Funktion der Psychotherapie, Psychiatrie, Psychologie etc. in der Anpassung (adjustment) des Arbeitenden an die Erfordernisse des Arbeitsplatzes. Die psychologische Behandlung gewinnt dort ihre Bedeutung, wo der angepasste Zustand des Arbeitenden gefährdet ist, wo Unzufriedenheit und Beschwerden laut werden.

»To handle such discontents requires mechanisms for adjusting the person *to* his working environment. This is clearly the realm of psychotherapy, psychiatry, psychology, and counseling. It is the individual who needs to be changed, in some aspects of his inner life, to become better adjusted to his working environment.«[170]

Die arbeitspsychologischen Behandlungsmethoden sind nach ihrem ökonomischen Nutzeffekt auszuwählen, so dass natürlich ein billiges »counseling program« einer kostspieligen Psychoanalyse vorzuziehen ist, wenn es um die individuelle Anpassung (individual adjustment) geht.

»Cost is one of the most important limitations on the use of psychotherapeutic methods ... Much more common, because of its lower cost per patient in terms of immediate results, is the use of some sort of counseling program.«[171]

Genau diese arbeitspsychologische Methode hat STÜCK kritisiert.[172] Die Methode des »counseling« besteht darin, dass der betreffende Arbeiter seine Wut und Unzufriedenheit emotional artikulieren und an den Mann bringen kann, ohne dass dies aber irgendwelche materiellen

---

170 A. a. O., S. 327.

171 A. a. O., S. 328.

172 »Wird der Subjekt-Aspekt nur als Zusatz-Hypothese verwendet, so sind ›Human Relations‹ nur eine zynische und raffinierte Form einer ›Arbeitskraftausbeute‹ für eine Institution auf Kosten des Subjekt-Aspekts.« (STÜCK: »Anthropologische Grundlagen ... « [wie Fußn. 76], a. a. O., S. 159). »So führt etwa der Einbau tiefenpsychologischen Wissens keineswegs notwendig zu einer Humanisierung der Arbeitsordnung, ganz im Gegenteil wird die ›Entfremdung‹ durch den Einbau solchen Teilwissens eher perfektioniert.« (A. a. O., S .10)

Veränderungen seines Arbeitsplatzes zur Folge hätte. »Der Patient soll sich »einmal richtig aussprechen können« oder »Dampf ablassen«.

»Without the counselor intervening directly in the life of his patient, the counseling situation provides an opportunity for ›blowing off steam‹ that is therapeutic itself.«[173]

DUBIN unterscheidet zwei »fundamental adjustments«:

1. »The individual can be adjusted *in* his job. The grievance procedure is the social invention for this ... the job conditions can be changed, or the job holder's expectation can be modified to bring the two into close accord.

2. The individual worker can also be adjusted *to* his work. Employee counseling and services for workers are the methods for doing this. It is assumed that unhappiness has its roots inside the person. Through counseling an attempt is made to change him to produce a better adjustment with his working environment.«[174]

Das Unglücklichsein (unhappiness) beim Arbeiten ist für DUBIN ein rein individualpsychologisches Phänomen. Es wird nur insofern wichtig, als es die Arbeitsmoral und damit die Arbeitsleistung beeinträchtigen kann. Die »human relations services«, das »counseling program« etc. haben die Aufgabe, die Arbeitsmoral zu heben. Die MAYO-Schule lieferte hierfür die wissenschaftlichen Grundlagen. Die Output-Maximierung wurde wissenschaftlich quantifizierbar.

»We can say with some certainty that output tends to increase with heightened morale. The Western Electric studies demonstrated this at several points.«[175]

---

173 DUBIN [wie Fußn. 169], a. a. O., S. 328.

174 Ebd.

175 A. a. O., S. 220; DUBIN bezieht sich hier auf Darstellungen von F. J. ROETH-LISBERGER.

Die Ideologie des Human Engineering wird bei DUBIN in aller Breite sichtbar. Sie wird dort am offensichtlichsten, wo es um die Entfremdung der Arbeit geht. Das Dilemma beim Arbeiten sieht DUBIN in der Unangepasstheit der Arbeitsmoral der Arbeitsgruppen an die Erfordernisse der Produktion. Das eine Mal arbeitet die Gruppe zu schnell, das andere Mal zu langsam. Die Folge davon sei die Entfremdung der Arbeiter vom Produktionsprozess![176] Die Entfremdung stellt sich in der Ideologie des Human Engineering dar als subjektive Unangepasstheit des Individuums an die objektiv notwendigen Verhältnisse im Arbeitsprozess. Durch Anpassungsmaßnahmen soll die »Entfremdung« überwunden werden.

Von FERBER analysiert die Konsequenzen solcher Wissenschaft: »Die Arbeitswissenschaften, die im Zuge einer rationalen Lohnfindung entstanden sind und den Arbeitsprozeß auf seine Teileelemente und Grundlagen hin durchanalysiert haben, unterstützen die rechtliche Isolierung der Arbeitsleistung gegenüber dem Subjekt dieser Leistungen. Sie konstruieren eine ›Arbeitspersönlichkeit‹, die in ihrer Unabhängigkeit von anderen Existenzbereichen als ›soziale Rolle‹ akzeptiert wird«.[177]

Bevor wir zum Arbeitsbegriff in der Arbeitsmedizin übergehen, um so den Standort der Arbeitsmedizin und letztlich den der Medizin herauszufinden, sei noch an einem weiteren Beispiel die Ideologie der heutigen Arbeitswissenschaft demonstriert. Ich gehe dabei von HILFs »Einführung in die Arbeitswissenschaft« aus. Der idealistische Ansatz geht schon aus dem ersten Satz hervor:

»Die menschliche Arbeit ist im Laufe der Zeiten immer mehr in das Bewußtsein der werkenden Menschen gerückt. Trug man einst die Schwerarbeit als eine auferlegte Last, so befreit uns heute das Denken

---

176 A. a. O., S. 222.
177 Von FERBER: »Individuum und Gesellschaft« [wie Fußn. 130], a. a. O., S. 34.

immer mehr von ihrer drückenden Schwere und ihren den Menschen herabwertenden Folgen.«[178]

»Arbeit im Sinne der Arbeitswissenschaft ist das Erfüllen eines Zweckes durch eine menschliche Tätigkeit«. Dabei werde eine »Werkidee« durch Arbeit in eine »Werkwirklichkeit« übergeführt, was folgendes Bild[179] veranschaulichen soll:

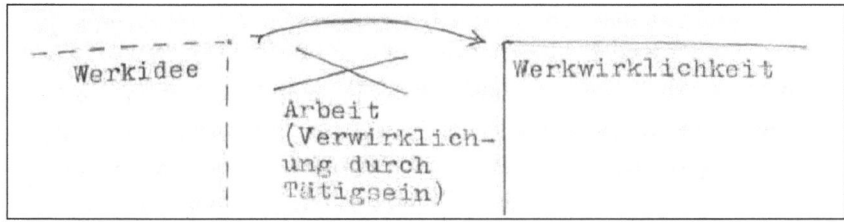

HILFs Arbeitsdefinition lautet: »Arbeit ist eine zweckgesetzte Tätigkeit – ist das Verwirklichen einer Aufgabe durch Anspannung – ist das Verwandeln einer notwendigen Anspannung in ein sinnvolles Arbeitsergebnis.«[180]

Schon sehr bald kommt man zum eigentlichen Anliegen der Arbeitswissenschaft: zur »Leistung als Kernproblem«. Nicht die Arbeit steht im Mittelpunkt des Interesses, sondern die Leistung. Der Arbeitsbegriff der Arbeitswissenschaft wird als Leistungsbegriff definiert.

»Aus dem Begriff ›Arbeit‹ leiten wir den Begriff ›Leistung‹ dadurch ab, daß wir versuchen, das sachliche (in der Regel wirtschaftliche) Ergebnis der Arbeit und zugleich die humane Anspannung bei der Arbeit durch Messung zu quantifizieren. Eine Arbeit wird zur Leistung, wenn sie mit einem günstigen (und zugleich vernünftigen) Verhältnis

---

178 HILF [wie Fußn. 127], a. a. O., S. 1.
179 Die Grafik ist dem Manuskript der Doktorarbeit (S. 58) als Scan entnommen.
180 A. a. O., S. 3.

zwischen der objektiven, erfüllten Arbeitsaufgabe und der subjektiv nötigen Anspannung verrichtet und beendet wird.«[181]

Von den materiellen Bedingungen, unter welchen Arbeit verrichtet wird, ist mit keinem Wort die Rede. Die Arbeitswissenschaft gibt sich als eine objektive Instanz innerhalb eines rational geordneten Wirtschaftssystems aus. Bei der Berechnung des Lohnes wird mit keinem Wort auf die Schaffung des Mehrwertes in der kapitalistischen Wirtschaft eingegangen. Immer wieder kommt zum Vorschein, wie eng diese Arbeitswissenschaft ideologisch dem Taylorismus verwandt ist.

»Die Frage, was der Mensch bei einer Arbeit leisten kann, ist die Kernfrage der Arbeitswissenschaft. ... Daher zielen alle Untersuchungen der arbeitswissenschaftlichen Forschung dahin, Methoden zur objektiven Erfassung der Leistung zu entwickeln, Vorbedingungen der menschlichen Leistung kennenzulernen, die Möglichkeiten der Beeinflussung der Leistung durch Gestaltung der Arbeit und durch Organisation des Arbeitsbetriebes auszunutzen und letzten Endes ... zu einer durch die Sache bedingten gerechten Bewertung der Arbeit zu gelangen.«[182]

Die Bedeutung von TAYLOR, GILBRETH und MAYO für die kapitalistische Wirtschaft wird sehr wohl erkannt. Ihr Einfluss auf die europäische und deutsche Entwicklung steht außer Zweifel.

Durch MÜNSTERBERG wurde die Gründung des Instituts für Psychotechnik an der Technischen Hochschule in Charlottenburg angeregt. 1921 wurde das Reichskuratorium für Wirtschaftlichkeit gegründet – heute Rationalisierungs-Kuratorium der Deutschen Wirtschaft (RKW). 1924 wurde der »Reichsausschuß für Arbeitszeitermittlung (REFA)« gegründet, der »REFA-Männer« für die Wirtschaft ausbildete.

HILF hat eine bemerkenswerte Geschichtsauffassung. Nach der »Periode der Ausbeutung«, die sich auf Altertum und »Frühzeit der

---

181 A. a. O., S. 13.
182 A. a. O., S. 15.

industriellen Entwicklung« beschränkt, und der Periode der Nutzungsbeschränkung« befinden wir uns nun in der »Periode der rationellen Entfaltung der produktiven Kräfte.«

Die Arbeitswissenschaft sei eine »normative Wissenschaft«. Sie orientiere sich »an einer eigenen Norm für die Beurteilung von Leistungsforderungen und Erhöhungsansprüchen. Sie sieht unter mitteleuropäischen Klimabedingungen als erreichbare Lebensarbeitsdauer 50 Arbeitsjahre an und fordert, daß nach Ablauf dieser Zeit der Übergang in den Ruhestand sich in einer Verfassung vollzieht, die eine zwar alters- aber nicht arbeitsbedingte Minderung der Leistungsfähigkeit aufzeigt.«[183]

HILF stellt in einer Tabelle die Unterschiede von »deutschen und amerikanischen Auffassungen von der Arbeitswissenschaft« zusammen, die allesamt Pseudounterschiede sind. Denn die Arbeitswissenschaft benutzt in beiden Fällen dieselben Methoden – wie die deutsche von der amerikanischen gelernt hat, wird besonders eingehend aufgezeigt – und hat dieselbe Funktion. So sei in Deutschland der »Ausgangspunkt« der Arbeitswissenschaft das »wissenschaftliche Problem«, in den USA die »praktische Frage«, das »Ziel« in Deutschland die »richtige Theorie«, in den USA der »praktische Erfolg«, etc.

Die Arbeitsforschung wird in einer solchen Arbeitswissenschaft zur Leistungsforschung, da der Begriff der Arbeit zugunsten des Leistungsbegriffes total verdrängt wird.

»Die Fragen der Arbeitsforschung verdichten sich zu dem Problem der Leistungsforschung, d. h. die Beantwortung der Frage, welche Leistungen einem arbeitenden Menschen unter bestimmten Bedingungen nachhaltig – d. h. auf die Dauer – möglich sind.«[184]

---

183 A. a. O., S. 31.
184 A. a. O., S. 43.

Der Arbeitsbegriff wird zum Leistungsbegriff verkürzt und der Arbeitende selbst ist nur insofern interessant, als er seine Arbeitskraft verkauft. Die Arbeitskraft wird zur Ware.

»Der Lohn hat die Aufgabe, eine nachhaltige Leistung der Arbeitskräfte zu ermöglichen und sie für ihre Anspannung zu entschädigen. ... Die Arbeitsbewertung hat dort ihre Grenzen, wo es sich um schöpferische Leistung handelt.«[185]

Die Entfremdung der Arbeit wird nicht als Problem gesehen. Auch die Fließbandarbeit hat angeblich ihre positiven Seiten und im Übrigen sind die Fließbandarbeiter selber daran schuld, dass man keine Verbesserungen am Arbeitsplatz vornehmen kann!

»Einförmige oder belastende Arbeiten können das Interesse des arbeitenden Menschen gegenüber seinen Mitmenschen abstumpfen; monotone Arbeit läßt aber auch die Gedanken bei der Arbeit und den Geist für höhere Genüsse nach der Arbeit frei.«[186]

»Kein Arbeiter möchte in der gewohnten Arbeit unterbrochen werden oder sie mit einer ungewohnten umtauschen. Daher muß schon die Einleitung jeder Rationalisierungsmaßnahme auf diese psychische Abwehrstellung Rücksicht nehmen (›Man darf die Hunde nicht beim Fressen stören und die Männer nicht beim Arbeiten‹ sagt Josef PONTEN). Auch die fehlende Neigung, selbsttätig Mängel abzustellen, verzögert mögliche Verbesserungen.«[187]

HILFs Wissenschaftsbegriff ist »wertneutral« und positivistisch. Eine solche Wissenschaft steht in diametralem Gegensatz zu einer kritischen,

---

185 A. a. O., S. 146.
186 A. a. O., S. 153.
187 A. a. O., S. 155.

aufklärerischen Wissenschaft.[188] Humanisierung wird zur technokratischen Ideologie.

»Das Streben, durch eine solche Betrachtung der Arbeit diese menschenwürdiger zu machen und zugleich den Menschen durch seine Arbeit zu erfüllen und zu heben, können wir Humanisierung nennen. Sie ist im Grunde genommen kein Gegensatz zur technisch-ökonomischen Betrachtungsweise.«[189]

Wenn nun STÜCK von einer »Humanisierung der Arbeitsordnung«, von »Humanproduktivität« spricht, so versteht er darunter etwas radikal anderes als HILF. Er geht von einem »anthropologischen Ansatz« aus, der die Lösung des Problems der industriellen Arbeit nicht »in soziologischen respektive sozialpsychologischen Manipulationen [der Arbeitswissenschaft]« sehen kann.[190]

1.23 Der Zusammenhang von Arbeitsmedizin und Arbeitswissenschaft

Der Begriff der Arbeit in der Arbeitsmedizin wird sich, wie wir im Einzelnen noch sehen werden, nicht grundsätzlich von dem der Arbeitswissenschaft unterscheiden. Die ideologische Verwandtschaft beider Wissenschaften ist kein Zufall. Sie ergibt sich aus dem zugrunde liegenden

---

188 In meiner Kritik an HILF gehe ich von der Kritischen Theorie der Gesellschaft aus, wie sie die »Frankfurter Schule« entwickelte; siehe u. a. HORKHEIMER, M.: »Traditionelle und kritische Theorie« (1937), Frankfurt 1970; HABERMAS, J.: »Erkenntnis und Interesse«, Frankfurt 1968; ders.: »Zur Logik der Sozialwissenschaften«, Philosophische Rundschau, Beiheft 5, Tübingen 1967.

189 HILF [wie Fußn. 127], a. a. O., S. 158.

190 STÜCK [wie Fußn. 75], a. a. O., S. 156.

wirtschaftlichen System. Eine Ideologiekritik hat nicht irgendwo anzusetzen, sondern am zentralen Problem: dem Arbeitsbegriff. Letztlich ist es der *Begriff der Arbeit*, der dann auch auf dem medizinischen Bereich den *Begriff der Krankheit* weitgehend mitbestimmt. Denn krank ist zunächst derjenige, der nicht mehr zufriedenstellend arbeiten kann. (Das Gesetz spricht dann von »Erwerbsminderung« bzw. »Erwerbsunfähigkeit«.)

Der Krankheitsbegriff ist in einer medizin-soziologischen Betrachtung insbesondere in seiner Abhängigkeit vom Arbeitsbegriff zu sehen. Denn wenn sich Letzterer in der Arbeitsmedizin zum Leistungsbegriff verengert, ändert sich auch der Krankheitsbegriff. Primitiv ausgedrückt: Krank ist dann der, der nicht mehr funktioniert, nichts mehr leisten kann. Krankheit überschreitet somit den individuellen Bereich und wird zu einem gesellschaftlichen, nämlich sozioökonomischen Problem.

Am besten gehe ich von einem praktischen Beispiel aus, wie die Arbeitsmedizin an der Hochschule gelehrt wird. Ich beziehe mich auf das Papier »Definition: Arbeitsmedizin. Arbeitsunterlage zur Vorlesung Arbeitsmedizin Sommersemester 1969« an der Medizinischen Fakultät der Technischen Hochschule München.[191]

Arbeitsmedizin wird definiert als »die Lehre von den normalen Lebensvorgängen während der Arbeit, von den krankmachenden Noxen (noxa = lat. Schaden), den krankhaften Veränderungen durch Arbeit und den nach ärztlichen Erkenntnissen notwendigen Vorbeugungs-Maßnahmen zur Erhaltung der Gesundheit bei beruflicher Tätigkeit.«

Damit sei auch schon die Zielsetzung der Arbeitsmedizin klar: »Nämlich die Gesunderhaltung des Menschen am Arbeitsplatz und Erhaltung der beruflichen Leistungsfähigkeit«. Man beachte den Begriff »berufliche Leistungsfähigkeit«! Die Arbeitsmedizin wird in einem kurzen »historischen Rückblick« zurückverfolgt. Freilich sieht der Autor ihren Stand nicht in Verbindung mit dem Stand der jeweilig zugrunde liegenden Gesellschaft, sondern orientiert

---

191 Das betreffende Papier wurde von Dr. H.-J. FLORIAN, Betriebsarzt bei der Siemens AG München, geschrieben und umfasst 7 Seiten.

sich an einer bürgerlichen Medizingeschichte.[192] Diese fängt bei HIPPOKRA-
TES (um 460-um 370 v.Chr.) an, geht über ELLENBOG (um 1439-1499) zu
RAMAZZINI (1633-1714) und endet dort. Die Arbeitsmedizin wird in dem
erwähnten Vorlesungspapier in vier Fachdisziplinen aufgeteilt Physiologie,
Psychologie, Pathologie und Hygiene.

»Arbeitsphysiologische Erkenntnisse sind die Grundlage für eine
optimale Arbeits-Gestaltung und medizinisch gesehen auch für die
praktische Arbeitsmedizin. Denn die Nutzanwendung der Arbeits-
Physiologie heißt ›*Anpassung der Arbeit und des Arbeitsmittels an den
Menschen*‹. Sie zielt also auf die Leistungsfähigkeit hin.

Arbeits-Psychologie ist eine zumindest an Bedeutung gewinnende
Wissenschaft, die auf die Leistungsbereitschaft abzielt und u. a. die
›Eignung für Arbeit‹ zum Forschungsinhalt hat.

Arbeits-Physiologie und Arbeits-Psychologie sind auch das Fundament
der ›Arbeits-Wissenschaft‹. Sie ist der gemeinsame Boden, auf dem
sich Mediziner und Techniker, aber auch Psychologe und Soziologe
treffen, um das Problem ›*Anpassung des Menschen an Arbeit*‹ zu
bewältigen.«

Welchen Unterschied gibt es zwischen Arbeitswissenschaft und Ar-
beitsmedizin, abgesehen von einer leichten Akzentverschiebung? Formal-
begrifflich sind sie so gut wie identisch. Denn die arbeitsmedizinischen
»Fachdisziplinen«: Physiologie, Psychologie, Pathologie (Toxikologie) und
Hygiene entsprechen den »Grundlagengebieten der Arbeitswissenschaft«
(HILF): Arbeitsphysiologie, Arbeitspsychologie, Arbeitshygiene,

---

192 Anmerkung von 2021: Das Adjektiv »bürgerlich« war im westdeutschen Sprach-
gebrauch nach 1968 ein Synonym für traditionell, unkritisch im Hinblick auf gesellschaftliche Rahmenbedingungen. In der DDR dagegen war »bürgerlich« gemäß der marxistischen Geschichtsauffassung eindeutig definiert.

Arbeitssoziologie und Arbeitspädagogik.[193] Aber nicht nur formalbegrifflich sind sie sehr verwandt, sondern auch in ihren Inhalten.

Im Folgenden gehe ich auf einer Reihe von Lehrbüchern ein. Dabei kommt es mir nur darauf an, am Begriff der Arbeit ihren Ideologiecharakter aufzuzeigen.

NIEDERMAYER hat einen sehr bemerkenswerten Begriff der »Sozialhygiene« geprägt, der für Arbeitshygiene eindeutige Konsequenzen hat. Er fordert eine »universalistische Sozialhygiene«[194], da vor 1933 eine Milieu-Hygiene (exogene Umweltfaktoren) und nach 1933 einseitig eine Rassen-Hygiene (endogene Faktoren) betrieben worden sei.

»Für eine universalistische Sozialhygiene gibt es ... nur ein Sowohl-alsauch: sie umfaßt sowohl die Hygiene der Umwelt wie die Hygiene der Erbanlage. Sie schließt auch die Rassenhygiene ... nicht aus, sondern ein.«[195] Er beruft sich auf A. FISCHER, der gefordert habe, dass die Sozialhygiene durch Einbeziehung der sittlichen Faktoren (»Moral Hygiene«) zu einer umfassenden *Kultur-Hygiene* erweitert werden müsse.[196] Hygiene gerinnt zum Sittengesetz.: »Niemals kann etwas hygienisch richtig sein, was sittlich falsch ist.«[197] Dies kann man nur als ein Beispiel dafür werten, dass es auch heute noch einen faschistoiden Hygiene-Begriff gibt.

Die Verkürzung des Arbeitsbegriffes auf den Leistungsbegriff wird bei KEMKES deutlich: Arbeit ist gleich Arbeitsleistung.

»Für gute Arbeitsleistung ist ein günstiges Arbeitsklima erforderlich. Es steigert das körperliche Wohlbefinden und damit

---

193 Vgl. HILF [wie Fußn. 127], a. a. O., S. 36.

194 NIEDERMAYER. A.: »Grundriß der Sozialhygiene«, Wien; Bonn 1957.

195 Ebd., S. 1.

196 A. a. O., S. 4.

197 A. a. O., S. 7.

die Arbeitsfreudigkeit und die Leistung. Während beim Wohnklima die Frage der Behaglichkeit im Vordergrund steht, kommt es beim Arbeitsklima zusätzlich auf das Optimum der Leistung an.«[198]

Die Psyche verkürzt sich zur »Geo-psyche«, womit der »Einfluß der Landschaft auf die Arbeitsleistung« gemeint ist. »Die geopsychischen Faktoren, die auch die Grundlage des Heimatgefühles bilden, können bei der Verpflanzung des Menschen in eine andere Landschaft mit gänzlich anderem Charakter« Schwierigkeiten bereiten, »welche zu Leistungshemmungen führen. Für die Umsiedlung ganzer Bevölkerungsgruppen ist dies wichtig.«[199]

KOELSCH, der bekannte Autor des »Lehrbuchs der Arbeitsmedizin«[200], legt gleich im Vorwort den ideologischen Standort seiner Arbeitsmedizin fest: Arbeit ist Leistung. Was er über die »Maschine Mensch« sagt, könnte auch von TAYLOR stammen.

»Wir müssen also zunächst die Frage erörtern, unter welchen inneren und äußeren Voraussetzungen der Mensch, oder, um es bildlich auszudrücken, ›die Maschine Mensch‹, am wirkungsvollsten arbeiten kann. Diese Probleme beginnen zunächst mit der *Technologie* ... Auch der Arbeitgeber zieht aus den arbeitsmedizinischen Erkenntnissen den größten Nutzen. Abgesehen von der ethischen Verpflichtung der Sorge um das Wohl und Wehe seiner Mitarbeiter, muß sich der kluge Betriebsunternehmer sagen, daß eine gesunde, nicht immer durch Krankmeldungen dezimierte Arbeiterschaft eine viel bessere Wirtschaftlichkeit des Betriebes garantiert.«[201]

---

198 KEMKES, B.: »Allgemeine Hygiene«, Aulendorff i. Württ. 1968; 2. Aufl.
199 Ebd., S. 116 f.
200 KOELSCH, F.: »Lehrbuch der Arbeitsmedizin«, 2 Bde., 4. Aufl., Stuttgart 1963.
201 Ebd., Bd. I, S. 1 f.

In einem 1.100 Seiten starken »Handbuch der Berufskrankheiten« von KOELSCH[202] ist an einer winzigen Stelle von »Rehabilitation« die Rede, der »Wiederertüchtigung der körperlich und insbesondere auch psychisch-neurotisch Anbrüchigen«.

»Letzten Endes muß und will die Arbeitsmedizin dem Volksganzen dienen. Die Tatsache wird ewige Geltung haben, daß der größte Schatz eines Volkes ›der lebende Mensch‹ ist, und daß ein Volk umso reicher ist, je mehr Gesunde, Arbeitsfähige und Arbeitswillige im ökonomisch-produktiven Alter vorhanden sind.«[203] Zur Rehabilitation: »Viele Menschen könnten auf diese Weise zweifellos noch längere Zeit, vielleicht noch für mehrere Jahre, am alten Arbeitsplatz oder jedenfalls an einem leichteren Arbeitsplatz weiter verwendet werden.«[204]

KOELSCH, 1876 geboren, 1922 bis 1950 Leiter des »Bayerischen Instituts für Arbeitsmedizin«, wurde 1968 »Ehrenmitglied der Gesellschaft für Arbeitshygiene und Arbeitsschutz der DDR«: »Lieber Franz Koelsch, es ist für uns eine große Genugtuung, daß Sie, der hochverehrte Nestor der deutschen Arbeitsmedizin, das erste Ehrenmitglied unserer, der jüngsten arbeitsmedizinischen Gesellschaft auf deutschem Boden sind.« (THIELE)[205]

HOSCHEK und FRITZ bedauern in ihrem »Taschenbuch für den Arbeitsschutz und die werksärztliche Praxis«, dass man nur bei manueller

---

202 KOELSCH, F.: »Handbuch der Berufskrankheiten«, VEB Gustav Fischer Verlag Jena 1962 und Gustav Fischer Verlag Stuttgart 1962; 3. unveränderte Aufl. (1. Aufl. 1935/37; 2. Aufl. 1959); im Folgenden zitiere ich aus der westdeutschen Ausgabe, die sich von der ostdeutschen nur in nebensächlichen Kleinigkeiten unterscheidet.
203 KOELSCH [Ausgabe Stuttgart 1962], a. a. O., S. 2.
204 A. a. O., S. 15.
205 Siehe THIELE, H.: »Würdigung von Prof. Dr. Franz Koelsch anläßlich der Verleihung der Ehrenmitgliedschaft der Gesellschaft für Arbeitshygiene und Arbeitsschutz«, in: 2. Kongreß der Gesellschaft für Arbeitshygiene und Arbeitsschutz, Berlin 1968, S. 10 ff.

Arbeit, nicht aber bei geistiger die Leistung messen könne, was ja eigentlich Aufgabe der Arbeitsmedizin sei.

»Leider fehlt ein entsprechender Maßstab für die geistige Leistung ... Der wirkliche volkswirtschaftliche und kulturelle Wert der einzelnen Leistung ... läßt sich leider nicht objektiv erfassen. Es ist auch aussichtslos, etwa mit der Messung der Gehirnströme einen Weg zu suchen. Das hätte so wenig Sinn, wie wenn man an der Erwärmung des Motors die Leistung eines Kraftwagens messen wollte.«[206]

Am Rande sei auch eine bemerkenswerte Vernachlässigung psychosomatischer Zusammenhänge erwähnt. So heißt es in dem oben erwähnten Buch, dass Magen- und Zwölffingerdarmgeschwüre unter der Arbeiterbevölkerung besonders häufig vorkommen, mit der Begründung: »Meist ist eine erbliche Belastung nachweisbar. [!] Der vegetativ labil-asthenische Konstitutionstyp ist bekanntlich besonders bevorzugt (Ulcustypen).«[207]

BAADER, der Herausgeber des »Handbuchs der gesamten Arbeitsmedizin« schreibt in einem Geleitwort zu dem Gesamtwerk, dass die Arbeitsphysiologie auch die Aufgabe habe, »die Ermüdung durch geeignete Maßnahmen (Arbeitspausen, Arbeitsmaße) zu verringern und so durch Steigerung der Leistung zu einem für Arbeitnehmer und Arbeitgeber befriedigenden Erfolg der Arbeit zu gelangen.«[208]

Auch die Arbeitspsychologie müsse ebenso wie die Arbeitsphysiologie »die Leistung und Eignung des arbeitenden Menschen studieren. Zusätzlich muß sie die menschlichen Begegnungen bei der Arbeit beachten. Es ist sicher, dass die Arbeitspsychologie dem arbeitenden

---

206 HOSCHEK, R. und FRITZ, W.: »Taschenbuch für den medizinischen Arbeitsschutz und die werksärztliche Praxis«, Stuttgart 1964, S. 203 f.

207 Ebd.

208 BAADER, E. W.: »Handbuch der gesamten Arbeitsmedizin«, 5 Bde., 4. Aufl.; Berlin; München; Wien 1961, Bd. I, »Geleitwort«.

Menschen wie dem für die Arbeit Verantwortlichen wertvolle Hilfe leisten kann.«

Es geht in diesem Kapitel darum, den Zusammenhang zwischen Arbeitswissenschaft und Arbeitsmedizin unter dem Aspekt des veränderten Arbeitsbegriffes aufzudecken. Dieser Zusammenhang wird dort am deutlichsten, wo in beiden Wissenschaften dieselben Methoden mit derselben Zielsetzung angewandt werden. Dies ist insbesondere der Fall in der Arbeitsphysiologie, einer »Fachdisziplin« (FLORIAN) der Arbeitsmedizin. Hier sehen wir, wie TAYLORs und GILBRETHs Methoden von der Arbeitsmedizin aufgegriffen und modifiziert wurden.[209] Zur Frage der historischen Voraussetzung der Arbeitsphysiologie schreibt LEHMANN: »Die menschliche Arbeitskraft wurde erst zum Problem, als sie teurer und knapp wurde, und als das soziale Gewissen erwachte. Dann erst fing man auf technischer Seite an, über die Fragen der menschlichen Leistungsfähigkeit, über das Problem der Anpassung der Arbeit an den Menschen, über Ermüdung und vieles mehr nachzudenken.«[210] Die Anwendung der ursprünglichen von TAYLOR entwickelten Methode musste alsbald eingestellt werden, weil er die physiologischen Bedingungen des menschlichen Organismus kaum beachtet hatte. Erschöpfungszustände traten ein, die Arbeiter wehrten sich immer mehr und begannen schließlich, »dieses System offen zu sabotieren.«[211] An diesem Punkt gewinnt die

---

209 Auf die Bedeutung von TAYLOR und GILBRETH ging ich schon im vorhergehenden Abschnitt 1.22 ein; im Rahmen dieser Abhandlung kommt es mir weniger auf die unmittelbare »Methodik« der Einzelwissenschaften an, wie etwa Versuchsbedingungen und technische Durchführung, als vielmehr auf den (ideo-)logischen Zusammenhang der verschiedenen Wissenschaften, den ich vor allem am Arbeitsbegriff (im Verhältnis zum Krankheitsbegriff) darstellen will.

210 LEHMANN, G.: in: BAADER [wie Fußn. 208]; siehe auch LEHMANN, G.: »Praktische Arbeitsphysiologie«, Stuttgart 1953.

211 Siehe hierzu das Referat »Arbeitsrationalisierung«, in: »Das Gesundheitswesen in der BRD«, Teil 1, herausgegeben von der Basisgruppe Medizin, Tübingen 1970.

Arbeitsphysiologie ihre Bedeutung: Sie schließt nämlich die »physiologische Lücke« des Taylorismus. Somit wird sie zur »Lehre von den menschlichen Körperfunktionen, deren Veränderungen durch den Einfluß der erbrachten Arbeit, sowie die Nutzanwendung der daraus gewonnenen Erkenntnisse in der betrieblichen oder – weiter gefaßt – der wirtschaftlichen Praxis. Ihre Norm ist die Erreichung einer nachhaltigen, maximalen Arbeitsleistung.«[212] Das Ziel der Arbeitsphysiologie – besser gesagt: des arbeitsphysiologisch erweiterten Taylorismus – ist die Arbeitsrationalisierung unter Einbeziehung der physiologischen Bedingungen des menschlichen Organismus. Es geht also um die Frage der »Erziehung zu einem gleichmäßigen, disziplinierten Arbeitstempo unter Berücksichtigung des physiologischen An- und Abstiegs der Leistung.« (KOELSCH)[213] Unter den von der Arbeitsphysiologie angewandten betrieblichen Methoden der Arbeitsrationalisierung sind vor allem das REFA-System und das von GILBRETH entwickelte MTM hervorzuheben, auf die ich in diesem Rahmen nicht näher eingehen will.[214] Die Forschungsergebnisse der

---

212 SCHMIDBAUER-JURASCHECK, B.: »Arbeitsphysiologische Probleme im Betrieb«, Wiesbaden 1961.

213 Genaue Belegstelle dieses Zitats von KOELSCH ist mir entfallen.

214 1924 wurde der »Reichsausschuß für Arbeitszeitermittlung« (REFA) gegründet. Seine Entstehung lässt sich direkt auf die Entwicklung der Arbeitswissenschaft in den USA zurückführen. Der amerikanische Austauschprofessor MÜNSTERBERG regte die Gründung des Instituts für Psychotechnik an der TH Charlottenburg an. Er beschäftigte sich schon relativ früh mit psychologischen Problemen im Arbeitsprozess und ist als ein Vorläufer MAYOs anzusehen. (Siehe MÜNSTERBERG, H.: »Psychology and Industrial Efficiency«, Boston 1913).

1921 wurde die »Rationalisierungsbewegung« im Reichskuratorium für Wirtschaftlichkeit zusammengefasst. Heute: Rationalisierungskuratorium der Deutschen Wirtschaft (= RKW). Der Nachfolger des 1924 gegründeten REFA wurde nach dem Zweiten Weltkrieg der Verband für Arbeitsstudien REFA e.V. Das Methods-Time Measurement (= MTM) wurde von GILBRETH entwickelt. Er unterschied 17 Grundbewegungen als kleinste Bewegungselemente.

MAYO-Schule, die wir an anderer Stelle behandelt haben, sind der Ausgangspunkt der Arbeitspsychologie. Ihre betriebliche Funktion entspricht der der Arbeitsphysiologie, indem sie die physiologisch erforschte Dimension des Arbeitsleistungswesens Mensch durch eine (sozial-)psychologische zu komplettieren versucht. Selbst »Psychoanalyse« und »Psychotherapie« lassen sich in diese Art von Arbeitswissenschaft integrieren. Freilich müssen diese als Anpassungsmittel zum Zwecke der Ausschaltung psychischer Störfaktoren verkürzt und widerspruchsfrei gemacht werden, um vom Industrie-Management gewinnbringend eingesetzt werden zu können.

Teil 2
Die Rehabilitation und ihre Bedeutung für die *G e s e l l s c h a f t* im Hinblick auf den Begriff der Arbeit

2.1 Rehabilitation in der Bundesrepublik Deutschland

2.11 Das sozioökonomische Interesse an der Rehabilitation

2.111 Die Rehabilitation als sozioökonomische Notwendigkeit (zur theoretischen Begründung der Rehabilitationsmedizin)

JACOB weist auf das Fehlen einer Theorie der Rehabilitation hin, wenn er feststellt:

> »Eine systematische Soziologie des Rehabilitationswesens fehlt bisher. Umso intensiver und zahlreicher sind Studien über die Ergiebigkeit der Rehabilitation sowie solche über Erfolge verschiedener Wiedereingliederungsmethoden.«

> »Man kann sagen, dass die Pragmatik die Theorie weit überwiegt. So haben die praktischen Erfolge eines Rehabilitationswesens zu staatlichen Gesetzen geführt, und hier überwiegt wiederum der Gesichtspunkt des konkreten Nutzeffektes – also die Erhaltung und Wiedergewinnung des sozialen Produktionswertes – den anthropologischen Wertzuwachs für den Kranken, auch wenn die Erkennung des

Letzteren durch die menschliche Umwelt sich als für den Heilungsprozeß unumgänglich erweist.«[215]

Das Überwiegen »des konkreten Nutzeffektes« über den »anthropologischen Wertzuwachs« (JACOB) wird in der Literatur über Rehabilitationsmedizin fast immer geleugnet. Sowohl westdeutsche als auch DDR-Autoren behaupten ein Gleichgewicht zwischen ökonomischem und anthropologischem Nutzen der Rehabilitation, da die Interessen der Gesellschaft und des Einzelnen bei der Rehabilitation in Einklang gebracht würden und letztlich identisch seien. JACOB widerspricht mit der oben zitierten Feststellung diesem behaupteten Gleichgewicht, wobei er nicht näher auf die Idee sozioökonomischen Bedingungen eingeht, die für das Ungleichgewicht zwischen Ökonomie und Anthropologie, das »Überwiegen der Pragmatik über die Theorie«, bei der Rehabilitation verantwortlich sein könnten. Indem er aber auf die unterprivilegierte Seite des Rehabilitationswesens hindeutet, hebt er auch *die* Seite des Rehabilitationswesens hervor, die am dringendsten entwicklungsbedürftig ist: die anthropologische (wobei JACOB insbesondere von Viktor von WEIZSÄCKER ausgeht).[216]

Die wirtschaftliche Rentabilität der Rehabilitation ist ein häufig benutztes Argument und wird besonders von Rehabilitationsmedizinern dann hervorgehoben, wenn es darum geht, die Arbeitgeberseite von der Notwendigkeit der Rehabilitation zu überzeugen. Die Rentabilität der

---

215 JACOB, W.: »Soziale Gesichtspunkte der Rehabilitation«, in: Internationale Zeitschrift für Physikalische Medizin und Rehabilitation, Bd. 14, Heft 1/1961, S. 29f.

216 JACOB betont, dass im Rehabilitationswesen die Erfahrungen der Psychologie (Tiefenpsychologie) und Soziologie unentbehrlich seien. Dies bedeutet für die medizinische Theorie »eine Erweiterung des medizinisch-naturwissenschaftlichen Gesichtskreises ... *Damit aber tritt das Subjekt des Kranken in den Mittelpunkt der Betrachtung*: Die *pathische Tendenz* des Kranken (V. v. WEIZSÄCKER) wird notwendigerweise gleichzeitig und ebenbürtig Angriffspunkt ärztlicher Bemühungen ...« (ebd.).

Rehabilitation weist sich als ökonomischer Profit aus. Es ist also letztlich das Profitinteresse, das Industrie und Gesetzgeber dazu bewegt, bestimmte Investitionen zu machen bzw. entsprechende Gesetze einzuführen: zur »Erhaltung und Wiedergewinnung des sozialen Produktionswertes, eine Bemühung, die in West und Ost bereits ihren Niederschlag in staatlichen Gesetzen gefunden hat.« (JACOB)[217] Dieses Profitinteresse, das bei den Rehabilitationsmaßnahmen überwiegt, wird von vielen Rehabilitationsmedizinern nicht bestritten, dafür aber »philosophisch« aufgewogen, wie das Beispiel JAHNs zeigt.[218]

PFLÜGER stellte die Faktoren zusammen, die die Rehabilitation in der Bundesrepublik Deutschland notwendig machten. Er versucht, eine sozioökonomische Analyse der Rehabilitation hinsichtlich ihrer Rentabilität zu erstellen.[219] Er zählt sechs Faktoren auf:

1. Die Folge zweier Weltkriege machten besonders in Deutschland die Rehabilitation notwendig. 1950 gab es 1,152 Millionen Körperbeschädigte durch Kriegseinwirkungen, davon 675.000 Schwerbeschädigte.

2. Die zunehmende Industrialisierung bringt viele Berufs- und Betriebsunfälle mit sich. 720 Personen werden jährlich durch solche Unfälle erwerbsunfähig, 100.000 Personen erwerbsgemindert.

3. Die zunehmend sich verschlechternde Verkehrssituation hat zur Folge, dass 860 Personen jährlich erwerbsunfähig und 100.000

217 Ebd.

218 Siehe JAHN, H. J.: »Rehabilitation als Problem der Medizin-Soziologie«, Meisenheim am Glan 1965.

219 PFLÜGER, W.: »Aufwand und Erfolg von Maßnahmen der Arbeits- und Berufsförderung für behinderte Personen – ein wirtschaftswissenschaftlicher Beitrag zu Grundsatzfragen der Rehabilitation«, Inaugural-Diss. Nürnberg 1960, S. 21 ff.

erwerbsgemindert werden. [Man beachtet das Erscheinungsjahr der Dissertation: 1960.]

4. Die durch Überalterung, Zivilisationsschäden und Arbeitsweise bedingte Zunahme chronischer Leiden macht die Rehabilitation zu einem wirtschaftlichen Problem.

5. Die zunehmende Verlagerung des Schwergewichtes in der Bevölkerung zugunsten der höheren Altersgruppen erfordert verstärkte Bemühungen um die Erhaltung der Arbeitskraft der ihm Vollleistungsalter stehenden Jahrgänge.

6. Die Senkung der Sterblichkeit durch akute Krankheit wegen der Fortschritte der Medizin erhöht auch den Anteil der Behinderten an der im erwerbsfähigen Alter stehenden Bevölkerung.

Hier wird deutlich, in welchem Umfang die Rehabilitation eine wirtschaftliche Notwendigkeit ist, und im wirtschaftlichen Kontext die Rentabilität, »der Aufwand und Erfolg von Maßnahmen der Arbeits- und Berufsförderung für behinderte Personen« (PFLÜGER) im Mittelpunkt des Interesses steht. DASSBACH stellt aus der Sicht der Berufsgenossenschaften die Notwendigkeit der Rehabilitation heraus.[220] Dabei sind für ihn wie für PFLÜGER hauptsächlich ökonomische Faktoren entscheidend. In der BRD würden »jährlich ein Viertel bis ein Drittel der gesamten erreichbaren Volkseinkommen den Ausgaben für das Gesundheitswesen und den volkswirtschaftlichen Verlusten infolge Krankheit, Unfall und Frühinvalidität zum Opfer fallen. ... Der Mangel an Arbeitskräften sollte darüber hinaus ein hinreichender Grund sein, jede Anstrengung zu unternehmen, Verletzte und Erkrankte wieder in den Arbeitsprozeß einzugliedern.« Nur soweit zur ökonomischen Rentabilität, wie sie die Wirtschaftswissenschaftler zugunsten der Rehabilitation ins Feld führen. Dieses Thema wird an anderer Stelle noch ausführlicher behandelt. Ich habe es in diesem

---

220 DASSBACH, A.: »Rehabilitation und gesetzliche Unfallversicherung«, in: Der Arbeitgeber, 22. Jg., Heft 20, Köln, Okt. 1970, S. 854.

Zusammenhang schon angeschnitten, um den Hintergrund anzudeuten, vor dem wir die Aussagen der Rehabilitationsmediziner sehen müssen. Die Rehabilitation wird also dann objektiv notwendig, wenn der Bestand der Gesellschaft bedroht erscheint, wenn ihre »fortschreitende Entwicklung« gefährdet ist. Somit geschieht Rehabilitation aus objektivem Interesse der Gesellschaft an ihrem eigenen Weiterbestehen, sozialpsychologisch geschieht sie aus Existenzangst der Gesellschaft. JAHN stellt dies heraus:

> »Letztlich verringert sich dadurch [durch Erhöhung des Anteils der alten und chronisch Kranken] das Angebot bei gleichzeitigem Anstieg der Sozialleistungen für die Versorgung der wachsenden Anzahl von Berufs- und Erwerbsunfähigen, von Pensionären, Rentnern und sonstigen nicht erwerbstätigen oder hilfsbedürftigen Personen in einem solchen Ausmaße, daß die fortschreitende Entwicklung der industriellen Gesellschaft, wenn nicht gar ihre Existenz in Frage gestellt wird. ... Aus Gründen der staatlichen Selbstbehauptung muss deshalb für die Erhaltung und Wiederherstellung der Lebenstüchtigkeit von chronischer Krankheit bedrohter oder bereits befallener Menschen die Sozial-, Wirtschafts- und Gesundheitspolitik unablässig neu- und umorientiert werden.«[221]

Was unter »staatlicher Selbstbehauptung« zu verstehen ist, führt JAHN nicht aus. Dieser Begriff steht absolut und ist quasi die ultima ratio der Rehabilitation. Diese »staatliche Selbstbehauptung« ist entscheidend für die Gesundheitspolitik und damit für die Praxis der Medizin, sich »neu- und umzuorientieren.« Die Begründung der Notwendigkeit einer Rehabilitation ergibt sich somit nicht aus einer medizintheoretischen Reflexion, sondern vielmehr aus einer Staatsraison, die sich angeblich aus einem Selbsterhaltungstrieb des Staates und der Gesellschaft erklären lässt.

---

221 JAHN [wie Fußn. 218], a. a. O., S. 49.

JAHNs »Philosophie der Rehabilitation« dagegen sieht freilich anders aus:

> »Philosophisch betrachtet ist die Rehabilitation die objektivierte Idee von der denkbar besten Koordination des gesellschaftlichen und des einzelpersönlichen Interesses in der modernen Industriegesellschaft, um die existenzbedrohende Situation der Individuen bei chronischer Erkrankung im Einklang mit ihrer Menschenwürde zu überwinden.«[222]

»Philosophisch« also wird die »existenzbedrohende Situation der Individuen« in das Problem der Rehabilitation mit einbezogen, obwohl vorher klar zum Ausdruck gebracht wird, dass sich die Notwendigkeit zur Rehabilitation nicht von der Existenz der Individuen ableitet, sondern primär vom »Selbstbehauptungswillen des Staates« bestimmt wird. Wieweit nun die staatlichen Interessen mit dem Interesse des existenzbedrohten Individuums bei der Rehabilitation in Einklang gebracht werden können, ist für JAHN keine Frage. »Philosophisch« stellt sich die Rehabilitation dar als eine »objektivierte Idee von der denkbar besten Koordination des gesellschaftlichen und einzelpersönlichen Interesses«, sozioökonomisch aber ist das agens movens, die Motivation der Rehabilitation die »Existenz der industriellen Gesellschaft«. Nach JAHNs Meinung dürfen wir nur noch *hoffen*, dass die gesellschaftlichen Institutionen das Subjekt bei der Rehabilitation berücksichtigen; eine Hoffnung freilich, der man unbedingt materielle Erfolgschancen zubilligen dürfe, denn die Widersprüche in den Institutionen selbst sicherten den Fortschritt:

> »Der meßbare Wirkungsgrad ist aber das A und O der Institution. Die Folge wird sein, daß wegen des Mißverhältnisses zwischen finanziellem Aufwand und Erfolg nach einem Übergangsbürokratismus auch von der Institution die entsprechende Respektierung der subjektiv individuellen menschlichen Komponente angestrebt wird. ... So werden

---

222 A. a. O., S. 43.

zwangsläufig trotz anfangs verschiedenartiger Motive die jeweiligen Interessen an einer Wiederherstellung der Lebenstüchtigkeit chronisch kranker Menschen koordiniert und auf eine Rehabilitation gelenkt, die auch dem ideellen Wesenskern [!] dieses Begriffes näherkommt.«[223]

JAHN hebt den sachrationalen ökonomischen Zwang der Industriegesellschaft zur Rehabilitation hervor, wenn er meint, die Erfordernisse der »sozialen Tb-therapie« beweise einmal mehr »den eigentümlichen Zwang einer hochkonjunkturellen Industriegesellschaft zur optimalen Rehabilitation chronisch kranker Menschen«.[224] Aber JAHN will die für die Rehabilitation bestimmenden ökonomischen Interessen – wohl aus »philosophischen Gründen« – in ihrer humanitären Zielrichtung sehen.

> »Nicht zuletzt waren es aber noch handfeste ökonomische Interessen, die jetzt danach drängten, humanitärer als bisher zu handeln ... Solche Nützlichkeitserwägungen [Verminderung des Risikos vorzeitiger Rentenzahlung] dürfen nicht verwechselt werden mit einem volkswirtschaftlichen Rentabilitätsstreben.«[225]

JAHNs Ideologie vom Ausgleich der Interessen bei der Rehabilitation zwischen der Industriegesellschaft und dem Einzelnen lässt es nicht zu, das für die Rehabilitation ausschlaggebende Interesse der Industriegesellschaft explizit zuzugeben. So kommt er zu einem für ihn selbst nicht lösbaren Widerspruch: Auf der einen Seite stehen die »nicht zuletzt handfesten ökonomischen Interessen« einer »hochkonjunkturellen Industriegesellschaft« zur »optimalen Rehabilitation chronisch kranker Menschen«, auf der anderen Seite sollen es genau diese Interessen sein, die im Sinne der Humanität handeln würden, die »danach drängten, humanitärer als bisher zu handeln.« Somit wird behauptet, das Interesse der Industriegesellschaft (und des Staates) sei identisch mit dem des Einzelnen; eine

---

223 A. a. O., S. 49 f.
224 A. a. O., S. 56.
225 A. a. O., S. 156.

bemerkenswerte formale Übereinstimmung mit den »sozialistischen« Rehabilitationsmedizinern der DDR, wie wir in einem weiteren Kapitel sehen werden.[226]

Die objektive Notwendigkeit der Rehabilitation leitet DELIUS vom »sozialen Fortschritt« ab, der als »Kraft« eine »Gegenkraft« braucht: den »einzelnen Menschen«.

> »Der sozialer Fortschritt braucht, wenn er sich nicht erschöpfen soll, wie jede Kraft eine komplementäre Gegenkraft. Die muss aber vom Partner des sozialen Fortschritts, und das ist der einzelne Mensch, entwickelt werden.«[227]

Achten wir genau auf die Worte: nicht der einzelne Mensch ist die Kraft und die gesellschaftlichen Verhältnisse, in denen er steht, sind die Gegenkraft, auch stehen sich beide Kräfte nicht gleichwertig gegenüber, wenn man die Begriffe Kraft und Gegenkraft in einem Ursache-Wirkungs-Verhältnis sieht. Eindeutig spricht DELIUS vom »sozialen Fortschritt« als von jener Kraft, die sich »nicht erschöpfen darf«. Der einzelne Mensch hat als die Gegenkraft auf jene Kraft zu reagieren (Reaktion als Gegenhandeln); der einzelne Mensch hat sich also in letzter Konsequenz dem sozialen Fortschritt anzupassen. Im scheinbaren Gegensatz zu dieser Interpretation postuliert DELIUS in einem anderen Zusammenhang, dass die Rehabilitation als eine freiwillige Leistung des Einzelnen für die Gesellschaft betrieben werden solle:

> »Die Rehabilitation unserer Prägung sollte ... nicht als Auflage der Sozietät an den Einzelnen, seine Erwerbsfähigkeit wiederherzustellen, betrachtet, sondern als freiwillige Leistung des Einzelnen für die Gesellschaft angesehen und propagiert werden.«[228]

---

226 Vgl. Abschnitt 2.3 dieser Abhandlung.

227 DELIUS, L.: »Wege und Ziele der Rehabilitation« (Einleitung); in: Die Therapiewoche, 11. Jg. 1960/61, Mai 1961, S. 433 f.

228 Ebd.

Wieder an anderer Stelle heißt es:

»Ohne Aktivierung auch des Egoismus des Patienten dürften alle Bemühungen um seine Spontanität [bei der Rehabilitation] umsonst sein.«[229]

Diese widersprüchlich erscheinenden Aussagen fordern freilich zu einer Ideologiekritik heraus. Ähnlich wie bei JAHN zeigt sich auch bei DELIUS eine Ideologie des Interessenausgleichs in der Rehabilitation. Die Ärzte handeln im Dienste der Harmonisierung eines möglichen Interessenskonflikts, indem »wir als Ärzte in jenem Spiel von Kraft und Gegenkraft zu handeln haben«, einem Spiel, dessen Ausgang schon von vornherein feststeht: der Sieg gehört dem »sozialen Fortschritt, der Kraft«[230].

Gewissermaßen heiligt bei der Rehabilitation der Zweck die Mittel, die Methode der Rehabilitation. Sie richtet sich nach dem Ziel und steht

---

229 Ebd.; ähnlich wie DELIUS sprach sich auch Carlo SCHMID, SPD, zum Thema »Versicherung in Selbstverantwortung« (1958) aus; WINTER geht auf die Therapiewoche 1960 ein, auf der die Rehabilitationsfrage behandelt wurde: »Als ein Teil der Allgemeinbildung soll bei jeder Bemühung zur Rehabilitation der Wille zur Selbstbeteiligung des Patienten an seiner Gesundung wachgerufen werden. Damit soll in der Möglichkeit zur Selbstentfaltung des gesunden und chronisch Kranken eine Gegenkraft zu dem Trend zum Versorgungsstaat geschaffen werden.« (Ärztliche Praxis, Nr. 6 vom 1.09.1960, S. 174) Des Weiteren zitiert WINTER: »Selbstverständlich kann der Erfolg der Rehabilitation nicht gesetzlich verankert werden, sondern hängt ausschließlich von der Kraft und Dynamik des Patienten ab.« (Ärztliche Praxis. Nr. 7 vom 2.09.1960, S. 182) WINTER kritisiert nun sowohl SCHMID als auch die »Therapiewoche«: »Für die ganze bürgerliche Ideologie ist es charakteristisch, die Verantwortung von der Gesellschaft weg auf das Individuum zu verlagern.« (siehe WINTER, K.: »Rehabilitation und Versicherung«, in: »Rehabilitation«, Schriftenreihe der ärztlichen Fortbildung XX, Berlin 1962, S. 29.

230 DELIUS [wie Fußn. 227], ebd.

außerhalb einer kritischen Reflexion. »Ohne eine Aktivierung auch des Egoismus des Patienten dürften alle Bemühungen um seine Spontanität umsonst sein.« Was ist unter diesem Egoismus zu verstehen? (Egoismus im Konkurrenzkampf in der Leistungsgesellschaft etwa?) Spontaneität aus egoistischer Motivation: Hier zeigt sich ein Dilemma in der medizinischen Praxis. Es droht permanent die Gefahr, dass sich die medizinische Praxis an außermedizinischen Normen ausrichten muss, die von einer medizinischen Theorie her abzulehnen sind. Aber wie sieht eine solche Theorie aus, die Theorie der Rehabilitation?

JOCHHEIM, der unter anderem auch auf das amerikanische Rehabilitationswesen eingeht, spricht von einer »Amortisation der Rehabilitationsinvestitionen«.

Es werde »allgemein erwartet, daß die vom Staat zur Verfügung gestellten Geldmittel innerhalb von drei Jahren amortisiert sind. Der im Durchschnitt benötigte Zeitraum wird zwischen 6 und 17 Monaten geschätzt.«[231]

Und JOCHHEIM zitiert auch jenen berühmten Satz, wonach »nach Meinung amerikanischer Sachverständiger ... auf längere Sicht jeder für die Rehabilitation verausgabte Dollar für die Volkswirtschaft zehnfachen Gewinn verspricht.«[232] (Man achte auf den ideologischen Begriff der »Volkswirtschaft«!) Die »durchschnittliche Amortisationsdauer« für »arbeitslose Umschüler« wird ebenfalls vorgerechnet als ein Beweis dafür, dass sich die Rehabilitation selbst für Arbeitslose lohnt.

»Für die zuvor arbeitslosen Umschüler ergibt sich die am Tabellenende aufgeführte Amortisationszeit aus der Gegenüberstellung des während der zweijährigen Umschulungszeit erforderlichen Mehrbedarfs mit der Einsparung an Ausgleichsrente, Arbeitslosenhilfe und

---

231 JOCHHEIM, K.-A.: »Grundlagen der Rehabilitation in der BRD«, Stuttgart 1958, S. 7.
232 A. a. O., S. 115.

zuvor von den Arbeitsämtern geleisteten Krankenversicherungsbeiträgen. Dabei ist unterstellt, daß ohne Umschulungsmaßnahmen die Gewährung einer vollen Ausgleichsrente und die Unterstützung aus der Arbeitslosenhilfe weiterhin erforderlich gewesen wären. Folgt man diesem Berechnungsweg, so ergibt sich für die zuvor arbeitslosen Versehrten eine durchschnittliche Amortisationsdauer von vier bis fünf Jahren, d. h., daß die durch die Umschulungsmaßnahmen entstandenen Kosten in diesem Zeitraum voll erstattet sind.«[233] (Man achte auf den Begriff »Amortisationsdauer für Versehrte«, dem man ironischerweise einen gewissen Wahrheitsgehalt nicht absprechen kann!)

HOSKE zitiert den Amerikaner RUSK, der die Rehabilitation als »die beste Kapitalinvestition des Staates« bezeichnet habe.[234]

»In den USA ist berechnet worden, das jedem Dollar, der für die Wiederherstellung verwendet wird, ein volkswirtschaftlicher Gewinn von 47 Dollar in Form von neu gewonnener Arbeitskraft und Einsparung von Fürsorgeleistung gegenübersteht.«[235]

SWITZER gibt an, dass die Wiedereingegliederten fünfmal so viel Steuern zahlen als die jeweilige Rehabilitationsmaßnahme gekostet hat.

---

233 A. a. O., S. 117; in diesem Zusammenhang möchte ich auf die Wiedergabe der Tabelle verzichten.

234 HOSKE, H.: »Wiederherstellung der Lebenstüchtigkeit geschädigter Menschen«, Köln 1955, S. 19; an anderer Stelle sagt RUSK, »daß für jeden Dollar, der für Rehabilitation aufgewandt wird, 10 Dollar an den Staat zurückfließen«; vgl. RUSK, H. A.: »Rehabilitation pays Dividends«, in: Journal of the American Medical Association, Nr. 9, 1952, S. 837-40.

235 Zit. nach HOSKE [wie Fußn. 234], ebd.

»Back at work these disabled citizens are now earning at the rate of 34.000 Dollar a year. They will pay in taxes five times what it costs to rehabilitate them – and they will pay city and state taxes.«[236]

An dieser Stelle wird vielleicht klarer, was man unter dem »staatlichen Selbstbehauptungswillen« (JAHN) verstehen könnte: Amortisation der Rehabilitationsinvestitionen mittels einer Art Steuerrückzahlung von Seiten des Rehabilitierten.

Dass auch den Arbeitgeber hauptsächlich die Rentabilität des Rehabilitationswesens interessiert, stellt WEISBACH fest. Er erkennt dieses Interesse als das maßgebende bei der Rehabilitation an (und kommt so zu einer äußerst brutalen »Arbeitstherapie«, siehe unten.[237])

»Der Arbeitgeber interessiert sich über die Wertigkeiten des neuen Betriebsangehörigen: Von einem Versicherten will er wissen, ob er die Arbeitsplatzerfordernisse voll und ganz erfüllt; und es interessieren ihn außerdem noch die Aussichten auf Krankenstände, Unfallgefährdung, Arbeitseifer, und dergleichen; der Neue muß für den Betrieb rentabel sein.«[238]

Auch WEISBACH weist bei der Frage nach der Rentabilität der Rehabilitation auf RUSK hin:

»Es stellt sich also die wichtige Frage, was ist im Hinblick auf das Sozialprodukt rentabler: Die Einrichtung eines Wiederherstellungssystems oder die Sozialleistungen für Renten, Fürsorge Maßnahmen, Unterstützungen und dgl.?«[239]

---

236 SWITZER, M. E.: »Rehabilitation and Social Legislation«, Introductory remarks, in: ISRD (International Society for the Rehabilitation of the Disabled), 10. Weltkongress in Wiesbaden 1966, Stuttgart 1967, S. 13 f.

237 Siehe Abschnitt 3.22 dieser Abhandlung.

238 WEISBACH, K.: »Die Wiederherstellung der Arbeitskraft. Einführung in die Rehabilitationsmedizin«, Basel-Stuttgart 1961, S. 163.

239 A. a. O., S. 31; hier der Verweis auf RUSK, H. S.: »Hope for our Disabled Millions«, in Times Magazine, New York 1946.

Für WEISBACH besteht die Methode der Rehabilitation dann in der Anpassung des Behinderten an die Arbeitsmarktbedingungen, koste es, was es wolle; diese Anpassung komme ihm selbst ja wieder zugute.

»Jedes Quant an besseren Leistungsfähigkeiten, das dem Einzelnen gegeben werden kann, steigert nicht allein sein Arbeitspotential, so daß er leichter auf dem allgemeinen Arbeitsmarkt unterkommt und sich günstigere Existenzbedingungen erwirkt, sondern aus der Summe der Einzelfähigkeiten steigert sich auch das Sozialprodukt, das der Gemeinschaft und rückwirkend auch dem Einzelnen wieder bessere Existenzbedingungen gibt.«[240]

WEISBACH konzipiert eine »Arbeitstherapie«, die mit äußerst autoritären und repressiven Mitteln zur Leistungsfähigkeit erziehen soll. Sie soll an anderer Stelle ausführlicher abgehandelt werden. In seinem Konzept der Rehabilitation lassen sich unschwer faschistoide Züge nachweisen, z. B. sein Begriff des »Produktionskreises« und der »sozialen Arbeitskraft«:

»Aus dem Verhältnis des Produktionskreises zum Kreise der Außenstehenden ergibt sich die Leistung der sozialen Arbeitskraft. Es ist eine einfache Rechnung, die zeigt, dass die soziale Arbeitskraft umso mehr produktive Leistungen aufbringen kann, je weniger sie durch Außenstehende belastet wird.« »Außenstehende« sind: »Nachwuchs«, »Ausfälle an Arbeitskraft im arbeitsfähigen Alter«, »Pensionsempfänger« und »Befürsorgte«.[241]

»Außenstehende« schweben immer in Gefahr, nicht mehr dem »normalen Menschenbild« zu entsprechen! Die Medizin hat die Aufgabe, die Frage der Zuordnung zu klären.

»Aus dem Studium der menschlichen Formen und Funktionen an vielen Individuen bildet sich die gewisse Vorstellung von den

---

240 A. a. O., S. 29.

241 A. a. O., S. 3.

durchschnittlichen Verhältnissen, die sich zu einem ›Normalbild‹ abrunden. Die Feststellung einer Abweichung vom normalen Menschenbild ist eine medizinische Aufgabe.«[242]

Die Analogie zum »Dritten Reich« drängt sich auf, wo deutsche Ärzte und Medizinprofessoren es als ihre Aufgabe angesehen haben, mit wissenschaftlicher Exaktheit den Arier vom Juden zu unterscheiden, um einem »normalen Menschenbild« zur Herrschaft zu verhelfen![243]

(Verwunderlich an WEISBACHs Buch »Die Wiederherstellung der Arbeitskraft« sind zwei Dinge: dass es 1964 veröffentlicht wurde und der Autor im Vorwort als großer und bekannter Sachkenner gepriesen wird; und dass in diesem Buch Autoren aus der DDR positiv zitiert werden, als gäbe es etwa keine Differenzen zwischen den Rehabilitationsvorstellungen von WEISBACH und RENKER!)

SCHAEFER hebt hervor, dass es immer notwendiger werde, »dem Phänomen ›Krankheit‹ mit soziologischen Methoden beizukommen«: »Es wird lohnender, statt des *Individuums* das Kollektiv zu behandeln«.[244] »Rehabilitation« und »Prävention« sind für SCHAEFER »ihrer Methode und ihrem Gegenstand nach weitgehend identisch: Es soll ja eine

---

242 A. a. a. O., S. 211.

243 Im »Dritten Reich« waren Mediziner an »anthropologischen Untersuchungen« des normalen (arischen) »Menschenbildes« beteiligt. Prof. HIRT von der »Reichsuniversität« Straßburg hatte es sich zur Aufgabe gemacht, mit exakt naturwissenschaftlichen Methoden das »widerliche, aber charakteristische Untermenschentum« an »jüdisch-bolschewistischen« Schädeln zu vermessen. Entsprechenden KZ-Häftlinge sollten getötet werden, um ihre Köpfe wissenschaftlich untersuchen zu können, schlägt er in einem Brief an HIMMLER vor. »An Hand der Lichtbildaufnahmen, der Maße und sonstigen Angaben des Kopfes und schließlich des Schädels können dort nun die vergleichenden anatomischen Forschungen, die Forschungen über Rassenzugehörigkeit, über pathologische Erscheinungen der Schädel [...] beginnen.« Siehe MITSCHERLICH, A. und MIELKE, F. (Hrsg.): »Medizin ohne Menschlichkeit«, Frankfurt; Hamburg 1962, S. 174.

244 SCHAEFER, H.: »Die Medizin in unserer Zeit«, München 1963, S. 452.

allgemeine Hebung der Leistung an möglichst großen Menschengruppen erzielt oder erhalten werden.« Er fordert demgemäß »Schaffung von Heilmaßnahmen in besonderen Anstalten«, in denen »moderne Methoden der Rehabilitation« angewandt werden. Das Ziel der Rehabilitation ist durchaus auch ein betriebswirtschaftliches: Die Patienten sollten lernen, »mit sich und ihrem Körper ins Reine zu kommen«. Dann könnten sie »als Verwandelte« in den Betrieb zurückkehren, das Betriebsklima verbessern und »als Katalysator im Sinne einer Reform wirken, wie wir sie uns alle wünschen.«[245] Angesichts der Problematik von Prophylaxe und Rehabilitation, »welche ihrer ganzen Technik nach große Kollektive betrifft«, fordert SCHAEFER sogar eine Verstaatlichung der Medizin![246]

Interpretieren wir diese Einschätzung SCHAEFERs richtig, so sieht er in der Rehabilitation eher ein sozialtechnisches als ein sozialkritisches Problem; von einem Widerspruch zwischen individuellem und gesellschaftlichem Interesse, wie wir ihn hier herauszuarbeiten versuchen, ist bei ihm nie die Rede. Mediziner und Politiker scheinen sich über die Bedeutung des Rehabilitationswesen für die moderne Industriegesellschaft einig zu sein, medizinische und politische Argumentation zeigen weitgehende Übereinstimmung, wenn auch verschiedene Akzente gesetzt werden.

SEIFRIZ stellt die Rehabilitation als wirtschaftliche Notwendigkeit ersten Ranges dar, weil heute die Arbeitskraft »wichtiges Kapital« sei.

»Früher waren Geld, Kapital, technische Anlage, Rohstoffvorkommen und so weiter die entscheidenden Faktoren im Betrieb und in der Volkswirtschaft. Entscheidend für den einzelnen ist heute seine Arbeitskraft, sind seine Fähigkeiten, seine Neigungen, Talente.

---

245 A. a. O., S. 212.
246 A. a. O., S. 348.

Entscheidend aber auch für die Volkswirtschaft, denn ihr wichtigstes ›Kapital‹ sind die vorhandenen Arbeitskräfte, ist vor allem ihre Qualität.«[247]

Auf jedes »Quentchen Talent« komme es an, um auf dem Weltmarkt mithalten zu können:

> »Was müssen wir tun, um unsere Wirtschaft weiterhin im Wettbewerb der Nationen funktionsfähig zu halten, sie quantitativ und qualitativ leistungs- und wettbewerbsfähig zu halten? Hierbei kommt es auf jedes Quentchen Arbeitskraft an, auf jedes Quentchen Talent, das uns zur Verfügung steht.«[248]

Die Rehabilitation ist objektiv aus wirtschaftlichen Gründen notwendig. Sie soll »unsere Wirtschaft im Wettbewerb der Nationen funktionsfähig halten«. So stellt sich das Interesse der Gesellschaft dar. Wie weit aber kommt die Rehabilitation auch dem Interesse des betroffenen Individuums entgegen? Auch SEIFRIZ betont einen Ausgleich der Interessen bei der Rehabilitation, er behauptet sogar, dass der einzelne Mensch den »natürlichen Vorrang« habe!

> »Ich brauche nicht zu betonen, dass der Mensch als Geschöpf Gottes, als Individuum, den natürlichen Vorrang in unseren Überlegungen hat.«[249]

Ähnlich wie in der Literatur über Rehabilitationsmedizin kommt auch in der juristischen und gesellschaftspolitischen Literatur über das Rehabilitationswesen immer wieder jene Behauptung zum Vorschein, den Interessen des Individuums und denen der Gesellschaft könne man bei der

---

247 SEIFRIZ, A.: »Wirtschafts- und arbeitsmarktpolitische Aspekte der beruflichen Rehabilitation«, in: BLÄSIG, W. (Hrsg.): »Die Rehabilitation der Körperbehinderten«, Stuttgart 1967, S. 171; SEIFRIZ war seinerzeit Staatssekretär der Landesregierung von Baden-Württemberg.

248 A. a. O., S. 172.

249 A. a. O., S. 173.

Rehabilitation gleichermaßen gerecht werden. Im offiziellen Organ der staatlichen Exekutive, die maßgeblich für das Rehabilitationswesen verantwortlich ist, in dem vom Bundesministerium für Arbeit und Sozialordnung herausgegebenen »Bundesarbeitsblatt«[250] wird als Leistung der Rehabilitation angesehen, dass der »Behinderte in der Regel durch Vermittlung von Fertigkeiten ... ertüchtigt und wiederertüchtigt« wird.

> »Das Selbstgefühl wird erweckt und gestärkt, so daß die glückhafte Empfindung eines menschenwürdigen Lebens Raum gewinnt. Dem Schicksal wird dadurch seine größte Härte genommen. Es ist die Aufgabe der Rehabilitation, jedem behinderten Mitglied einer Gemeinschaft ohne Rücksicht auf seine Verhältnisse die Gelegenheit zu erschließen, durch Entwicklung seiner Gesamtpersönlichkeit ein vollwertiges Glied der Gesellschaft zu werden oder doch wenigstens ein erträgliches Lebensniveau zu erreichen. Die segensreichen Wirkungen der Rehabilitation liegen demnach hauptsächlich im psychologischen und ethischen Bereich. Die Rehabilitation ist aber auch volkswirtschaftlich nicht ohne Bedeutung. Der Rehabilitand wird in die Lage versetzt, seinen Lebensunterhalt ganz oder teilweise selbst zu verdienen, oder befähigt, wenigstens von fremder Hilfe ganz oder teilweise frei zu sein. Er tritt damit nicht nur als Konsument in Erscheinung, sondern ist zu seinem Teil an der Aufbringung des Sozialproduktes mitbeteiligt.«[251]

In einer von der Bundesversicherungsanstalt für Angestellte (BfA) herausgegebenen Zeitschrift ist ebenfalls von einem Interessenausgleich die Rede, die bei der Rehabilitation stattfinde:

> »Dem Behinderten wird durch eigene Arbeit mehr geholfen als durch eine Rente; psychologisch wirkt sich eine regelmäßige Tätigkeit besser aus als der Rentenbezug. Die moderne Wirtschaft kann zudem jede

---

250 BENESCH, O.: »Maßnahmen zur Früherkennung und Früherfassung Rehabilitationsbedürftiger«, in: Bundesarbeitsblatt Nr. 7, 1965, S. 255-259.

251 Ebd.

noch verwertbare Arbeitskraft nutzbringend einsetzen. Nicht zuletzt aber kommt mit der intensiven Hilfe der Versichertengesellschaft gegenüber dem einzelnen der ursprünglich maßgebend gewesene ... genossenschaftliche Gedanke wieder mehr zum Ausdruck.«[252]

Sicherlich hat man von staatlicher Seite die Wichtigkeit des Behindertenproblems erkannt. Nicht zuletzt lässt sich dies an der neueren Gesetzgebung ablesen.[253] Wie nun die politische Propagierung der Rehabilitation in der Öffentlichkeit aussieht, kann ich nicht untersuchen. Bemerkenswert scheint mir in diesem Zusammenhang die Weihnachtsansprache des Bundespräsidenten an die Bevölkerung im Jahr 1970 zu sein, in der Gustav HEINEMANN auf die vier Millionen geistig, körperlich und seelisch Behinderten in der Bundesrepublik hinwies, »um an einem Beispiel zu zeigen, wieviel Möglichkeiten wir Privilegierten haben und wie gedankenlos in unserer Gesellschaft an den Schlechtergestellten vorübergegangen wird.«[254]

2.112 Die Rehabilitation und ihre Bedeutung für den Arbeitgeber

Wenn die Rehabilitation allgemein aus sozioökonomischen Gründen notwendig wird und die Wirtschaft sie gewinnbringend fördern kann, so muss sich doch für den einzelnen Arbeitgeber in unserem

---

252 Schmidt, R.: »Die Rehabilitation und ihre praktische Durchführung«, in: Die Angestelltenversicherung, Zeitschrift der BfA, Heft 8/9, Berlin 1960, S. 4.

253 Siehe 2.123: »Spezielle Gesetze im Sinne einer Rehabilitation«.

254 HEINEMANNs Appel als Bundespräsident an die Privilegierten »unsere[r] auf Leistung und Wettbewerb ausgerichtete[n] Gesellschaft« im Jahr 1970 ging trotz aller Eindringlichkeit nicht über einen karitativen Rahmen hinaus. »Gesellschaftskritik« beschränkt sich hier auf eine Kritik subjektiven Verhaltens Einzelner. Dass dies Verhalten doch wesentlich ein gesellschaftlich vermitteltes ist, wird nicht begriffen; siehe verkürzte und indirekte Wiedergabe der Rede in: »Frankfurter Rundschau«, Weihnachten 1970, S. 1.

privatwirtschaftlich orientierten System die Beschäftigung von Behinderten rentieren. Die Vorteile der Rehabilitation für den einzelnen Arbeitgeber werden verschiedentlich hervorgehoben. Wie schätzt nun der Arbeitgeber selbst die Rehabilitation ein, was verspricht er sich von ihr? Dieses kurze Kapitel soll überleiten zum nächsten, in dem die Abhängigkeit der Rehabilitation vom Arbeitsmarkt untersucht wird. Der Arbeitsmarkt wird bestimmt von den zur Verfügung stehenden Arbeitsplätzen und dem Angebot an Arbeitskräften. Die Situation auf dem Arbeitsmarkt spiegelt das Bedürfnis der Arbeitgeber nach Arbeitskräften wider, sodass ihre Einstellung zur Rehabilitation deren Erfolge anscheinend entscheidend bestimmen. Dieses Kapitel ist nur als eine Verbindung zwischen dem letzten und dem darauffolgenden gedacht. Wenn die Rehabilitation sozioökonomisch notwendig und wirtschaftlich rentabel ist und der Arbeitsmarkt die Erfolge der Rehabilitation weitgehend bestimmt, wie wir noch sehen werden: Welche Bedeutung hat dann die Rehabilitation für den einzelnen Arbeitgeber, der am ökonomischen Gewinn interessiert sein muss und den Arbeitsmarkt maßgeblich mitgestaltet?

SCHRÖDER spricht am Ende einer Untersuchung über die Rehabilitation in verschiedenen westlichen Ländern eine »Empfehlung« zur »Erziehung der Arbeitgeber« aus.[255]

> »Arbeitgeber und mögliche Mitarbeiter müssen von Vorurteilen befreit werden. Sie sind darüber aufzuklären, daß viele Behinderte auf einem für sie geeigneten Arbeitsplatz eine vollwertige Leistung zu vollbringen vermögen und sich vielfach durch besondere Zuverlässigkeit und Genauigkeit auszeichnen.«

---

255 SCHRÖDER, R.: »Berufliche und soziale Eingliederung physisch und psychisch behinderte Personen (Rehabilitation) in England, Frankreich, den Niederlanden und den Vereinigten Staaten«, Inaugural-Diss., Köln 1957, S. 145.

Wir werden sehen, dass es heute schon einige Unternehmer gibt, die sich genau von diesen »Vorurteilen« befreit haben und für die Beschäftigung von Behinderten öffentlich plädieren.

DOETSCH von der »Bundesvereinigung der deutschen Arbeitgeberverbände« betont die Gewinnseite der Rehabilitation. »Denn in einer Zeit der ständig fortschreitenden Verteuerung des Produktionsfaktors Arbeit erscheinen Rehabilitationsmaßnahmen auch unter wirtschaftlichen Gesichtspunkten notwendig und sinnvoll. Vergegenwärtigt man sich, daß die Zahl der Behinderten in der Bundesrepublik rund 4 Millionen beträgt, dann wird deutlich, welche Kräfte hier ohne Rehabilitationsmaßnahmen zum Schaden der Volkswirtschaft brachliegen würden.«[256]

DOETSCH als Repräsentant der Arbeitgeberverbände spricht sich gegen eine zentrale Koordinierung der Rehabilitation in Form einer »Bundesanstalt für Rehabilitation« aus, »weil solch eine Anstalt gar nicht im Interesse der Behinderten liegt. Sie würde den gesunden Leistungswettbewerb zwischen den einzelnen Rehabilitationsträgern, der heute besteht, beseitigen und die Quellen langjähriger Erfahrung versiegen lassen.«[257] Dagegen ist zu vermerken, dass erst kürzlich ein großer Interessenverband der Behinderten eine Zentralisierung der Rehabilitationsbemühungen forderte.[258]

WEBER von der »Bundesvereinigung der Arbeitgeber« meint, dass den Behinderten in jedem Falle »der Arbeitsplatz im angestammten Betrieb« erhalten bleiben sollte. Er betont die Bedeutung der Arbeitsmarktlage, die

---

256 DOETSCH, W.: »Rehabilitation. Kernproblem: Koordinierung«, in: Der Arbeitgeber, Offizielles Organ der Bundesvereinigung der Arbeitgeberverbände, 22. Jg., Heft 20, 23. Oktober 1970, S. 839; diese Zeitschriften-Heft war hauptsächlich der Rehabilitation gewidmet.

257 Ebd.

258 Siehe »Frankfurter Rundschau« vom 5.10 1970; der Reichsbund der Kriegs-Zivilbeschädigten, Sozialrentner und Hinterbliebenen forderte auf seiner 7. Bundestagung ein »bundeseinheitliches Rehabilitationsgesetz« für die 4,1 Millionen Behinderten in der BRD.

zurzeit (1970) die Betriebe daran interessiere, »Maßnahmen der beruflichen Anpassung in eigener Verantwortung« durchzuführen. »Rehabilitation im Sinne einer Wiedereingliederung in Arbeit und Gesellschaft ist in solchen Fällen nicht erforderlich, weil eine Ausgliederung erst gar nicht erfolgt ist.«[259] Der Arbeitsmarkt ist für WEBER die entscheidende Instanz für das Schicksal der Rehabilitanden. Er entscheidet, wer wieder an einen normalen Arbeitsplatz zurückkehren darf und wer nicht. Denn es »muß unterschieden werden zwischen Behinderten, die aufgrund von Rehabilitationsmaßnahmen auf dem Arbeitsmarkt wieder voll wettbewerbsfähig werden und solchen, die diese volle Wettbewerbsfähigkeit nie wiedererlangen können.«[260] Hier wird also vorgegeben, das letztlich nur die Qualifikation des Rehabilitanden maßgeblich sei für die »volle Wettbewerbsfähigkeit«, wobei es doch eigentlich die jeweiligen Bedingungen des Arbeitsmarktes sind, die über die Wiedereingliederung entscheiden. Zu Zeiten der Hochkonjunktur liegt die Schwelle der »Wettbewerbsfähigkeit« relativ niedrig, zu Zeiten einer Rezession jedoch wird sie automatisch höhergeschraubt. Diesen Sachverhalt haben viele Rehabilitationsmediziner längst erkannt. Interessant in diesem Zusammenhang erscheint mir die subjektive Einstellung der Unternehmer zur Rehabilitation zu sein. Als ein Rechtfertigungsargument für die Passivität vieler Unternehmer wird beispielsweise das »Nicht-Informiert-Sein« über die Möglichkeiten der Rehabilitation hingestellt.

SPAIN, President of the Alvey-Ferguson Co. Ohio, USA: »The employer actually believes employment of the handicapped is synonymous with charity.«[261] Aufklärung tue not. SPAIN stellt sie sich folgendermaßen vor: »The uninformed employer will always say – ›And why should I hire the

---

259 WEBER, R.: »Rehabilitation. Ausgliederung vermeiden!« in: Der Arbeitgeber [wie Fußn. 256], a. a. O., S. 853.

260 Ebd.

261 SPAIN, J. B.: »Hiring the Disabled in Modern American Industry – an Employer's Viewpoint«, in: Bericht vom 10. Weltkongreß der ISDR [wie Fußn. 236], a. a. O., S. 89-91.

handicapped? My prime responsibility is to make a profit. I support charitable organizations, and it is their business to provide work for the handicapped‹. Your answer should be – ›Mr. Employer, I will give you five good business reasons why you cannot afford *not* to hire the handicapped‹.«

Diese »five good business reasons« des Mr. SPAIN möchte ich hier in ganzer Länge zitieren, geben Sie doch das beste Beispiel, wie leicht die Rehabilitation für privatwirtschaftliche Zwecke missbraucht werden kann, wie sie den Zwang, entfremdete Arbeit zu verrichten, nur noch verschärft!

»1. From the standpoint of profit making it is very good business to hire the handicapped, because industry records show that if they are properly trained and properly placed, they will outproduce their able-bodied fellow workers every time. Just ask the employers who use them.

2. They are more careful workers, so their safety records are better. This means reduced accidents and lower insurance premiums for you.

3. There is less absenteeism among them, and they are absolutely reliable. Other workers may stay at home because of bad weather, because of simple headache, or they have been out too late the night before, but never the handicapped. Attendance records prove this.

4. They do not jump from job to job, but stay. Every employer knows on-the-job training costs are high, and this is part of the cost of production. Therefore, the lower this turnover is personnel, the lower the product cost.

5. But most important of all, in addition to all of this, the handicapped bring another big ›plus‹ into every organization. Their very presence in the company acts as a catalyst for good, raise the morale of the entire workforce. Every employer knows there is nothing so vital in improving quality of production than excellent employee morale.

Now, at this point an uninformed employer should be an informed employer and convinced that it is good business to hire the handicapped.«[262]

Gerade die schwächere Position der Behinderten und ihr Stigma macht sie wertvoll im Sinne des profit-making! Aus einsichtigen Gründen funktionieren sie besser als normale Arbeitende. Sie werden als vorbildliche Arbeiter dargestellt, was die allgemeine Arbeitsmoral heben soll. SPAIN hat diese »Gesichtspunkte eines Unternehmers«, die ein Plädoyer für die Beschäftigung von Behinderten in der Industrie sein sollen, 1966 auf dem 10. Weltkongress der International Society for the Rehabilitation of the Disabled (ISRD) in Wiesbaden in einer Rede vorgetragen.

SPAINs Meinung, man müsse die Arbeitgeber erst noch von der Rentabilität der Rehabilitation überzeugen, also die Uninformiertheit der Arbeitgeber stehe dem Fortschritt im Rehabilitationswesen entgegen, sieht man bei LINSTER widerlegt.[263] Schon seit langer Zeit wisse der Arbeitgeber, dass die Rehabilitation wirtschaftlich sehr bedeutend für die Unternehmerseite sein könne. Schon 1911 gab es ein erstes Gesetz im Sinne einer Rehabilitation in Wisconsin, USA: ein »workmen's compensation law«.[264] Nicht aus einer rein moralischen Verpflichtung heraus (moral obligation) wollten die Unternehmer Arzt- und Medikamentenkosten den Arbeitern ersetzen:

> »The intend of the law included also return of the injured worker to his previous job or a similar job.«[265] Dabei gaben sich die Arbeitgeber durchaus Mühe, »to return him [the handicapped] to his regular job. Where that is impossible, they very often train the employee for a job that he can do. With very few exceptions employers have

---

262 Ebd.

263 LINSTER, J. E.: »Rehabilitation: A Challenge«, in: Archives of Environmental Health 5:1962, S. 173-177.

264 Ebd.
265 Ebd.

demonstrated their willingness to place physically handicapped workers in jobs commensurate with their abilities.«[266]

Welches Interesse der Arbeitgeber könnte man als Motivation für solche Maßnahmen angeben? Hier ist sich LINSTER mit SPAIN völlig einig: »Employers are convinced that the employment of the physically handicapped is good business.« [267]

CAPOL unterstreicht ebenso wie SPAIN die Vorzüge der behinderten Arbeitnehmer.[268] Der Aufwand für die Rehabilitation von Seiten des Unternehmers mache sich durch eine »normale, gesteigerte Leistung« und durch »Betriebstreue« bezahlt. »Die Praxis beweist, daß der Behinderte seinen einmal eingenommenen Arbeitsplatz, der es ihm ermöglicht, mit dem Nicht-behinderten in eine Leistungskonkurrenz zu treten, nicht schnell wechselt.« CAPOL meint, dass es in unserem Zeitalter kaum mehr einen Arbeitgeber gebe, »der das Recht des invaliden Mitmenschen auf Arbeit bestreitet.« Der Arbeitgeber hat wichtige Aufgaben »den behinderten Menschen gegenüber«. Er zählt drei miteinander zusammenhängende Aufgaben auf, denen der Arbeitgeber gegenüber den Behinderten gerecht werden müsse. Es handelt sich um die Meinungsbildung im Betrieb, um die »Einschaltung des Gebrechlichen in den industriellen und handwerklichen Arbeitsprozess« und um die »Eingliederung des Behinderten in die betriebliche Gemeinschaft«. Der Arbeitgeber müsse sich bei der Erfüllung seiner Aufgaben an seinem »Gewissen« orientieren.

»Das Gewissen ist die orientierende Kraft, verankert in ethischer Werthierarchie, die den Arbeitgeber hinweist auf das Ziel seines Handelns. Wenn eines dieser Ziele die Einlösung seiner Verpflichtung

---

266 Ebd.

267 Ebd.

268 CAPOL, M.: »Der Arbeitgeber und der Invalide in der Industrie«, in: »Die Eingliederung des behinderten Menschen in die Kulturgemeinschaft«, Arbeiten zur Psychologie, Pädagogik und Heilpädagogik, Bd. 17, Freiburg (Schweiz) 1959, S. 251 ff.

gegenüber dem gebrechlichen Menschen ist, so begegnet der Arbeitgeber seiner zweiten ... Aufgabe [die Einschaltung desselben in den Arbeitsprozess].«

Der Behinderte soll an einem »richtigen Arbeitsplatz« beschäftigt werden, der es ihm ermöglicht, »eine Arbeit in quantitativ und qualitativ günstiger Proportion zu leisten«, also einem Arbeitsplatz »auch im Sinne des Unternehmers«. Bei der dritten Aufgabe des Arbeitgebers, der »Eingliederung des Behinderten in die betriebliche Gemeinschaft«, kommt die Ideologie des Human Engineering zum Vorschein. Hier geht es um ein Human Engineering des Behinderten. »Die geistige Einordnung und Verankerung des Behinderten in das Betriebsganze bleibt hier doch zur Hauptsache Aufgabe des Arbeitgebers.« Es kommt darauf an, dem Behinderten mit psychologischen Methoden ein Gefühl der Geborgenheit zu geben, wobei die Ergebnisse der MAYO-Schule für die Betriebsleitung von großer Bedeutung sind. Die arbeitswissenschaftlichen Methoden, die die MAYO-Schule entwickelte, sind genauso anwendbar für die Integration von Behinderten wie für die Integration von unzufriedenen und sozial gestörten Arbeitnehmern. CAPOL zitiert AERNI[269] als Grundlage für die »Eingliederung des Behinderten in die betriebliche Gemeinschaft«:

«Diese inneren Reibungswiderstände [in den Arbeitsgruppen] lassen sich in einer Belegschaft nur dann vermeiden, wenn die Leitung eines Betriebes die Entwicklung der informellen Gruppen nicht einfach dem Zufall überlässt, sondern stets darauf bedacht ist, die Bräuche und Normen dieser Arbeitsgemeinschaften in möglichst gemäßigte Bahnen zu lenken. Dabei muß sie sich vor allem darum bemühen, die maßgeblichen Führerpersönlichkeiten unter den Arbeitern für ihre Ziele zu gewinnen; denn, wenn sich diese mit der Unternehmensleitung im Einklang finden und das nötige Zutrauen zu ihren Vorgesetzten gefunden haben, werden unter ihrem Einfluß in den Gruppen zahlreiche

---

269 AERNI, K.: »Industrielle Organisation«, Abschnitt: »Die industrielle Arbeitsgruppe im Industriegetriebe«; zit. n. CAPOL [wie Fußn. 268], a. a. O.

starre Verhaltensnormen und Selbstschutzmaßnahmen unwillkürlich wegfallen oder wenigstens an Unnachgiebigkeit stark einbüßen. Damit erhält auch der innerlich selbständige Arbeiter einen großen Teil seiner ersehnten persönlichen Bewegungsfreiheit wieder zurück.

Erst wenn es der Betriebsleitung gelingt, auf diese Weise den Gruppenzwang allmählich zu lockern und so den einzelnen Arbeiter in seinem Verlangen nach einer Unabhängigkeit und Persönlichkeitsentfaltung unterstützt, wird der Einzelne in der informellen Arbeitsgruppe die Geborgenheit finden, die er sucht.«

1952 machte das Gallup-Institut eine Umfrage[270], bei der Unternehmer gefragt wurden: »Haben Sie irgendwelche Bedenken, eine Person, obwohl sie körperbehindert ist, einzustellen, wenn sie sich sonst für die betreffende Arbeit eignet?« Die Antworten lauteten:

Ja, ich habe Bedenken	10 v. H.
Keinerlei Bedenken	88 v. H.
Ohne Meinung	2 v. H.

SCHWARZ interpretiert dieses Ergebnis in gleichem Sinne wie SPAIN, der die Vorzüge der Beschäftigung von Behinderten für die Unternehmen herausstellte (siehe oben): »In diesen Antworten dürften sich die Erfahrungen widerspiegeln, die bei der Beschäftigung von Körperbehinderten bezüglich deren Beständigkeit (geringere Arbeitsplatzwechsel, selteneres Fehlen wegen Krankheit), Vorsicht (weniger Unfälle) und Fleiß (überdurchschnittliche Leistungen) gemacht werden.«[271]

---

270 ALBERT, W.: »Lösung des Schwerbeschädigtenproblems durch Arbeit«, Berlin 1956, S. 185.

271 SCHWARZ, F.: »Planvolle Gesundheitshilfe als Mittel zur Erhaltung oder Wiedergewinnung von Arbeitskraft und Arbeitsplatz«, Inaugural-Diss., Frankfurt 1960, S. 35.

In einer Analyse versucht BROZOVIĆ die »Meinung der Arbeitgeber zur Eingliederung Geistesschwacher zu erfassen.[272] Er untersucht »die Bewährung geistesschwacher Jugendlicher am Arbeitsplatz« in der Schweiz. »Über 95% der Probanden werden an ihren Arbeitsplätzen behalten, obwohl die Arbeitgeber in Bezug auf Einordnung und Arbeitsleistung bei einem Drittel nur teilweise und bei 9% nicht zufrieden sind.«[273] Ein Drittel der Arbeitgeber war bereit, unter bestimmten Voraussetzungen noch weitere Geistesschwache zu beschäftigen, wobei der Behinderte die »zugewiesenen Arbeiten geschickt« ausführen können soll und im Stande sein müsse, »einem Minimum an Anforderungen zu genügen«. Weiter meint BROZOVIĆ: »Eine reibungslose Produktion stellt an alle Beschäftigten in bezug auf soziales Verhalten und Arbeitsleistung ganz bestimmte und unabdingbare Anforderungen. Wer einem gewissen Minimum der Anforderungen nicht zu genügen vermag, ist eine Belastung für den Betrieb.«[274]

2.113 Das Abhängigkeitsverhältnis von Rehabilitation und Arbeitsmarkt

SCHEWE weist in einem Aufsatz auf den direkten Zusammenhang zwischen dem Ausmaß der Invalidität und dem Beschäftigungsgrad der Wirtschaft hin:

> »Den größten Einfluß auf die Invalidität hat der Beschäftigungsgrad der Wirtschaft. [...] Arbeitslosigkeit führt zu Invalidität, Vollbeschäftigung zu deren Rückgang. Letztere ermöglicht es, auch solche Personen im Arbeitsleben zu behalten oder darin einzugliedern, deren

---

272 BROZOVIĆ, M.: »Die Bewährung geistesschwacher Jugendlicher am Arbeitsplatz«, in: Formen und Führen, Schriften zur Psychologie, Pädagogik, Heilpädagogik und Sozialarbeit, Heft 24, Lenzburg/Schweiz 1964.

273 Ebd., S. 40 f.

274 Ebd.

Gesundheit beeinträchtigt und deren Arbeitsleistung geringer als die voll leistungsfähiger Personen ist.«[275]

Invalidität bezeichnet also einen relativen Zustand. Wie man zum Invaliden wird, hängt nicht nur vom eigenen individuellen Zustand ab, sondern mindestens ebenso von der allgemeinen Situation auf dem Arbeitsmarkt. SCHWARZ schränkt SCHEWEs Aussage etwas ein: Ein »überhöhter Beschäftigungsgrad« sei »nicht wünschenswert«, dafür sprächen »übergeordnete und gewichtigere sozialpolitische Gründe«, die er leider nicht angibt.[276] Er betont die wirtschaftliche Notwendigkeit, »vorzeitige Frühinvalidität« zu verhindern, da im Gegensatz zu früheren Zeiten »die durchschnittliche Arbeitszeit der Gesamtheit der Erwerbstätigen« durch Verlängerung der Schulzeit und Verkürzung der Arbeitszeit ständig abgenommen habe.[277] Die »Arbeitsmarktlage«; so meint SCHWARZ, sei »einer der wichtigsten Impulse und eine Vorbedingung für die Rehabilitation«.[278]

SCHRÖDER empfiehlt, bei der Umschulung und Ausbildung von Behinderten stets »die Verhältnisse auf dem Arbeitsmarkt« zu beachten, denn »von den Verhältnissen auf dem Arbeitsmarkt sind die Einstellungsmöglichkeiten der Einzugliedernden abhängig.«[279]

»Ob eine Ausbildung geeignet ist oder nicht, hängt ... vom Arbeitsmarkt ab.« Bei der Frage, ob beschäftigte Behinderte »Arbeitnehmer« im arbeitsrechtlichen Sinne und damit versicherungspflichtig sind, erkennt STROEBEL die zentrale Bedeutung des Arbeitsmarktes an. Arbeit wird von ihm als »Tätigkeit von wirtschaftlichem Wert« definiert:

---

275 SCHEWE, D.: »Die Bedeutung der vorzeitigen Invalidität«, in: Bundesarbeitsblatt, Heft 22, 1959, S. 734.

276 SCHWARZ [wie Fußn. 271], a. a. O., S. 314.

277 A. a. O., S. 315.

278 A. a. O., S. 233.

279 SCHRÖDER [wie Fußn. 255], a. a. O., S 156.

»Um Arbeitnehmer zu sein, muss man Arbeit leisten. Arbeit setzt eine Tätigkeit voraus. Aber nicht jede Tätigkeit ist Arbeit, vielmehr muß es sich um eine Tätigkeit von wirtschaftlichem Wert handeln. Betriebswirtschaftlich bloße Arbeitsübungen fallen nicht darunter. Liegt eine Tätigkeit von wirtschaftlichem Wert vor, muß die weitere Voraussetzung erfüllt sein, daß die Tätigkeit in einem Beschäftigungsverhältnis unter den üblichen Bedingungen des allgemeinen Arbeitsmarktes geleistet wird.«[280]

Bei der Frage nach den Erfolgschancen der Rehabilitationsmaßnahmen betont auch BOLL die Wichtigkeit des Arbeitsmarktes. »Die Auswirkungen der wirtschaftlichen Rezession [gemeint ist die Wirtschaftsrezession in der BRD 1967/68], die in diesen Tagen gerade hinter uns liegt«, habe »Auswirkungen auf die Unterbringungsmöglichkeiten von Behinderten in der Wirtschaft« gehabt.[281] Diese Gefahr aber sei gebannt: »Wir können feststellen, daß der begonnene Konjunkturanstieg in kurzer Zeit wieder zu einem spürbaren Arbeitskräftemangel führen wird.« Die gesellschaftspolitische Funktion der Rehabilitation wird angesichts dieser Abhängigkeit von der Konjunkturlage der Wirtschaft und der Situation auf dem Arbeitsmarkt klar: Die Rehabilitation ist im Wesentlichen eine »Anpassungsmaßnahme« (BOLL).

Qualifizierte Beschäftigungsmöglichkeiten können den Behinderten »nur noch dann möglich gemacht werden, wenn eine gezielte berufliche Anpassungs-, Qualifizierungs- oder Neuorientierungsmaßnahme vorgeht. *Ohne eine solche berufliche Anpassungsmaßnahme* wird es

---

280 STROEBEL, H.: »Soziale Sicherheit der Personen, die in Werkstätten für Behinderte beschäftigt sind«, in: Die Rehabilitation, 8. Jg., Heft 1, 1968, Stuttgart 1968, S. 5.

281 BOLL, W.: »Wandel in Methodik und Ziel der beruflichen Rehabilitation«, in: »Zehn Jahre Rehabilitation als Schlüssel zum Dauerarbeitsplatz«, Rehabilitationskongress in Heidelberg 1968, Stuttgart 1968, S. 92 f.

meist keine Unterbringung des Behinderten im Arbeitsleben mehr geben [Hervorhebungen im Original].«[282]

Auch Arbeitsplatzumsetzungen sollen unter demselben Gesichtspunkt vorgenommen werden, wobei »diese berufliche Umsetzungsmaßnahme ... vorwiegend nur noch mit einer *Anpassung* [Hervorhebung im Original] des Behinderten an neue berufliche Techniken zum Ziel führen wird«.[283] Die objektiven, außerhalb der Rehabilitationsmedizin liegenden Zwänge, die die Möglichkeiten der Rehabilitation einschränken, werden angegeben, aber nicht als solche, nämlich als Zwänge gekennzeichnet oder gar kritisiert. Dagegen werden immer wieder Möglichkeiten angedeutet, wie die Interessen des Rehabilitanden mit den Interessen der Wirtschaft in Einklang gebracht werden können.

Unter anderem habe sich die Erkenntnis durchzusetzen, »daß die *Begabung und Neigung* [Hervorhebung im Original] des Behinderten gleichrangig neben den sonstigen persönlichen Voraussetzungen und den wirtschaftlichen und arbeitsmarktpolitischen Gesichtspunkten zu stehen haben und daß sie Art und Umfang der beruflichen Rehabilitationsmaßnahme bestimmen müssen.«[284]

Es wird hier also – in idealistischer Weise – gefordert, dass (ich verwende JACOBs Begriff) der »anthropologische Wertzuwachs« bei der Rehabilitation gleichrangig neben den »pragmatischen Nutzeffekt« treten solle.

Der Einfluss der Privatwirtschaft auf das Rehabilitationswesen der Bundesrepublik und die entsprechende Gesetzgebung ist offensichtlich bedeutend. So gibt der frühere Bundesminister für Arbeit und Sozialordnung KATZER offen zu, dass sich die Gesetzgeber dem privatwirtschaftlichen Einfluss nicht entziehen könnten:

---

282 A. a. O., S. 93.
283 A. a. O., S. 96.
284 Ebd.

»Wir werden uns vielleicht daran gewöhnen müssen, daß mit der Rehabilitation auch Geld verdient wird; denn wir werden es uns nicht leisten können, die von einem privatwirtschaftlichen Unternehmertum ausgehenden Impulse von diesem Gebiet [der Rehabilitation] fernzuhalten. Eine wirksame Mißbrauchskontrolle muß allerdings gewährleistet sein.«[285]

Was geschieht mit jenen Behinderten, die aus dem einen oder anderen Grund in der Industrie nicht beschäftigt werden können? Da, wo die Industrie von der Arbeit ausschließt, beginnt der Staat zu sorgen. Für diesen Fall gibt es bestimmte Gesetze: Eines der wichtigsten ist das Bundessozialhilfegesetz (BSGH). In diesem ist eine »beschützende Werkstatt« vorgesehen (§ 47, BSGH vom 27.5.1964),

> »in der Arbeitsmöglichkeiten für Personen geschaffen sind, die wegen ihrer Behinderung unter den üblichen Bedingungen des allgemeinen Arbeitsmarktes keine Arbeit finden. Handwerks- und Industriebetriebe sind nicht geneigt und nicht in der Lage, ›geschützte Werkstätten‹ einzurichten und sich der Eingliederung dieses Personenkreises anzunehmen. Sie können diese Arbeit nur durch Aufträge unterstützen.«[286]

BLÄSIG preist das Bundessozialhilfegesetz und lehnt anderweitige gesetzliche Versicherungen für den arbeitenden Behinderten ab,

> »denn die Behinderten sind ja deshalb in den Werkstätten, weil sie (§ 16 der Eingliederungshilfeverordnung) in ihrer Behinderung unter den üblichen Bedingungen des allgemeinen Arbeitsmarktes keine Arbeit finden können.«[287]

---

285 KATZER, H.: »Rehabilitation – eine sozialpolitische Aufgabe ersten Ranges«, in: Bundesarbeitsblatt 5, Mai 1969, S. 250.

286 Siehe BLÄSIG [wie Fußn. 247], a. a. O., S. 149 ff.

287 Ebd.

Auch STROEBEL und GRIES sehen im »wettbewerbsgeschützten Arbeitsplatz« den Ausweg für die Behinderten, die sich im »Wettbewerb auf dem freien [!] Arbeitsmarkt nicht, noch nicht oder nicht mehr behaupten können.«[288] Die Bedingungen des »freien Arbeitsmarktes bestimmen, wer wettbewerbsfähig« ist oder nicht, sie bestimmen letztlich den Schweregrad der Behinderung. Wie weit können überhaupt noch die speziellen Bedürfnisse des Behinderten in die Kriterien der »Arbeitsfähigkeit« eingehen, die der »freie Arbeitsmarkt« aufstellt? Denn die Verhältnisse des freien Arbeitsmarktes bestimmen schließlich, wer Arbeit findet und wer nicht.

STROTZKA, der »geschützte Werkstätten für Körperbehinderte mit solchen für psychisch und sozial Gestörte kombinieren« will, sieht besonders günstige Chancen dafür in der Hochkonjunktur. Arbeitswissenschaft und Arbeitsämter sollen der Rehabilitation zu Hilfe kommen. »In den Zeiten der Hochkonjunktur ist es aber relativ leicht, derartige Systeme zu entwickeln.«[289] Nach MEISEL (Ltd. Verwaltungsdirektor der Bundesanstalt für Arbeit) sollen die Behinderten-Werkstätten »den besonderen Verhältnissen jener Behinderten Rechnung tragen, die wegen Art und Schwere ihrer Behinderungen den Anforderungen auf dem allgemeinen Arbeitsmarkt nicht gerecht werden können.« Diese Sonderwerkstätten haben dann die Funktion, »Behinderte für eine Eingliederung in den allgemeinen Arbeitsmarkt vorzubereiten oder sie auf Dauer zu beschäftigen.«[290] Da aber die Quote der möglichen Wiedereingliederung weitgehend von der Arbeitsmarktlage abhängig ist, entscheidet diese auch darüber, wer dem »allgemeinen Arbeitsmarkt« gerecht wird und voll

288 STROEBEL, H. und GRIES, G.: »Die Werkstatt für Behinderte (beschützende Werkstatt)«, in: Bundesarbeitsblatt 5, Mai 1969, S. 302 ff.

289 STROTZKA, H.: »Einführung in die Sozialpsychiatrie«, Hamburg 1968, S. 30.

290 MEISEL, H.: »Rehabilitation. Maßnahmen der Bundesanstalt«, in: Der Arbeitgeber, Heft 20, 23. Oktober 1970, S. 844 f.

rehabilitiert werden kann und wer ihm nicht gerecht wird und in eine Behinderten-Werkstatt einzuweisen ist.

Man könnte sich nun – analog zur Rehabilitation der Körperbehinderten – vorstellen, dass die Arbeitsmarktlage der Hochkonjunktur auch die »Rehabilitation« von Strafgefangenen[291] im Sinne einer Wiedereingliederung ins Arbeitsleben vorantreibt. Einen interessanten Hinweis erhalten wir aus dem Sozialbericht 1970, in dem es heißt, dass »auch aus volkswirtschaftlicher und arbeitsmarktpolitischer Sicht ... die völlige Ausgliederung der Strafgefangenen (z. Zt. 60.000) aus dem Arbeitsprozess nicht zu vertreten ist«.[292] Die Bedeutung des Arbeitsmarktes für *jegliche* Rehabilitation wird uns hier mit einem Schlage klar!

Die Bemühung der gegenwärtigen Rehabilitationsmedizin läuft natürlich darauf hinaus, die Behinderten soweit fit zu machen, dass sie sich auf dem allgemeinen Arbeitsmarkt behaupten können und nicht auf Sondereinrichtungen angewiesen sind, z. B. »beschützende Werkstätten«. SEIFRIZ, Minister für Bundesangelegenheiten des Landes Baden-Württemberg, möchte das Rehabilitationswesen so perfektioniert sehen, dass sich die Rehabilitierten am Ende des Rehabilitationsprozesses auf dem normalen Arbeitsmarkt behaupten können.

---

291 In einem politisch-juristischen Sinne spricht man von »Rehabilitierung«; siehe z. B. die arbeitsrechtliche Studie von HEILMANN, A.: »Verdachtskündigung und Wiedereinstellung nach Rehabilitierung«, Inaugural-Diss., Heidelberg 1964; insbesondere betrifft dies die »Rehabilitierung« von politischen Strafgefangenen oder Verurteilten (so wurden in Osteuropa viele politische Sträflinge der stalinistischen Ära später »rehabilitiert«).

292 Zit. n. SCHMID, JOACHIM, KOENIGS, KRÜGER, MÄNICKE, VORBER: »Die Widersprüche des westdeutschen Kapitalismus und die Wirtschaftspolitik der SPD«, in: Kursbuch 21, September 1970, S. 47; in diesem Aufsatz heißt es dazu: »... der Zwang des Kapitals nach Verwertung seiner selbst macht nicht einmal halt vor denen, die von der durch es strukturierten Gesellschaft zuvor in die Kriminalität getrieben wurden.«

So sollen »die Rehabilitanden vor allem qualifizierten Berufen zugeführt werden, die in Zukunft dringend Arbeitskräfte benötigen, auch wenn einmal die Konjunktur etwas rückläufig werden sollte. ... Der Rehabilitand soll nach erfolgtem Abschluss seiner Ausbildung nicht aufgrund eines Gesetzes Beschäftigung in der Wirtschaft finden, sondern weil die Wirtschaft nach ihm fragt.«[293]

SEIFRIZ, der die Rehabilitation als wirtschaftlich notwendig ansieht und die Anpassung des Rehabilitationswesen an die Bedürfnisse der Wirtschaft als notwendig und wünschenswert darstellt, findet Anklang bei den Rehabilitationsmedizinern. Zum Beispiel bei BOLL (siehe oben: »Ohne eine solche berufliche Anpassungsmaßnahme wird es meist keine Unterbringung des Behinderten auf dem Arbeitsmarkt mehr geben.«)[294]; zum Beispiel bei SCHETTLER:

»... die jüngste, überwundene Wirtschaftsrezession hat uns gelehrt, daß der sogenannte *soziale* [Hervorhebung im Original] Arbeitsplatz den Forderungen der Wirtschaftlichkeit und der Rationalisierung nicht standhält. Der Behinderte und Gesundheitsgeschädigte kann in einer vom Wettbewerb beherrschten Wirtschaft seinen Arbeitsplatz nur erhalten und bewahren, wenn er durch qualifizierte Anpassungs-, Fortbildungs- oder Umschulungsmaßnahmen auf diesen Arbeitsplatz vorbereitet worden ist.«[295]

Auch bei WEISBACH finden wir den Gedanken, dass der Behinderte überdurchschnittlich gut arbeiten und durch die Rehabilitation auf ein überdurchschnittliches Niveau gehoben werden müsse, um trotz seines Handicaps konkurrenzfähig zu sein.

---

293 SEIFRIZ, in: BLÄSIG [wie Fußn. 247], a. a. O., S. 149 ff.

294 Siehe BOLL [wie Fußn. 281], a. a. O., S. 93.

295 SCHETTLER, G.: »Zusammenfassung und Ausblick« (zum Abschluss des Heidelberger Rehabilitationskongresses von 1968), in: Information Nr. 5 des Berufsförderungswerkes Heidelberg, Juli 1968, S. 2-7.

»Bei der Ertüchtigung der Versicherten kommt es wesentlich darauf an, die beruflichen Fertigkeiten nicht allein bis zum Niveau des gesunden Durchschnittsarbeiters vorzutreiben, sondern darüber hinaus bis zur überdurchschnittlichen Qualitätsarbeit zu bringen, welche auf dem allgemeinen Arbeitsmarkt gut konkurrenzfähig wird.«[296]

Unter der Überschrift »Anpassung ist das Gebot in der Stunde« wird in einem Informationsblatt eines der bedeutendsten Rehabilitationszentren in der BRD allen an einer Rehabilitation Interessierten unmissverständlich klar gemacht, dass sich die Forderungen an den einzelnen Rehabilitanden verschärft hätten, besonders unter dem neuen Arbeitsförderungsgesetz.

»Man kann davon ausgehen, daß nach Anwendung des Arbeitsförderungsgesetzes in großer Zahl qualifiziert ausgebildete Arbeitnehmer Arbeitsplätze besetzen werden. Die seitherige Begünstigung des Behinderten, im Rahmen der Rehabilitation zu einer hochwertigen beruflichen Anpassung mit Familienversorgung während der Eingliederungsmaßnahme und zu ähnlichen Vorleistungen zu kommen, fällt weitgehend weg, da nun für viele andere gleiches möglich ist.«[297]

Die Frage, ob sich dadurch die Chancen des Behinderten verringern würden, könnte man »getrost verneinen, wenn alle Möglichkeiten der Vorbereitung, der Durchführung und der nachgehenden Leistungen bei der Eingliederung von Behinderten in Arbeit, Beruf und Gesellschaft ausgeschöpft werden.«

Wenn nur eine »umfassende Rehabilitationsmaßnahme zeitgerechter Art« durchgeführt werde, sei die Eingliederung des Behinderten und häufig sein »beruflicher und sozialer Aufstieg« gesichert. Im anderen Fall aber

---

296 WEISBACH [wie Fußn. 238], a. a. O., S. 100.

297 Siehe »Information« Nr. 4 des Berufsförderungswerkes Heidelberg, 1968, S. 1 f.

gerate man in ein »Dilemma«, aus dem es keinen »brauchbaren Ausweg«
mehr gebe:

> »denn ganz abgesehen davon, dass ›sozialer Arbeitsplatz‹ oder ›Behin-
> dertenberuf‹ über kurz oder lang zur Frühinvalidität führen, hat die
> veränderte Wirtschaft Arbeitsplätze dieser Art kaum noch zu verge-
> ben.«

So ergibt sich für die Rehabilitanden nur ein Entweder-oder, ein Vogel-
friss-oder-stirb:

> »Wer sich nicht anpassen kann oder will, muß damit rechnen, in ab-
> sehbarer Zeit von den Rehabilitationsträgern nicht mehr berücksich-
> tigt zu werden.«[298]

2.114 Zur Diskriminierung leistungsgeschwächter Arbeitnehmer

Eine Studie über die »Probleme der Wiederbeschäftigung älterer oder
behinderter Arbeitnehmer« der Europäischen Gemeinschaft für
Kohle und Stahl (EGKS)[299] zeigt die Parallelen auf zwischen der Situation
der *behinderten* und der *älteren* Arbeitnehmer auf dem Arbeitsmarkt. Die
Bundesrepublik Deutschland, Frankreich, Belgien und die Niederlande
werden miteinander verglichen. Ich werde vorwiegend auf *die* Ergebnisse
hinweisen, die die Bundesrepublik betreffen. Über die Arbeitslosigkeit der
behinderten Arbeitnehmer heißt es:

> «Die Arbeitslosenquote dieser Gruppe hat sich mit dem Rückgang der
> allgemeinen Arbeitslosigkeit verringert, allerdings nicht im gleichen

---

298 Ebd.

299 »Probleme der Wiederbeschäftigung älterer oder behinderter Arbeitneh-
     mer. Rechtliche und soziale Aspekte«, hg. von der Europäischen Gemein-
     schaft für Kohle und Stahl, Kommission der Europäischen Gemeinschaften,
     Luxemburg 1967.

Umfang. In der Bundesrepublik, wo sich die Zahl der stark behinderten Arbeitslosen im Oktober 1953 auf 35.000 belief, waren im Oktober 1964 nur noch 4.500 zu verzeichnen; diese Zahl macht jedoch 6,4% der gemeldeten Arbeitslosen aus.«[300]

Die Ursachen dieser starken Arbeitslosigkeit älterer und/oder behinderter Arbeitnehmer wird bei den »Sozialpartnern« gesucht.

»Hier sind ohne Zweifel gewisse mehr oder weniger gerechtfertigte Vorurteile der Arbeitgeber im Spiel, die vor allem in der Festsetzung von Altersgrenzen ihren Niederschlag finden. Genau so offensichtlich ist es, dass sich ein großer Teil der Betroffenen selbst nicht genügend bemüht, einen Arbeitsplatz zu behalten oder zu finden.«[301]

Die Studie spricht von einer »Diskriminierung« der behinderten Arbeitnehmer, die darin besteht, »daß die Bewerber gewissen Anforderungen in bezug auf das Leistungsvermögen genügen müssen, das durch ärztliche Untersuchung vor der Einstellung festgestellt wird.« Die deutschen Rechtsvorschriften unterscheiden zwischen Erwerbsunfähigkeit und Berufsunfähigkeit, wobei die Behinderten der ersten Gruppe überhaupt keine Tätigkeit ausüben und eine Höchstrente erhalten, die Berufsunfähigen dagegen, »die zwar nicht mehr ihren früheren Beruf, wohl aber andere Tätigkeit ausüben können, erhalten eine niedrigere Rente, die zu ihrem neuen Arbeitsentgelt hinzukommt.«[302] Die Entlassung behinderter Arbeitnehmer »ist zwar im Allgemeinen nicht absolut unmöglich, doch ist sie für den Arbeitgeber wegen der damit verbundenen besonderen Formalitäten schwieriger oder kostspieliger.« Hier gewährt das Schwerbeschädigtengesetz einen gewissen Schutz. Im Gegensatz zu den Beneluxländern, wo die Gesetze über die Beschäftigung Schwerbehinderter für alle behinderten Arbeitnehmer gilt, »unabhängig von der Ursache ihrer

---

300 Ebd., S. 21.
301 A. a. O., S. 25.
302 A. a. O., S. 35.

Behinderung«, werden in der deutschen Gesetzgebung nur »die Personen berücksichtigt, die eine Einbuße ihre Erwerbsfähigkeit im Dienste der Allgemeinheit erlitten haben, also die Kriegsbeschädigten und die Arbeitsopfer.«[303]

Nach der deutschen Gesetzgebung bleibt es allein dem Arbeitgeber überlassen, auf welchen Arbeitsplätzen er die Betreffenden beschäftigen will.

Die Studie untersucht auch die Initiativen der Unternehmen, die es dem Behinderten erleichtern oder überhaupt erst ermöglichen sollen, im Betrieb zu arbeiten. Obwohl eine Verkürzung der Arbeitszeit, also Teilzeitbeschäftigung, es den behinderten Arbeitnehmern häufig ermöglichen würde, ihre frühere Beschäftigung wieder auszuüben, scheine sich diese Lösung »nicht allgemeiner Beliebtheit zu erfreuen«:

«Die Teilzeitbeschäftigung ist nach wie vor, besonders bei den männlichen Arbeitskräften, selten. In der BRD wurde bei einer Zählung im Jahre 1961 festgestellt, daß 5% der Arbeitnehmer (984.000) und 9% der Arbeitnehmerinnen (857. 000) eine Teilzeitbeschäftigung ausübten. ... Außerdem wollen die Arbeitgeber mit der Einführung der Teilzeitbeschäftigung eher solchen Personen einen Anreiz zur Arbeit bieten, die bis dahin untätig waren, statt die Arbeit der bereits beschäftigten Arbeitnehmer zu erleichtern.«[304]

Die Unternehmer argumentieren gegen die Teilzeitbeschäftigung. Sie »führen die mit der Teilzeitarbeit verbundenen Organisationsschwierigkeiten und die relative Erhöhung der dadurch entstehende Nebenkosten an. Die Ausbildungskosten, die Aufgaben der Personalverwaltung, die Lasten der Sozialeinrichtungen und auch die Beiträge der

---

303 A. a. O. S. 50.

304 A. a. O., S. 57.

sozialen Sicherheit sind vergleichsweise höher, wenn die Belegschaft zum Teil aus halbtägig beschäftigtem Personal besteht.«[305]

Die von manchen Großbetrieben eingerichteten Sonderwerkstätten sollen zwei Funktionen erfüllen: »einerseits nehmen sie rekonvaleszente Arbeitnehmer auf, bis sie ihre volle Erwerbsfähigkeit wiedererlangt haben; zum anderen besteht ihre Aufgabe in der ständigen Beschäftigung von Arbeitnehmern, die wegen ihres Alters oder körperlicher Schäden auf ihrem ursprünglichen Arbeitsplatz nicht mehr eingesetzt werden können.«[306]

Als ein positives Beispiel einer Sonderwerkstätte werden die Alters- und Invalidenwerkstätten der Völklinger Hütte (Saarland) erwähnt. »Sie nehmen in ihre verschiedenen Abteilungen ... vorübergehend oder endgültig durchschnittlich etwa 330 Arbeitnehmer auf, von denen etwa 40% eine Erwerbsminderung von mehr als 50% haben. Die Betreffenden gelten als vollwertige Arbeitskräfte und erhalten auch während der gesamten Dauer ihrer dortigen Tätigkeit den Lohn, auf den sie nach den geltenden Tarifverträgen Anspruch haben. Falls keine werksärztlichen Bedenken vorliegen, können die vorübergehend Behinderten nach ihrem Aufenthalt in den Werkstätten wieder an ihren ursprünglichen Arbeitsplatz zurückkehren.«[307]

Diese Studie der EGKS zeigt vor allem, dass nicht nur die Gruppe der Behinderten mit Beschäftigungsproblemen konfrontiert wird, sondern alle leistungsgeschwächten Arbeitnehmer, also auch die älteren. So heißt es in der »Schlussfolgerung«:

»Aus dieser ... Übersicht geht davor, daß sich die öffentlichen und privaten Stellen ... bisher weniger um die Beschäftigung der älteren Arbeitnehmer bemüht und infolgedessen auch nicht so viele Maßnahmen

---

305 A. a. O., S. 58.
306 A. a. O., S. 65 f.
307 Ebd.

zu ihren Gunsten eingeleitet haben wie für die behinderten Arbeitnehmer. ... Die von den Arbeitgebern als leistungsgeschwächt, vom Gesetz
jedoch als nicht behindert betrachteten Arbeitnehmer, die keine andere Krankheit aufweisen als ein vorgerücktes Alter ... erhalten auch
keine rechtlichen oder finanziellen Vorteile, wie sie für die Behinderten eingeführt wurden.«[308]

Als einen wichtigen neu gewonnenen Aspekt können wir aus der
soeben behandelten Studie festhalten, dass das Beschäftigungsproblem
nicht ein spezielles Problem für die Gruppe der behinderten Arbeitnehmer ist, sondern ein allgemeines Problem aller Arbeitnehmer. Bei den gegenwärtigen Bedingungen des Arbeitsmarktes haben alle, die nur in den
Verdacht einer Leistungsschwäche kommen, also vor allem ältere Arbeitnehmer, große Probleme, eine Arbeit zu finden und ihren Lebensunterhalt
zu verdienen.

2.115 Resümee

Alle Beiträge zur Rehabilitationsproblematik, die in diesem Kapitel zitiert werden, weisen auf eine gewisse Abhängigkeit des Rehabilitationswesens von den gesellschaftlichen Verhältnissen hin, freilich in ver-
schiedenem Kontext. Erstaunlicherweise stimmen fast alle zitierten Autoren: Mediziner, Politiker und Unternehmer darin überein, dass der Erfolg
und die Möglichkeiten der Rehabilitation von der (wirtschaftlichen) Konjunktur und der Lage auf dem Arbeitsmarkt abhängig sind. Kritik an diesem Abhängigkeitsverhältnis wird nicht geübt – oder kann nicht geübt
werden. Gesellschaftskritisch-anthropologische Ansätze (siehe JACOB)
sind in der westlichen Literatur über Rehabilitationsmedizin selten zu

---

308 A. a. O., S. 125.

finden. Es überwiegen jene mehr funktionalistischen Ansätze, die die gegebenen gesellschaftlichen Verhältnisse hinnehmen und mehr diejenigen Methoden in den Vordergrund stellen, die pauschal gesagt die Anpassung des Einzelnen an die wirtschaftlichen Bedingungen möglichst weit vorantreiben wollen (siehe DELIUS, BOLL, SCHETTLER, SEIFRIZ).

Trotz der vielfach als nachteilig erkannten Abhängigkeit der Rehabilitation von den gesellschaftlichen Verhältnissen wird ein Überwiegen des Interesses »der Gesellschaft« über das Interesse des Einzelnen bei der Rehabilitation nicht zugegeben. Vielmehr wird behauptet, dass ein Interessenausgleich stattfinde, dass das Interesse des Einzelnen gleichberechtigt neben dem Interesse der Gesellschaft stehe, dass Ersteres sogar den Vorrang bei der Rehabilitation habe, wie einzelne Autoren meinen (SEIFRIZ). Die Interessen der Gesellschaft an der Rehabilitation sind ökonomischer Art: z. B. Steuereinsparungen, Selbstbehauptung des Staates gegenüber Auflösungsbedrohungen, *profit-making* der Betriebe (was dem Einzelnen wieder zugutekomme) und Verbesserung der Wettbewerbsfähigkeit der Wirtschaft. Die Interessen des Einzelnen leiten sich ab von humanitären und »philosophischen« Gesichtspunkten; wie z. B. Wiederherstellung der »Menschenwürde« und der Vorrang des Menschen als »Geschöpf Gottes«. Wenn diese angeblichen Interessen des Einzelnen nur über die Tatsache hinwegtäuschen sollen, dass das maßgebliche Interesse ein wirtschaftliches Profitinteresse ist, ist man wohl berechtigt, von einer Rehabilitationsideologie zu sprechen. Wenn wir die Rehabilitationsmaßnahmen im Hinblick auf den einzelnen Rehabilitanden in weiteren Abschnitten analysieren, insbesondere den Arbeits- und Leistungsbegriff untersuchen, so wird sich vielleicht der Ideologiecharakter der Literatur über Rehabilitationsmedizin noch deutlicher abzeichnen.

2.12 Die gesetzlichen Grundlagen des Rehabilitationswesens in der Bundesrepublik Deutschland

In diesem Abschnitt möchte ich einen kurzen Überblick über die gesetzlichen Grundlagen des Rehabilitationswesen in der Bundesrepublik Deutschland geben. Auf der einen Seite ermöglichen diese Gesetze überhaupt erst die Rehabilitation, auf der anderen Seite schränken Sie ihre Möglichkeiten weitgehend ein, wie wir noch sehen werden. Diese Gesetze sollen als objektive gesellschaftliche Bestimmungen über das Rehabilitationswesen hier kurz angeführt werden, nachdem wir ja schon vorher auf die subjektiven Einstellungen der im Rehabilitationswesen aktiv Beschäftigten eingegangen sind. Ich möchte hier nur die Gesetzgebung der BRD[309] behandeln, also jene Gegenüberstellung von DDR, BRD und Großbritannien in diesem Kapitel nicht weiterführen. Eine durchgehende Gegenüberstellung der drei genannten Staaten auf dem Gebiet der Rehabilitation scheint mir vom aufgegebenen Thema her nicht notwendig zu sein, wenngleich sie im Rahmen einer vergleichenden Analyse der verschiedenen Gesundheitssysteme wohl interessant wäre. Aber dies war nicht Aufgabe dieser Arbeit.[310] Ich werde mich in diesem Kapitel also hauptsächlich auf die wesentlichen Gesetze in der BRD beschränken.

---

309 Anmerkung von 2021: Zur Zeit der Abfassung der Dissertation war die Kurzbezeichnung »BRD« in der Öffentlichkeit weitgehend verpönt, da sie als ein quasi gleichberechtigtes Analogon zur Bezeichnung »DDR« erschien, wie man die »Deutsche Demokratische Republik« in Westdeutschland durchweg bezeichnete – im Gegensatz zur ostdeutschen Sprachregelung, die auf dem vollen Namen ihres Staatsgebiets bestand. Ich folge durchgehend meiner ursprünglichen Schreibweise.

310 Der Versuch einer solchen vergleichenden Analyse stellt z. B. die Dissertation von R. SCHRÖDER [wie Fußn. 255] dar.

Hier will ich nur einige wenige wichtige Punkte der Entwicklung der Rechtsgrundlagen der Rehabilitation hervorheben. Schon 1832 gab es in Deutschland so etwas wie eine Rehabilitationswerkstatt: Johann NEPOMUK, Edler von Kurz, gründete die »Handwerksschule für krüppelhafte Kinder« in Nürnberg.[311] Diese Anstalt wurde 1854 vom bayerischen Staat als »Zentralstelle für Erziehung und Bildung krüppelhafter Kinder« übernommen. 1844 schon forderte BUSS die Ausdehnung der »Krüppelfürsorge« auf Erwachsene.[312] Freilich sollte es noch lange dauern, bis für eine Rehabilitation Gesetzesgrundlagen geschaffen wurden. Die Sozialgesetze von 1884 zielten nicht auf eine Rehabilitation ab, ebenso wenig die von 1911.[313] Letztere wurden in Form der »Reichsversicherungsordnung« (RVO) erst 1957 – in der BRD – durch die Neuregelungsgesetze ausdrücklich auch für eine Rehabilitation in Dienst gestellt. Private Initiativen durch Privatpersonen oder Wohlfahrtsverbände auf dem Gebiet der Fürsorge von Körperbehinderten gingen den gesetzlichen Regelungen weit voraus. Freilich hatten die entsprechenden Anstalten vielfach mehr eine

---

311 Siehe GAUTSCH, R.: »Zur historischen Entwicklung der Rehabilitation der Körperbehinderten und die Einschätzung von Rehabilitationsergebnissen der Schwerbeschädigtenschule Dresden«, Inaugural-Diss. Dresden 1965, S. 10 ff.

312 Siehe BUSS; Ritter von F. J.: »System der gesamten Krankenpflege nach den Werken des Herren von Girardo und nach eigenen Ansichten«, Stuttgart 1846.

313 Die Krankenversicherung wurde im Zweiten Buch, die Unfallversicherung im Dritten Buch und die Rentenversicherung im Vierten Buch der Reichsversicherungsordnung (RVO) vom 19. Juli 1911 geregelt; ausführliche Darstellung siehe VOGT, F. »Die Rechtsgrundlagen für die Rehabilitation der Behinderten«, Frankfurt 1965.

Ausgrenzungs- als eine Wiedereingliederungsfunktion. Es gab also schon lange vor den gesetzlichen Regelungen eine Reihe von Initiativen der Behindertenfürsorge, die heute als Vorläufer der modernen Rehabilitation angesehen werden.[314]

So wurde 1899 der »Verband der deutschen evangelischen Anstalten für Körperbehinderte« gegründet, der 1900 schon 13 »Krüppelheime« auf sich vereinigte. 1904 folgte die katholische »Josefsgesellschaft«. Besonders zu erwähnen ist das Werk BIESALSKIs, der ein wichtiger Initiator des Preußischen Krüppelfürsorgegesetzes war.[315]

BIESALSKI hatte zu diesem Gesetz, das 1920 verabschiedet wurde, wichtige Vorarbeiten geleistet. 1906 führte er mit Unterstützung der Bundesregierung eine Zählung jugendlicher Körperbehinderter durch;[316] er stellte einen »Entwicklungsplan« mit der Zielsetzung auf, die Behinderten wieder zu »wirtschaftlicher Selbständigkeit« zu führen. 1910 wurde mit auf BIESALSKIs Initiative hin die »Deutsche Vereinigung für Krüppelfürsorge« gegründet, die 1943 ihre Tätigkeit praktisch einstellte und 1949 in der Bundesrepublik neu als »Deutsche Vereinigung für Körperbehindertenfürsorge« geschaffen wurde. Bevor wir auf die heute aktuellen Gesetze eingehen, möchte ich in einer knappen Zusammenfassung die geschichtliche Entwicklung der Rehabilitationsgesetzgebung wiedergeben:

---

314 Siehe z. B. GAUTSCH [wie Fußn. 311].

315 Das Preußische Krüppelfürsorgegesetz von 1920 beinhaltete vor allem folgende Punkte: (1) Krüppelfürsorge; (2) Anzeigepflicht der Krüppel, vor allem durch Ärzte, Hebammen und Sportlehrer; (3) Beratung der Personen, die durch die Gefahr einer Verkrüppelung bedroht sind; (4) Errichtung von wenigstens einer Fürsorgestelle pro Land bzw. Stadtkreis.

316 Die Untersuchung von BIESALSKI ergab, dass in Deutschland 1906 auf 10.000 Einwohner 15 Krüppel kamen; vgl. GAUTSCH [wie Fußn. 311], a. a. O., S. 10 ff.; siehe auch BIESALSKI, K. »Leitfaden der Krüppelfürsorge«, Leipzig 1922; zur Biographie BIESALSKIs beachte Hohmann, G.: »Zum 100. Geburtstag von Konrad BIESALSKI«, in: Die Rehabilitation, Zeitschrift, 7. Jg., Heft 3, Stuttgart 1968, S. 90 ff.

1880 wurde der deutsche Verein für private und öffentliche Fürsorge gegründet. Er fällt in die Zeit der Einführung einer sozialen Gesetzgebung in Deutschland.

1919 wurde eine Verordnung über die soziale Fürsorge für Kriegsgeschädigte und Kriegsbehinderte erlassen.

Am 6. Mai 1920 trat das Preußische Krüppelfürsorgegesetz in Kraft (Pr.GS 1920, Nr. 11893, S. 289). Dieses Gesetz »galt in Preußen bzw. nach 1945 in den ehemaligen preußischen Gebieten bis zum Inkrafttreten des Gesetzes über die Fürsorge für Körperbehinderte und von einer Körperbehinderung bedrohte Personen (KBG) vom 27.2.1957 (BGBl. S. 147)«. [317]

12.01.1920: Gesetz über die Beschäftigung Schwerbeschädigter.

13.02.1924: Fürsorgesorgepflichtverordnung.

16.07.1927: Gesetz über Arbeitsvermittlung und Arbeitslosenversicherung.

2.122 Rehabilitation im Bereich der Sozialversicherung

Die Rechtsvorschriften über Rehabilitationsmaßnahmen und -hilfen im Bereich der Sozialversicherung wollen wir gesondert von den anderen Gesetzen behandeln. Es handelt sich im Einzelnen um die gesetzliche Rentenversicherung (RV), Unfallversicherung (UV) und Krankenversicherung (KV). Es gibt in der BRD verschiedene »Rehabilitationsträger«, die für verschiedene Personenkreise oder Arten der Behinderung eintreten. Bei diesen »Gruppen von Rehabilitationsträgern« handelt es sich der Größenordnung nach um

---

317 BEHNISCH, O.: »Maßnahmen zur Früherkennung und Früherfassung Rehabilitationsbedürftiger«, in: Bundesarbeitsblatt 7/65, S. 255-259.

a. Träger der gesetzlichen RV

b. Träger der gesetzlichen UV

c. Träger der Sozialhilfe und der freien Wohlfahrtspflege

d. Träger der Kriegsopferversorgung

e. Landwirtschaftliche Alterskassen

f. Bundesanstalt für Arbeitsvermittlung und Arbeitslosenversicherung.[318]

Die Renten- und Unfallversicherung führen 85% aller Rehabilitationen in der BRD durch und sind somit die weitaus wichtigsten Rehabilitationsträger. Im Folgenden werden wir insbesondere auf sie einzugehen haben. Hinsichtlich der Krankheitsursache und -art (die man ja letztlich kaum voneinander trennen kann) ist eine Arbeitsteilung zwischen der RV und der UV festzustellen:

»Die Rentenversicherung gewährt Rehabilitationsmaßnahmen vorwiegend für Versicherte, die durch langfristige innere Leiden (z. B. Herzkreislauferkrankungen, Rheuma, Tuberkulose) behindert sind. Die Unfallversicherung als Sondersystem gewährt Rehabilitationsmaßnahmen, wenn die Behinderung auf einem Arbeitsunfall oder einer Berufskrankheit beruht.«[319] Die Krankenversicherung »ist nicht darauf gerichtet, Dauerschäden auszugleichen. Dies ist vielmehr die Aufgabe des gesetzlichen RV und UV.«[320]

---

318 Siehe die vom Verband Deutscher Rentenversicherungträger herausgegebene Broschüre »Rehabilitation«, Frankfurt 1969, S. 10.

319 A. a. O., S. 16.

320 VOGT [wie Fußn. 313], S. 35.

a. Die Rentenversicherung (RV)

Für die RV der Arbeiter, Angestellten und der Arbeitnehmer in knappschaftlichen Betrieben bestehen jeweils besondere gesetzliche Regelungen.[321] Bis zu den Neuregelungsgesetzen aus dem Jahre 1957 hatte die RV im Wesentlichen Renten wegen Berufs- oder Erwerbsunfähigkeit bzw. wegen der Erreichung der Altersgrenze auszuzahlen. Mit den Neuregelungsgesetzen stellte der Gesetzgeber die »Maßnahmen zur Erhaltung, Besserung und Wiederherstellung der Erwerbsfähigkeit« an die Spitze der Leistungen der gesetzlichen Rentenversicherungen. Die Bundesregierung schrieb zum Entwurf des Arbeiterrentenversicherungs-Neuregelungsgesetzes, dass versucht werden müsse, den bisherigen Zustand »sowohl im Interesse der durch die vorzeitige Invalidität hart betroffenen Versicherten selbst als auch im Interesse der Gesamtbevölkerung« zu ändern.[322]

> »Ziel der Rentenversicherung im Falle der Invalidität eines Versicherten ist nicht mehr in erster Linie die Gewährung von Renten, sondern die Wiedereingliederung des Versicherten in das Erwerbsleben.«[323]

Erst mit den Rentenversicherungs-Neuregelungsgesetzen vom 23.2. 1957 hat die Rehabilitation einen Aufschwung genommen. Sie wurde in diesen Gesetzen als festgelegte Leistung in der Rentenversicherung der Arbeiter und Angestellten sowie der knappschaftlichen Rentenversicherung eingeführt.

> »Man wird aus der Begründung zum Gesetz und der Stellung im Gesetz [gemeint ist das Rentenversicherungs-Neuregelungsgesetz] schließen müssen, daß die Rehabilitation Vorrang hat vor der Rente, das heißt zuerst müssen die Rentenversicherungsträger prüfen, ob die

---

321   A. a. O., S. 46.

322   Siehe Bundesdrucksache 2437, S. 66.

323   VOGT [wie Fußn. 313], S. 47.

Erwerbsfähigkeit durch Maßnahmen zur Wiederherstellung der Gesundheit oder berufsfördernde Maßnahmen wieder erreicht werden kann. Erst wenn das zu verneinen ist, ist dann Rente zu zahlen.«[324]

SCHMIDT weist darauf hin, dass der Begriff »Rehabilitation« nicht in den Rentenversicherungs-Neuregelungsgesetzen auftauche, vielmehr sei »von Maßnahmen zur Erhaltung, Besserung und Wiederherstellung der Erwerbsfähigkeit« die Rede.[325]

Die gesetzlichen Maßnahmen, die die Bundesversicherungsanstalt für Angestellte (BfA) gewähren kann, umfasst die Heilbehandlung, Berufsförderung und die soziale Betreuung. »Die Wiederherstellung und Wiedereingliederung ist ein ineinandergreifender Prozeß. Die soziale Rehabilitation kann schon neben der medizinischen einhergehen und diese in ihrem Erfolg sogar wesentlich und positiv beeinflussen.«[326]

SCHMIDT zählt die Erfolge der BfA auf: »Von den bisher auf Veranlassung der BfA umgeschulte Betreuten wurden

75% in einen neuen Beruf vermittelt,

13% noch nicht vermittelt oder wieder als im Arbeitsprozess befindlich gemeldet,

10% wegen Krankheit oder Gebrechen aus der Umschulung entlassen,

2% mangels Umschulungserfolges als nicht vermittlungsfähig festgestellt.

Von den Betreuten waren 50% Rentner oder Rentenantragsteller.«[327]

---

324 BENESCH [wie Fußn. 250].

325 SCHMIDT, R.: »Die Rehabilitation und ihre praktische Durchführung«, in: Die Angestelltenversicherung, Zeitschrift der BfA, Heft 8/9, Berlin 1960, Sonderdruck, S. 1.

326 A. a. O., S. 9.

327 A. a. O., S. 23.

Ich möchte hier nicht im Einzelnen auf die Regelleistungen eingehen, es seien nur die wesentlichen Punkte hervorgehoben. Pauschal heißt es: »Nach den gesetzlichen Vorschriften können Versicherten, deren Erwerbsfähigkeit infolge von Krankheit oder anderen Gebrechen oder Schwäche ihrer körperlichen oder geistigen Kräfte gefährdet oder gemindert ist, Heilbehandlung, Berufsförderung und soziale Betreuung gewährt werden.«[328] Schon hier muss unterstrichen werden, dass, obwohl der Rehabilitation eine Vorrangstellung eingeräumt wird, die Rehabilitationsmaßnahmen *Kannleistungen* der RV darstellen, »also freiwillige Leistungen, deren Gewährung in das pflichtgemäße Ermessen der Versicherungsträger gestellt ist.«[329] Fälschlicherweise wird vielfach von einer »gesetzlichen Pflichtleistung« der RV gesprochen, was den tatsächlichen Sachverhalt verschleiert. Auf diesen Widerspruch zwischen der angeblichen Vorrangstellung der Rehabilitation einerseits und der Kannleistung der RV bezüglich der Rehabilitationsmaßnahmen andererseits weist auch VOGT vom Bundesministerium des Inneren hin.

»Daß dieser [Widerspruch] in den gesetzlichen Bestimmungen deutlich zum Ausdruck kommenden Pflicht der Träger der RV ... nicht ein subjektives öffentliches Recht der Versicherten gegenübergestellt wurde, erscheint nicht ganz verständlich. Der Hinweis, daß ein Rechtsanspruch auf Maßnahmen zur Erhaltung, Besserung oder Wiederherstellung der Erwerbsfähigkeit deswegen nicht vorgesehen sei, um unnötige Prozesse zu vermeiden, vermag nicht zu überzeugen.«[330]

Die Rehabilitationsmaßnahmen dürfen in der Regel nicht länger als ein Jahr dauern. Für die Berufsförderung gilt eine Höchstdauer von drei Jahren. In bestimmten Fällen ist es aufgrund der gesetzlichen Regelungen für die RV möglich, die Rente ganz oder teilweise zu entziehen, wenn sich der

---

328 Siehe SCHWARZ [wie Fußn. 271], a. a. O., S. 170.
329 A. a. O., S. 172.
330 VOGT [wie Fußn. 313], a. a. O., S. 48.

Versicherte »ohne triftigen Grund den Rehabilitationsmaßnahmen entzieht.«[331] DEBUS spricht hier von einer »raffinierten Rentenquetsche«.[332]
Die Möglichkeit des Rentenentzugs wird vielfach kritisiert. Das Hauptar-
gument lautet immer wieder, dass sich Rehabilitation und Zwangsmaß-
nahme gegenseitig ausschließen. So schreibt HÜLSMANN: »Verantwortung für ein Risiko [der Rehabilitation] kann nur der übernehmen, der in
voller Freiheit seines Gewissens ein Entscheidungsrecht hat. Zwangsmaß-
nahmen im Rahmen der Rehabilitation können deshalb keinen Wirkungs-
erfolg versprechen, in ihnen läge bereits der Keim des Mißerfolges.«[333]

(An dieser Stelle sei auf einen sehr befremdenden Vorschlag Viktor
von WEIZSÄCKERs hingewiesen, die »Rentenneurose« mit einem
Zwangsverfahren zu heilen!)[334]

Die Zuständigkeit anderer Träger der Rehabilitation wird durch das
RV-Neuregelungsgesetz nicht berührt. Die RV hat also »Nachrang«, wobei
der im Bundessozialhilfegesetz festgelegte Nachrang der stärkere ist.[335]

---

331 A. a. O., S. 54.

332 DEBUS, K.: »Sichert der Gesetzentwurf über eine Neuregelung der Rentenversicherung die Einheit der Rehabilitation und ihren Erfolg?«, in: Soziale Sicherheit, 11/1956, S. 326.

333 HÜLSMANN, P.: »Grundsatzfragen zur Rehabilitation aus arbeitsmedizini-
scher Sicht«, in: Soziale Sicherheit, 11/1956, S. 324.

334 WEIZSÄCKER, V. von: »Eine Sozialversicherung ohne Zwangsverfahren ist
ebenso unhaltbar wie ein Zivil- oder Strafrecht ohne Exekutive ... es ist sozi-
alpolitisch sinnlos, die Arbeitsunfähigkeit mit Geld auszugleichen, statt die
verbliebene Arbeitsfähigkeit zu nutzen. Die Exekutive muss in einer unbedingt vollstreckbaren Entziehung von Unterstützung und in einem Arbeitszwang bestehen.« Vgl. WEIZSÄCKER, V. von: »Soziale Krankheit und soziale
Gesundung«, Göttingen 1955 (1. Aufl. 1930), S. 64 f.; siehe auch Abschnitt
3.32: »Zum ideologischen Hintergrund der gegenwärtigen Arbeitstherapie«.

335 VOGT [wie Fußn. 313], a. a. O., S. 54.

Die Tuberkulosehilfe ist besonders zu erwähnen. Hier besteht nämlich ausnahmsweise ein Rechtsanspruch auf Rehabilitation.[336]

b. Die Unfallversicherung (UV)

Das erste Unfallversicherungsgesetz stammt aus dem Jahre 1884, »und war zunächst von dem Gedanken des Schadensersatzes und der Sicherung des notwendigen Lebensunterhaltes durch Geldleistungen beherrscht.« (DASSBACH)[337]

> »Doch erkannten die Berufsgenossenschaften frühzeitig, daß Prävention und Rehabilitation aus ethischen, aber auch aus wirtschaftlichen Gründen vorrangig sind. Nicht selten folgte der Gesetzgeber in der Geschichte der gesetzlichen Unfallversicherung ihrer Praxis und ihren Vorstellungen.«[338]

LIEBING spricht vom »System der sozialen Sicherheit«, die alle Sozialgesetze zusammengenommen ausmachen. »Die einzelnen *Lebensrisiken* Krankheit, Unfall, Erwerbsunfähigkeit und Arbeitslosigkeit, denen er [der Mensch] ausgesetzt ist, hat man nacheinander in verschiedenen Gesetzen geregelt und mit Hilfe verschiedener Organisationen aufgefangen.« Zur Entstehung der Sozialgesetze zitiert er einen Satz BISMARCKs (1883): »Geben Sie dem Arbeiter das Recht auf Arbeit,

---

336 Ebd.: »Während die Regelleistungen im allgemeinen nur als Ermessensleistungen ausgestaltet sind, ist in den §§ 1244a RVO, 21a AVG und 43a RKG bei Vorliegen einer aktiven behandlungsbedürftigen Tuberkulose ein Rechtsanspruch auf Maßnahmen zur Erhaltung, Besserung oder Wiederherstellung der Erwerbsfähigkeit festgelegt.«
337 DASSBACH, A.: »Rehabilitation und gesetzliche Unfallversicherung«, in: Der Arbeitgeber, 20/1970, S. 854.
338 Ebd.

solange er gesund ist, sichern sie ihm Pflege, wenn er krank ist, und sichern Sie ihm Versorgung, wenn er alt ist.«[339]

Die Entstehung der UV, meint VOGT, sei aus dem Gedanken hervorgegangen, »die zivilrechtliche Haftpflicht des Einzelnen Arbeitgebers einer Gemeinschaft zu überbürden und damit nicht tragbare und unzumutbare Risiken sowohl für die Arbeitnehmer als auch für die Arbeitgeber zu beseitigen. Zu diesem Zweck wurden die Unternehmer in Berufsgenossenschaften zusammengeschlossen.«[340]

Rehabilitation durch die UV wird nur Personen gewährt, die kraft Gesetz, kraft Satzung und freiwillig versichert sind. Die UV führt bei Behinderungen, die durch Arbeitsunfall oder Berufskrankheit hervorrufen wurden, Rehabilitationsmaßnahmen durch. Ihr Ziel ist nach SCHWARZ:

»1. Die durch den Unfall hervorgerufene Gesundheitsstörung oder Körperbeschädigung und die durch den Unfall verursachte Erwerbsunfähigkeit zu beseitigen und eine Verschlimmerung zu verhüten,

2. den Verletzten zur Wiederaufnahme seines früheren Berufes oder, wenn das nicht möglich ist, zur Aufnahme eines neuen Berufs zu befähigen und ihm zur Erlangung einer Arbeitsstelle zu verhelfen.«[341]

Die Rehabilitationsmaßnahmen der UV bestehen aus Krankenbehandlung (Heilbehandlung) und Berufsfürsorge. Während der Heilbehandlung erhält der Versicherte höchstens bis zur 26. Woche von der Unfallversicherung Krankengeld (im Jahre 1960), von da an eine Rente.

Die Berufsfürsorge umfasst nach SCHWARZ:

---

339 LIEBING, H. E.: »Die Träger der Rehabilitation«, in: 10 Jahre Rehabilitation als Schlüssel zum Dauerarbeitsplatz, Stuttgart 1968, S. 145.

340 VOGT [wie Fußn. 313], a. a. O., S. 3.8

341 SCHWARZ [wie Fußn. 271], a. a. O., S. 184 f.

»1. die berufliche Ausbildung zur Wiedergewinnung oder Erhöhung der Erwerbsfähigkeit, insoweit der Verletzte durch den Unfall in der Ausübung seines Berufs oder eines Berufs, der ihm billigerweise zugemutet werden kann, wesentlich beeinträchtigt ist, nötigenfalls Ausbildung für einen neuen Beruf,

2. Hilfe zur Erlangung einer Arbeitsstelle.«[342]

Aus dem Grundsatz der UV, einen Schadensausgleich zu gewähren, soll der Verletzte möglichst zu einem »gleichwertigen« Beruf zurückgeführt werden. »Eine Besserstellung ist aus dem Gesichtspunkt des Schadensausgleiches nicht gerechtfertigt.« VOGT kritisiert diese Bestimmung nicht zuletzt aus wirtschaftlichen Gründen:

«Diese grundsätzliche Beschränkung der Ausbildung auf einen gleichwertigen Beruf ist ein gewisser Mangel der Rehabilitationsbestimmungen in der UV. Unsere hochtechnisierte Wirtschaft bringt es mit sich, daß immer mehr qualifizierte Arbeitskräfte gebraucht werden, deren Tätigkeit weniger in körperlicher Arbeit als vielmehr in der Beherrschung von komplizierten Maschinen und Vorgängen besteht.«[343]

Ähnlich wie die RV kann die UV auf den Verletzten Druck ausüben. Die Rente kann nämlich entzogen werden, wenn sich der Betroffene den Rehabilitationsmaßnahmen ohne »triftigen Grund« entzieht. VOGT: »Es erscheint fraglich, ob eine solche Druckmöglichkeit ihren Zweck erfüllen kann; denn eine erfolgreiche Rehabilitation gegen den Willen des Rehabilitanden erscheint ausgeschlossen.«[344] Auf die Krankenversicherung (KV) brauche ich hier nur am Rande einzugehen. Sie ergänzt und unterstützt die RV und UV in ihren Rehabilitationsbemühungen. Die Träger der RV können Maßnahmen der Heilbehandlung den Trägern der KV übertragen, die somit zu »Erfüllungsgehilfen« werden.[345] Um die heutige Situation

---

342 Ebd.
343 VOGT [wie Fußn. 313], a. a. O., S. 43.
344 A. a. O., S. 45.
345 Ebd.

richtig einschätzen zu können, müssen wir die neueren Gesetze, vor allem das Arbeitsförderungsgesetz (AFG) mit in Betracht ziehen. RV und UV gelten vorrangig. Das AFG erschwert insofern die Bedingungen der Rehabilitation, als die Behinderten mit den »Gesunden« auf gleiche Stufe gestellt werden und mit diesen konkurrieren müssen. »Alle Behinderten ... sollten in gleicher Weise wie die Gesunden Anspruch auf Arbeits- und Berufsförderungsmaßnahme der Bundesanstalt für Arbeit haben.«[346] Auf die Folgen des AFG komme ich weiter unten zu sprechen.

2.123 Spezielle Gesetze im Sinne einer Rehabilitation

Eine Intensivierung der Rehabilitation gegenüber den Rentenversicherungs-Neuregelungsgesetzen ist bei einer Reihe von neueren Gesetzen festzustellen. Im Einzelnen handelt es sich um folgende:

das Bundessozialhilfegesetz (BSHG) vom 30.06 1961

das Arbeitslosenversicherungsgesetz (AVAVG)

das Bundesversorgungsgesetz (BVG)

das Schwerbeschädigtengesetz (SBG)

das Jugendwohlfahrtsgesetz (JWG)

das Bundesentschädigungsgesetz (BEG)

das Bundesvertriebenengesetz (BVFG)

das Häftlingshilfegesetz (HHG)

das Lastenausgleichsgesetz (LAG)

Das Heimkehrergesetz (HkG)

Das Arbeitsförderungsgesetz (AFG).

---

346 JUNG, K.: »Berufliche Rehabilitation nach dem Arbeitsförderungsgesetz«, in: Das Arbeitsförderungsgesetz, eine Dokumentation des Bundesministeriums für Arbeit und Sozialordnung, Bonn 1969, S. 23.

Das SBG, BSHG und AFG wollen wir gesondert behandeln. Sie stellen wohl die wichtigsten Gesetze dar, die das Rehabilitationswesen der Bundesrepublik betreffen.

a. Das Schwerbeschädigtengesetz (SBG)

Das SBG vom 16. Juni 1953 in der Neufassung vom 14. August 1961 ist für das Rehabilitationswesen von großer Bedeutung.[347] Der von ihm »geschützte Personenkreis« wird in einer genauen Aufzählung der entsprechenden Personengruppen definiert (§ 1): Es handelt sich um Schwerbeschädigte im Sinne des Bundesversorgungsgesetzes, des Gesetzes über die Abgeltung von Besatzungsschäden, des Bundesentschädigungsgesetzes, des Häftlingshilfegesetzes und der deutschen gesetzlichen Unfallversicherung.[348] Diese Personen werden nur vom Gesetz betroffen, wenn sie »nicht nur vorübergehend, 50 v. H. in ihrer Fähigkeit gemindert sind.« In Ausnahmefällen können aber auch Personen den Schwerbeschädigten im Sinne dieses Gesetzes gleichgestellt werden, die »nicht nur vorübergehend um weniger als 50 v. H. in ihrer Erwerbsfähigkeit gemindert sind« – und zwar dann, wenn sich Schwierigkeiten bei der Arbeitsplatzfindung ergeben. (§ 2) Wir sehen, wie das Gesetz den Personenkreis beschränkt und die Schwerbeschädigung definiert: Minderung der Erwerbsfähigkeit auf wenigstens 50 v. H.

Auf die Folgen der gesetzlichen Definition der Schwerbeschädigung in der BRD weist KNABE hin.[349] Er hebt hervor, dass alle Bürger der DDR

---

347   Eine Wiedergabe des SBG findet man bei Antony, V. (Hrsg.): »Arbeitsrecht II«, München 1969.

348   Die genannten Gesetze sind in § 1 des SBG genauer angegeben

349   KNABE, E.: »Gesetzliche Grundlagen der Rehabilitation in der DDR«, in: II. Internationaler Kongress über Rehabilitation in Dresden 1962, Leipzig 1964, S. 94.

in das Recht auf Arbeit einbezogen seien, deshalb könnten auch für alle die Rehabilitationsmaßnahmen wirksam werden. »In der DDR wächst nicht wie in Westdeutschland aus der *Ursache*, sondern aus der *Tatsache* einer Körperbeschädigung der Anspruch auf die gesellschaftlichen Hilfen.« Dies wirke sich auf die Anerkennung der Schwerbeschädigten aus, sodass es in der DDR relativ mehr als dreimal so viel anerkannte Schwerbeschädigte gebe als in der BRD.

Die Arbeitgeber haben nach dem SBG eine »Beschäftigungspflicht« (§§ 3-10). Die Verwaltungen des Bundes, der Länder und der Gemeinden sowie die Anstalten des öffentlichen Rechtes müssen wenigstens 10 v. H., die öffentlichen und privaten Betriebe wenigstens 6 v. H. Arbeitsplätze den Schwerbeschädigten überlassen. Als Arbeitsplätze gelten – mit speziellen Einschränkungen – »alle Stellen, auf denen Arbeiter, Angestellte, Beamte oder Richter beschäftigt sind«. Das SBG sieht für die Unternehmer, die ihrer Beschäftigungspflicht »nicht genügend nachkommen, eine Ausgleichsabgabe« vor: »je Monat und unbesetztem Pflichtplatz 50 DM« (§ 9, Abs. 2).

Auf die betriebliche Praxis, dass manche Betriebe lieber Bußgeld bezahlen als Schwerbeschädigte zu beschäftigen, weist JOCHHEIM hin.[350] Er beschreibt die Situation der beruflichen Rehabilitation der Nachkriegsjahre: »Leichte Arbeitsplätze wurden in großen Industriebetrieben mit eigenen Unfallverletzten und langjährigen, durch das Alter in ihrer Leistung geminderten Betriebsangehörigen besetzt. Diese Tendenz hielt so lange an, als noch hinreichend leistungsfähige Arbeitslose von den Arbeitsämtern zur Verfügung gestellt werden konnten. Einige Großbetriebe zogen es vor, die verhältnismäßig hohen Bußen für Nichterfüllung der ihnen aufgrund des Schwerbeschädigtengesetzes vom 16.06.1953 auferlegten Schwerbeschädigtenquote zu zahlen, anstatt diese soziale Forderung zu erfüllen.«

---

350 JOCHHEIM, K.-A.: »Grundlagen der Rehabilitation in der BRD«, Bonn 1958.

Es gibt für die Unternehmer außerdem mehrere legale Möglichkeiten, die Anzahl der vorgeschriebenen Arbeitsplätze für Schwerbeschädigte zu unterschreiten (siehe § 7, Abs. 1und 2; § 9, Abs. 3 und 4).

Die Schwerbeschädigten eines Betriebes wählen einen »Vertrauensmann«, mit dem ein »Beauftragter der Arbeitgeber« in Dingen, die die Durchführung des Gesetzes betreffen, zusammenzuwirken hat. (§ 13) Der »Kündigungsschutz« der Schwerbeschädigten wird im Wesentlichen dadurch gewährleistet, dass der Arbeitgeber nur »mit der Zustimmung der Hauptfürsorgestelle« kündigen darf. (§ 14) Die »Durchführung des Gesetzes« (§§ 20-24) gibt Aufschluss über die grundsätzliche Konzipierung des Rehabilitationswesens von gesetzgeberischer Seite. So heißt es:

»Soweit die Verpflichtungen aus diesem Gesetz nicht durch freie Entschließung der Arbeitgeber erfüllt werden, wird dieses Gesetz gemeinsam von den Hauptfürsorgestellen für Kriegsbeschädigte und Kriegshinterbliebene und der Bundesanstalt für Arbeitsvermittlung und Arbeitslosenversicherung durchgeführt.« (§ 20, Abs. 1)

ETMER kommentiert diesen Paragraphen über die »Zusammenarbeit der Hauptfürsorgestellen und der Bundesanstalt für Arbeitsvermittlung und Arbeitslosenversicherung« folgendermaßen:

«Hinsichtlich dieser Zusammenarbeit spricht der Gesetzgeber programmatisch die Hoffnung aus, daß dieses Gesetz vorrangig durch freie Entschließung der Arbeitgeber erfüllt werden soll.«[351]

Die Hauptfürsorgestellen sind für die Rehabilitation maßgeblich verantwortlich. Ihnen »obliegt die Durchführung von Maßnahmen zur Wiederherstellung und Erhaltung der Arbeitskraft sowie von Förderungsmaßnahmen nach § 26 des Bundesversorgungsgesetzes.« Ebenso obliegt ihnen »in Zusammenarbeit mit der Bundesanstalt die nachgehende Fürsorge am Arbeitsplatz.«

---

351 ETMER, F.: »Die wichtigsten Rechtsgrundlagen der Rehabilitation in den Sozialgesetzen«, in: Rehabilitation, Frankfurt 1965, S. 268.

»Sie sollen dahin wirken, daß die Schwerbeschädigten in ihrer sozialen Stellung nicht absinken, nach Möglichkeit ihrem Beruf erhalten bleiben und auf Arbeitsplätzen beschäftigt werden, auf denen sie ihre Kenntnisse und Fähigkeiten voll verwerten können. Sie sollen auch darauf Einfluss nehmen, daß Schwierigkeiten bei Ausübung der Beschäftigung beseitigt werden.« (§ 21, Abs. 2)

Die Bundesanstalt für Arbeitsvermittlung und Arbeitslosenversicherung hat für die Rehabilitation Schwerbeschädigter eine koordinierende und administrative Funktion. (§ 22)

«Die Dienststellen der Bundesanstalt halten mit allen Beteiligten in allen Phasen der Rehabilitation enge Fühlung, damit die Eingliederung in das Erwerbsleben so früh wie möglich vorbereitet und unmittelbar nach Abschluß der Maßnahmen sichergestellt wird.« (§ 22, Abs. 2)

Auch die Heimarbeit Schwerbeschädigter wird dem entsprechenden Auftraggeber auf die Anzahl der nach der Beschäftigungspflicht zu vergebenden Arbeitsplätzen an Schwerbeschädigte angerechnet.

»Für die Zählung der Arbeitsplätze ist nicht die Kopfzahl der Beschäftigten, sondern die zugeteilte Arbeitsmenge maßgebend.« So »gilt als ein Arbeitsplatz die jährlich ausgegebene Arbeitsmenge, für die das Entgelt ausschließlich der Unkostenzuschläge 3600 DM beträgt.« (§ 35, Abs. 1)

Dieser Paragraph 35 (Beschäftigung Schwerbeschädigter in Heimarbeit) scheint den Unternehmern die Möglichkeit zu geben, sowohl die Anzahl der Arbeitsplätze für Schwerbeschädigte zu senken als auch billige Lohnarbeit zu vergeben! Diese Vermutung kann ich nur aus eigener oberflächlicher Erfahrung anstellen; eine Analyse des objektiven Sachverhaltes kann ich hier nicht liefern.

(Aus eigener Erfahrung weiß ich, das im Westfälischen Landeskrankenhaus Münster von ortsansässigen Industriebetrieben äußerst gering bezahlte »Lohnarbeit« vergeben wurde – von ärztlicher Seite als

»Arbeitstherapie« verordnet.[352] Aus einem persönlichen Gespräch mit dem Miteigentümer eines mittelgroßen Industriebetriebes mit rund 400 Arbeitern und Angestellten ging hervor, dass Heimarbeit in eine Nervenheilanstalt vergeben wurde, wobei nur etwa die Hälfte des sonst üblichen Stücklohnes gezahlt worden sei.[353])

b. Das Bundessozialhilfegesetz (BSHG)

Das Bundessozialhilfegesetz (BSHG) vom 30. Juni 1961 gehört zum Recht der öffentlichen Fürsorge gemäß Artikel 74 Nr. 7 Grundgesetz. Es soll die Lücken schließen helfen, welche die anderen Gesetze im Sinne einer Sozialhilfe offenließen.

»Aufgabe der Sozialhilfe ist es, dem Empfänger der Hilfe die Führung eines Lebens zu ermöglichen, das der Würde des Menschen entspricht. Die Hilfe soll ihn soweit wie möglich befähigen, unabhängig von ihr zu leben; hierbei muss er nach seinen Kräften mitwirken.« (§ 1, Abs. 2)

---

352 Siehe Abschnitt 4.42 dieser Abhandlung: »Arbeitstherapie als Lohnarbeit«.

353 Bei der Auftragsarbeit in der Nervenheilanstalt handelt es sich um komplizierte Schweißarbeiten. Auf die Frage an den Mitarbeiter des Betriebes, ob diese Auftragsarbeit nicht eine große Ausbeutung der Anstaltsinsassen bedeute, erhielt ich sinngemäß die Antwort: »Man könnte es schon so nennen. Solange sich aber niemand darüber beklagt, sehen wir keinen Anlass, etwas zu ändern.« Es besteht für mich der begründete Verdacht, dass durch die Vergabe von Lohnarbeit an Anstalten doppelt profitiert wird: zum einen Einsparung von Lohnkosten durch eine mehr oder weniger starke Unterbezahlung (in unserem Beispiel eine Unterbezahlung von 50%) plus Einsparung von sonstigen Sozialleistungen für die Unternehmer, zum anderen Einsparung von Schwerbeschädigten-Arbeitsplätzen gemäß § 35 des SBG; dort heißt es nämlich: »Als Arbeitsplätze im Sinne dieses Gesetzes gelten auch die Beschäftigungsverhältnisse der in Heimarbeit Beschäftigten ..., die in der Hauptsache für den gleichen Auftraggeber arbeiten. Für die Zählung der Arbeitsplätze ist nicht die Kopfzahl der Beschäftigten, sondern die zugeteilte Arbeitsmenge maßgebend.« (§ 3, Abs. 1)

Die Sozialhilfe durch das BSHG ist eine nachrangige Hilfe.

«Sozialhilfe erhält nicht, wer sich selbst helfen kann oder wer die erforderliche Hilfe von anderen, besonders von Angehörigen oder von Trägern anderer Sozialleistungen, erhält.« (§ 2)

Die Sozialhilfe soll sowohl vorbeugende als auch nachgehende Hilfe sein (§ 6) und »familiengerecht« eingesetzt werden (§ 7). Die Stellung der anderen Träger der sozialen Hilfsdienste wie Kirchen und Verbände der freien Wohlfahrtspflege werden durch das BSHG nicht berührt, die Träger der Sozialhilfe sollen mit diesen Verbänden zusammenarbeiten und »die Verbände der freien Wohlfahrtspflege in ihrer Tätigkeit auf dem Gebiet der Sozialhilfe angemessen unterstützen.« (§ 10, Abs. 3)

Der vom Gesetz betroffene Personenkreis wird unter zwei Gesichtspunkten definiert: Erstens soll demjenigen geholfen werden, »der seinen notwendigen Lebensunterhalt nicht oder nicht ausreichend aus eigenen Kräften und Mitteln ... beschaffen kann« (§ 11, Abs. 1); und zweitens demjenigen, »der ein für den notwendigen Lebensunterhalt ausreichendes Einkommen oder Vermögen hat, jedoch einzelne für seinen Lebensunterhalt erforderliche Tätigkeiten nicht verrichten kann.« (§ 11, Abs. 2) Mit diesem § 11 sind insbesondere alle Personen mit eingeschlossen, für die eine berufliche Wiedereingliederung notwendig wird. Sehr interessant ist der Abschnitt »Hilfe zur Arbeit« (§§ 18-20), der über den Arbeitsbegriff der Gesetzgeber einiges aussagt. Die Arbeit muss zur Sicherung des Lebensunterhaltes geleistet werden. Sie hat also letztlich aus »Lebensnot« (MARX) zu geschehen.

»Jeder Hilfesuchende muß seine Arbeitskraft zur Beschaffung des Lebensunterhaltes für sich und seine unterhaltsberechtigten Angehörigen einsetzen.« (§ 18, Abs. 1)

Arbeit muss zudem wegen ihres unlustvollen »Lastcharakters« angewöhnt werden.

So sieht das Gesetz eine »Gewöhnung an Arbeit« vor: »Ist es im Einzelfall erforderlich, den arbeitsentwöhnten Hilfesuchenden an Arbeit zu gewöhnen oder die Bereitschaft eines Hilfesuchenden zur Arbeit zu prüfen, soll ihm eine hierfür geeignete Tätigkeit angeboten werden.« (§ 20, Abs. 1)

Das BSHG sieht »für Hilfesuchende, die keine Arbeit finden können«, besondere Arbeitseinrichtungen vor. (§ 19) Damit ist also gesetzlich die Grundlage geschaffen, z. B. Werkstätten durch die öffentliche Hand zu finanzieren. Für das Rehabilitationswesen von allergrößter Wichtigkeit ist die im Gesetz vorgesehene »Eingliederungshilfe für Behinderte«. (§§ 39-47) Diese ermöglicht moderne Institutionen wie die »Berufsförderungswerke«.[354] Der Personenkreis ist sehr weit gefasst. Es handelt sich dabei um Körperbehinderte, Blinde, Schwerhörige, Sprachgestörte und »Personen, deren geistige Kräfte schwach entwickelt sind«. (§ 39)

Aber auch »andere Personen mit einer körperlichen, geistigen oder seelischen Behinderung kann Eingliederungshilfe gewährt werden.« (§ 39, Abs. 2)

Die Aufgabe der Eingliederungshilfe ist im Sinne von § 6 (»vorbeugende Hilfe«, »nachgehende Hilfe«) sowohl die Prävention als auch die Rehabilitation.

»Hierzu gehört vor allem, dem Behinderten die Ausübung eines angemessenen Berufs oder einer sonstigen angemessenen Tätigkeit zu ermöglichen oder ihn wenigstens unabhängig von Pflege zu machen.« (§ 39, Abs. 3)

Zu den »Maßnahmen der Eingliederungshilfe« gehören die gesamte ärztliche Behandlung, die »Hilfe zur angemessenen Schulbildung«, »Hilfe zur Ausbildung für einen angemessenen Beruf«, Fortbildung und Umschulung, »Hilfe zur Erlangung eines geeigneten Platzes im Arbeitsleben«. (§ 45)

---

354 Z. B. das Berufsförderungswerk Heidelberg als »Rehabilitationszentrum in der BRD«, eine »Schwerpunkteinrichtung« der Deutschen RV und gesetzlichen UV.

Die Hilfe zum Lebensunterhalt des Rehabilitanden soll »so bemessen werden, dass der Wille des Behinderten zur Selbsthilfe gestärkt und eine nicht zumutbare Beeinträchtigung der Lebenshaltung des Behinderten und der von ihm bisher aufgrund rechtlicher oder sittlicher Pflicht überwiegend unterhaltenen Personen vermieden wird.« (§ 42, Abs. 1)

In unklaren Fällen, wo der Kostenträger der Rehabilitation noch nicht feststeht, hat der Träger der Sozialhilfe »die notwendigen Maßnahmen unverzüglich durchzuführen.« (§ 44) Diese »vorläufige Hilfeleistung« ist im Sinne eines jeden Rehabilitationsprozesses. Denn wie schnell und präzise von vornherein behandelt werden kann, ist oft maßgeblich für den Erfolg der gesamten Rehabilitation.[355] Ein weiterer sehr wichtiger Punkt wird gesetzlich geregelt: Die Aufstellung eines »Gesamtplanes« und die Zusammenarbeit zwischen den verschiedenen Institutionen der Rehabilitation wie behandelndem Arzt, Gesundheitsamt, Landesarzt und den Dienststellen der Bundesanstalt. (§ 46)

Getrennt von der »Eingliederungshilfe für Behinderte« (Unterabschnitt 7) wird die »Tuberkulosehilfe« (Unterabschnitt 8) behandelt. In der Rehabilitationsmedizin werden die Tuberkulosekranken als eine der für die Rehabilitation wichtigsten Krankheitsgruppen angesehen. Dass die Tuberkulosehilfe im BSHG getrennt von den allgemeinen Bestimmungen über die Rehabilitation angeführt ist, hat wohl traditionelle Gründe. Die Tb als eine chronische Krankheit mit einer weiten Verbreitung, mit der Folge einer lang andauernden Arbeitsunfähigkeit des Betroffenen und dem Zwang zur Einrichtung besonderer Heilanstalten hat von jeher eine gewisse Sonderstellung unter allen Krankheiten gehabt. Sie war auch eine

---

355 Insbesondere gilt dies für die Rehabilitation von Querschnittsgelähmten; vgl. PAESLACK, V.: »Rehabilitation von Patienten mit Rückenmarkschäden«, in: Heidelberger Rehabilitationskongreß 1968, Stuttgart 1968, S. 642-646.

der ersten, die man rehabilitativ zu behandeln versuchte.[356] Im BSHG ist die »Tuberkulosehilfe« im Sinne der »Eingliederungshilfe« konzipiert, es sind etwa die gleichen Maßnahmen vorgesehen, die wir oben schon erwähnt haben. Als eine zusätzliche Maßnahme wird in § 50, Abs. 3 angegeben:

«Während der stationären Behandlung sollen dem Kranken nach Möglichkeit Gelegenheit gegeben werden, seine beruflichen Kenntnisse zu erhalten und zu erweitern.«

Hier lässt sich vielleicht schon ein neuer Ansatz klinischer Behandlung mit dem Gesetzestext in Verbindung bringen, den man einer »klinischen Rehabilitation« zurechnen könnte – ein Begriff, den JACOB in einem anderen Zusammenhang prägte. Gerade er weist darauf hin, wie die Rehabilitationslehre progressiv auf die klassische klinische Behandlungsmethode einwirkt:

»Ohne Zweifel hat die Rehabilitationslehre (besser: die Erfahrung der Rehabilitationsmedizin) vor allem bei chronisch Kranken zu einem wesentlichen Anstoß derartiger Änderungen [sich den nicht-somatischen Bereichen der Organisch-Kranken zuzuwenden] im klinischen Bereich Anlaß gegeben. Für den mit der Rehabilitationsmedizin Vertrauten ist auch für die Gruppe Organisch-Kranker die intensive Bemühung um die psychologische und soziale Person der Kranken unerläßlich geworden.« [357]

«Die *pathische Tendenz* des Kranken (in Anlehnung an den Begriff des Pathischen von V. v. WEIZSÄCKER gebraucht), d. h. die ihn als Subjekt kennzeichnende Richtung seiner Intentionen wird ebenbürtiger Angriffspunkt ärztlicher Bemühungen; der Wille des Kranken, seine

---

356 Dies hat sich auch in den Gesetzen niedergeschlagen, in denen die Tuberkulose traditionsgemäß getrennt behandelt wird, z. B. im BSHG die »Tuberkulosehilfe«.

357 Siehe JACOB, W.: »Klinische Rehabilitation«, in: Zeitschrift für ärztliche Fortbildung, 25. Jg., Heft 20, Jena 1961, S. 1171 ff.

Bedürfnisse, sein inneres Vermögen sind in klinischer Beobachtung und Behandlung zu respektieren!

Damit wird jedoch unmittelbar die Behandlung der Beziehungen des Kranken zu seiner menschlichen Umwelt, also der Sozialbereich, nicht an den Rand der Klinik (Rehabilitationszentrum, Nachtsanatorium, Umschulungsprogramme), sondern in das Zentrum der Klinik verlegt. Therapie ist dann immer auch und gleichzeitig Therapie der sozialen Situation des Kranken.«[358]

Dies umfassende Konzept »klinischer Rehabilitation« sei in diesem Zusammenhang nur als Kontrast zu der im Gesetz vorgesehenen »beruflichen Umschulung« am Krankenbett angeführt.

Das BSHG wurde am 14.8./18.8.1969 neu gefasst. Diese Neufassung stimmt grundsätzlich mit der alten überein, womit wir uns gerade beschäftigt haben. Deshalb erübrigt sich eine detaillierte Darstellung.

Nach OESTREICHER sind bei der Neufassung drei Ziele verfolgt worden: »... und zwar den auf Grund einer 7-jährigen Erfahrung sich ergebenden Änderungswünschen Rechnung zu tragen, Leistungsverbesserungen zu gewähren und die Maßnahmen zu verstärken, die eine Sicherung der Eingliederung Behinderter zum Ziel haben.«[359]

c. Das Arbeitsförderungsgesetz (AFG)

Das Arbeitsförderungsgesetz (AFG) vom 25. Juni 1969 hat die allgemeine Aufgabe, »im Rahmen der Sozial- und Wirtschaftspolitik der Bundesregierung darauf auszurichten, daß ein hoher Beschäftigungsgrad erzielt und

---

358 Ebd.

359 OESTREICHER, E.: »Bundessozialhilfegesetz mit Recht der Kriegsopferfürsorge«, Stand: 31.05.1970, München, S. 28.

aufrechterhalten, die Beschäftigungsstruktur ständig verbessert und damit das Wachstum der Wirtschaft gefördert wird.« (§ 1)

Die Maßnahmen sind im Einzelnen gegen Arbeitslosigkeit und Überbeschäftigung, gegen »nachteilige Folgen, die sich für die Erwerbstätigen aus der technischen Entwicklung oder aus wirtschaftlichen Strukturwandlungen ergeben können«, gegen die Benachteiligung der Frauen und älteren Arbeitnehmer auf dem Arbeitsmarkt, etc.

Nach diesem Gesetz soll auch »die berufliche Eingliederung körperlich, geistig oder seelisch Behinderter gefördert werden«. (§ 2) Die Bundesanstalt für Arbeit hat insbesondere die Aufgabe, die »berufliche Rehabilitation«, die »Arbeits- und Berufsförderung Behinderter« durchzuführen. (§ 3, Abs. 2) Für die Rehabilitation besonders relevant sind die Bestimmungen über die »berufliche Umschulung«. (§§ 47-49)

»Kann die Arbeitslosigkeit beschäftigter Arbeitsuchender durch Umschulung vermieden werden, so ist diese so früh wie möglich durchzuführen. Die Teilnahme an einer Umschulungsmaßnahme soll in der Regel nur gefördert werden, wenn diese nicht länger als zwei Jahre dauert.« (§ 47, Abs. 3)

Wie stark das öffentliche Interesse für die berufliche Fortbildung und Umschulung nach Inkrafttreten des AFG war, lässt sich aus einem Zeitungsbericht mit der Überschrift entnehmen: »28.000 müssen warten – Arbeitsämter sind überlastet.« Hierzu die Meldung: »Düsseldorf (dpa). Die nordrhein-westfälischen Arbeitsämter drohen in der ständig steigenden Flut von Anträgen auf Förderung der beruflichen Fortbildung oder Umschulung zu ertrinken. Insgesamt liegen zur Zeit in den Schubladen der völlig überlasteten und personell unzureichend besetzten Arbeitsämter über 28.000 unbearbeitete ›Förderungsfälle‹.«[360]

---

360 Vgl. »Münsterischer Stadtanzeiger« vom 3.08.1970.

Der »beruflichen Rehabilitation« ist ein eigener Unterabschnitt gewidmet. (§§ 56-61) Das AFG hat ähnlich wie das BSHG sowohl eine präventive als auch eine rehabilitative Absicht.

»Den Behinderten stehen bei der Anwendung dieses Gesetzes diejenigen gleich, denen eine solche Behinderung droht.« (§ 56)

Die Bundesanstalt hat gemäß dem AFG ähnlich Funktionen wie im BSHG. Sie hat mit allen Trägern der Rehabilitation zusammenzuarbeiten und sie zu koordinieren.

JUNG: »Die Bundesanstalt stellt ihre Fachdienste ... auch den übrigen gesetzlichen Trägern der Rehabilitation zu Verfügung, denn sie nimmt auf Grund ihrer personellen und organisatorischen Voraussetzungen im Rahmen der beruflichen Rehabilitation eine zentrale Stellung ein.«[361]

Die Bundesanstalt hat die Behinderten zu beraten, die Maßnahmen unverzüglich einzuleiten, »sobald der Zustand des Behinderten dies zulässt.« (§ 59) Das AFG sieht Ausbildungszuschüsse und Unterstützungsgelder für die Werkstätten vor, »deren Arbeitsplätze den besonderen Verhältnissen der Behinderten Rechnung tragen.« (§ 61) Oberster Koordinator der beruflichen Rehabilitation ist der Bundesminister für Arbeit und Sozialordnung. (§ 62, Abs. 1)

Er »hat darauf hinzuwirken, dass die Maßnahmen der Arbeits- und Berufsförderung Behinderter aufeinander abgestimmt werden. Er hat die anderen Bundesminister und die oberen Landesbehörden zu beteiligen.« (§ 62, Abs. 1)

Das AFG ist auch als ein Versuch zu werten, die Rehabilitation zentraler als bisher zu leiten und effektiver zu gestalten. Dennoch ist von einem speziellen »Rehabilitationsgesetz« nirgends in der Gesetzgebung die

---

361 JUNG [wie Fußn. 346], a. a. O., S. 22.

Rede. Im Gegenteil: Ein solches Gesetz wird von maßgeblicher Seite für nicht erforderlich angesehen.

So wendet sich LIEBING, Geschäftsführer des Verbandes Deutscher Rentenversicherungsträger, gegen »kritische Bemerkungen« zum Rehabilitationswesen und Vorwürfe der »Zersplitterung« und des »organisierten Chaos« im Rehabilitationswesen.

»Und um dieser Zersplitterung zu begegnen, wird als therapeutisches Allheilmittel ›Vereinheitlichung‹ und ›Zentralisierung‹ vorgeschlagen. So tauchen hier Projekte auf wie eine ›Bundesanstalt für Rehabilitation‹ ... Das System, nach dem die Träger der Rehabilitation arbeiten, ist jedoch leicht zu verstehen, wenn man ihre Entwicklung und Aufgaben kennt.«[362]

LIEBING spricht sich eindeutig gegen eine Zentralisierung des Rehabilitationswesens aus: »Unterstellen wir einmal, daß es eine einheitliche Organisation gäbe, die alle diese Überlegungen anzustellen und diese vielfältigen Aufgaben durchzuführen hätte. Sie könnte nichts anderes tun, als ihre Aufgaben in der gleichen Weise aufzuteilen und zu

---

362 LIEBING [wie Fußn. 339], a. a. O., S. 144; VOGT ([wie Fußn. 313], a. a. O., S. 131) kommt zu einer etwas anderen Einschätzung des gegenwärtigen Rehabilitationswesens und der Notwendigkeit seiner Koordination. Wenngleich er nicht ein einheitliches Rehabilitationsgesetz fordert, meint er doch, dass »hinsichtlich der Koordinierung auf dem Gebiet der Rehabilitation als Ganzes gesehen ... noch viele Wünsche offen bleiben. ... Die Rehabilitationsbestimmungen der einzelnen Gesetze sind vielfach noch nicht aufeinander abgestimmt. Das kann zu Streitigkeiten zwischen den einzelnen Rehabilitationsträgern führen, die sich auf die Rehabilitation eines Behinderten ungünstig auswirken können. Die Begriffe in den einzelnen Rehabilitationsgesetzen weichen zum Teil voneinander ab, obwohl mit ihnen das gleiche gemeint ist ... Zu wünschen übrig läßt vor allem noch die Zusammengehörigkeit der verschiedenen Rehabilitationsträger. Diese Mängel haben ... die Forderung nach einem einheitlichen Rehabilitationsgesetz laut werden lassen.« (Vgl. hierzu HENKELMANN: »Weiterentwicklung der Rehabilitation,« in: Soziale Sicherheit, 1962, S. 107 ff.; »Forderungen des DGB zur Neugestaltung der Gesundheitssicherung«, in: Zeitschrift für Sozialreform, 1959, S. 772 ff.)

dezentralisieren, wie das in dem geschilderten System bereits geschieht. Die Frage, ob ihr das dann mit besserem Erfolg gelänge, ist damit jedoch noch keineswegs beantwortet.«[363]

JUNG versucht die Gründe anzugeben, warum der Gesetzgeber vor einem Rehabilitationsgesetz absah: »Die Frage der Schaffung einer Bundesanstalt oder eines Bundesamtes für Rehabilitation und der Erlaß eines allgemeinen Rehabilitationsgesetzes sind von der Kommission eingehend geprüft worden. Man kam zu der Überzeugung, daß derartige Lösungen weder zweckmäßig, noch erforderlich, noch im Augenblick politisch durchsetzbar seien.«[364]

Dagegen forderte erst kürzlich der »Reichsbund der Kriegs- und Zivilbeschädigten, Sozialrentner und Hinterbliebenen« ein bundeseinheitliches Rehabilitationsgesetz. »In dem Programm [gemeint ist das sozialpolitische Programm, auf der siebenten Bundestagung in Koblenz verabschiedet] bezeichnet der Reichsbund die Rehabilitationsbehinderten als eine der wichtigsten sozialpolitischen Aufgaben. Alle gesetzlichen Vorschriften müssten in einem bundeseinheitlichen Rehabilitationsgesetz zusammengefasst werden. Die Bundesregierung müsse so bald wie möglich eine Behinderten-Enquete vorlegen.«[365]

Auch für JUNG stellt das AFG keine abschließende Regelung für die Rehabilitationsbehinderten dar.

---

363   LIEBING [wie Fußn. 339], a. a. O., S. 148.

364   JUNG [wie Fußn. 361], ebd.

365   Siehe »Frankfurter Rundschau« vom 5.10.1970, Überschrift: »Rehabilitationsgesetz gefordert«.

»Für die Behinderten gelten vielmehr, soweit gleiche Tatbestände vorliegen, die übrigen Vorschriften des Gesetzes in gleicher Weise wie für die Nichtbehinderten.«[366]

»Alle Behinderten, die im Arbeitsleben gestanden haben und dorthin zurückkehren wollen oder erstmals für eine versicherungspflichtige Berufstätigkeit ausgebildet werden, sollten in gleicher Weise wie die Gesunden Anspruch auf Arbeits- und Berufsförderungsmaßnahmen der Bundesanstalt für Arbeit haben.«[367]

Das AFG hat ohne Zweifel für die Rehabilitanden verschärfte Bedingungen auf dem Arbeitsmarkt geschaffen. Darauf bin ich ein anderer Stelle schon eingegangen.[368] In einer Information für Behinderte wird explizit auf die schwerwiegenden Folgen des AFG hingewiesen: »Die seitherigen Begünstigungen des Behinderten, im Rahmen der Rehabilitation zu einer hochwertigen beruflichen Anpassung mit Familienversorgung während der Eingliederungsmaßnahme und zu ähnlichen Vorleistungen zu kommen, fällt weitgehend weg, da nun für viele andere gleiches möglich ist.«[369] Dagegen heißt es im »Jahresbericht der Bundesregierung« von 1969: »Mit dem Arbeitsförderungsgesetz vom 25. Juni 1969 sind die Möglichkeiten für eine wirksame berufliche Förderung der Behinderten wesentlich verbessert worden. Die Behinderten haben nun einen Rechtsanspruch auf geeignete Maßnahmen der Arbeits- und Berufsförderung ...«.[370] Offensichtlich verschweigt der Jahresbericht die wahre Bedeutung

---

366 JUNG [wie Fußn. 364], ebd.

367 A. a. O., S. 23.

368 Siehe Abschnitt 2.113: »Das Abhängigkeitsverhältnis von Rehabilitation und Arbeitsmarkt«.

369 Siehe »Information« Nr. 4 des Berufsförderungswerkes Heidelberg, Februar 1968, S. 2.

370 Siehe »Jahresbericht der Bundesregierung« von 1969, Bonn 1970, S. 345.

des AFG für die Rehabilitation! Zur kritischen Einschätzung des AFG seien einige Pressekommentare zitiert:

»Vorwärts« vom 22.09.1969: »Natürlich bedeutet das keine Garantie für den Arbeitsplatz. Gegen konjunkturbedingte Arbeitslosigkeit hilft auch dieses Gesetz nicht. Es erhöht jedoch die in einer modernen Wirtschaft notwendige Anpassung an die Erfordernisse und die Mobilität der Arbeitskräfte.«

H.-U. SPREE in der »Süddeutschen Zeitung« vom 14. Mai 1969: »Niemand sollte den falschen Eindruck hervorrufen, daß das ... Arbeitsförderungsgesetz ein Riegel gegen konjunkturbedingte Arbeitslosigkeit sei. Zwar liegt diesem Gesetz tatsächlich die Absicht zugrunde, die Mittel der modernen Arbeitsmarktpolitik künftig so einzusetzen, daß Arbeitslosigkeit nach Möglichkeit vermieden werden kann. Aber die Tücken des Konjunkturabschwungs lassen sich dabei nicht überspielen. Daraus folgt, dass die prophylaktische Wirkung des Gesetzes in erster Linie gegenüber dem durch wirtschaftlich-technische Wandlungsprozesse verursachten Arbeitsplatzverlust zutagetreten wird.«

M. RETIERT im »Kölner Stadtanzeiger« vom 16. Mai 1969: »Nach dem AFG soll den Unternehmern dies mit Darlehen oder Zuschüssen schmackhaft gemacht werden. Sie bekommen also die ›Gnade‹, mehr ältere Menschen zu beschäftigen, vom Staat honoriert. In diesem Punkt hätte man dem Gesetzgeber größere Härte gewünscht, etwa durch gezielte Auflagen in Richtung Quotenvorschriften oder beträchtlich ausgeweiteten Kündigungsschutz.«

Dass dieses AFG kein »Recht auf Arbeit« bedeutet – um einen Begriff aus dem »Gesetzbuch der Arbeit« der DDR[371] zu verwenden – geht auch aus einem Kommentar von SANDMANN hervor.[372]

«Die Bundesregierung weist u. a. auf die Notwendigkeit inner- und außerbetrieblicher Maßnahmen zur beruflichen Anpassung und einer Verbesserung der arbeitsrechtlichen Stellung älterer Arbeitnehmer – vor allem durch die Sozialpartner – hin. Die Einführung einer gesetzlichen Beschäftigungspflicht wird dagegen wegen schwerwiegender Bedenken abgelehnt.«

---

371 Siehe »Gesetzbuch der Arbeit der DDR«, 1968, § 2, Abs. 1: »Alle Bürger haben das Recht auf Arbeit. Es besteht in dem Recht auf einen Arbeitsplatz, auf gleichen Lohn für gleiche Arbeitsleistung und auf Lohn nach Quantität und Qualität der Arbeit sowie auf schöpferische Mitwirkung an der Ausarbeitung und Erfüllung der Pläne und an der Leitung der Betriebe und der Wirtschaft.« Bei der Gründung der DDR wurde im Artikel 15 der Verfassung das Recht auf Arbeit für jeden Bürger festgelegt, 1950 wurde ein »Gesetz der Arbeit« verabschiedet, 1961 schließlich das »Gesetzbuch der Arbeit« in seiner ersten Fassung; siehe hierzu auch GAUTSCH [wie Fußn. 311], a. a. O., S. 19 ff.

372 SANDMANN, G.: »Arbeitsvermittlung, Arbeitsberatung und berufliche Anpassung nach dem Arbeitsförderungsgesetz«, in: »Das Arbeitsförderungsgesetz«, Dokumentation, Bonn 1969, S. 9.

2.2 Rehabilitation in Großbritannien

2.21 Das allgemeine Gesundheitssystem Großbritanniens: The National Health Service (NHS)

Will man das britische Rehabilitationssystem mit dem westdeutschen vergleichen, so hat man von zwei Voraussetzungen auszugehen:

1. Das allgemeine Wirtschaftssystem ist dem der BRD sehr verwandt: Es ist ein »kapitalistisches« Wirtschaftssystem.
2. Im Gegensatz zur BRD ist jedoch das britische Gesundheitssystem »sozialisiert«. Das bedeutet quasi ein Beamtenverhältnis der Ärzte zum Staat, keine Krankenkassen und ein Globalhaushalt, dessen Höhe vom britischen Parlament festgesetzt wird.

An dieser Stelle möchte ich eine kurze Betrachtung über den NHS und seine Entstehungsgeschichte einschieben, stellt er doch gesundheitspolitisch für ein westliches Land einen ganz ungewöhnlichen Versuch dar, das Gesundheitswesen zu »sozialisieren«. 1944 erschien das Government's Whitepaper der Conservative Party »A National Health Service«, das ähnlich wie das Paper der Labour Party »A National Service for Health« den heutigen NHS vorstrukturierte.

»It was necessary that the medical professional should be organized as a national, full-time, salaried, pensionable service«.[373]

Am 6. November 1944, als die Labour Party die Regierung stellte, erreichte die NHS-Bill (der Gesetzentwurf über den NHS) den Royal Assent

---

373 Siehe VAUGHAN, P.: »A Short History of the British Medical Association«, London 1959, S. 216-249.

und wurde zum Gesetz. Der Hauptärzteverband in Großbritannien, the British Medical Association (BMA) nahm mit seinem Negotiating Committee die Verhandlungen mit dem Staat auf. Die Verhandlungsbasis waren die von dem BMA aufgestellten »Seven Basic Points«, die sich hauptsächlich gegen Staatseingriffe in das Gesundheitswesen aussprachen und die »Freiheit des Arztes und des Patienten« im Auge hatten.[374] Die BMA machte 1946, nachdem der NHS Gesetz geworden war, eine große Umfrage unter ihren Mitgliedern. 64% aller praktischen Ärzte sprachen sich im Sinne des Verbandes dafür aus, eine harte Linie gegen den durch den NHS-Act autorisierten Minister einzuschlagen und erst gar keine Verhandlungen mit der Regierung aufzunehmen. Im Januar 1947 nahmen die Präsidenten der Royal Colleges of London Vermittlungsverhandlungen mit der Regierung auf; sie erhielten die Zusage des Gesundheitsministers BEVAN, dass die Bewegungsfreiheit der Ärzte nicht eingeschränkt werde und dass sie eigene working tribunals (quasi Gerichte für Standesangelegenheiten) erhalten sollten.

Die BMA erklärte in einer Resolution des Special Representative Meeting im Januar 1948: »... The NHS Act, 1946, in its present form is so grossly at variance with the essential principles of a profession that it should be rejected absolutely by all practitioners.« Des Gesundheitsministers Antwort:

«Parliament has spoken and the country now awaits the co-operation of the medical world.«[375]

1948 führte die BMA zwei Umfragen durch, bei denen von etwa 46.000 Ärzten nur 5.000 den NHS Act »in seiner gegenwärtigen Form« billigten. Dieses Bild änderte sich im Mai 1948, als von in 40.000 Ärzten »nur« noch etwa 25.000 gegen den Eintritt in den NHS waren, und fast die Hälfte aller

---

374 Ebd.; zur Politik der British Medical Association (BMA) gegenüber der Regierung siehe auch ECKSTEIN, H.: »Pressure Group Politics. The Case of the British Medical Association«, Stanford, Cal. 1960.

375 VAUGHAN [wie Fußn. 373], ebd.

praktischen Ärzte (General Practitioners, GPs) sich dafür ausgesprochen hatte. Die BMA lenkte gegenüber der Regierung ein: »profession should join the NHS.« Die Schlacht war geschlagen. In dieser gesellschaftspolitischen Auseinandersetzung um den NHS musste die Ärzteschaft letztlich nachgeben, dennoch hatte sie viele ihrer Wünsche durchsetzen können, wie z. B. Bewegungsfreiheit und die Möglichkeit, Privatpatienten zu behandeln und außerhalb des NHS zu praktizieren. 1948 traten 9% aller GPs dem NHS bei und 93% der Bevölkerung »registered with a GP within 2 months«.[376]

Der NHS hat nicht wie das Gesundheitssystem in der Sowjetunion oder den USA den Allgemeinpraktiker aus dem Gesundheitssystem eliminiert, sondern sieht in ihm – theoretisch zumindest – die zentrale Institution des gesamten Systems.

> »General practice is fundamental to the best practice of medicine, and to the best interests of patients. It cannot be replaced by categories of specialisms ... The GP by exercise of this responsibility for his patient can bring together preventive, social, and curative medicine. Thus general practice is an essential not subordinate service, indeed in a sense the GP must hold the key position in the NHS.«[377]

Indem der GP die Schlüsselposition innehat, ist er auch primär für die Rehabilitation verantwortlich, denn er muss Sorge tragen für »continuity of treatment at all times.«[378] Dies kommt auch in folgendem Schaubild zum Ausdruck.[379]

---

376 Ebd.
377 FORSYTH, G.: »Doctors and State Medicine – a Study of the British Health Service«, London 1966, S. 52.
378 Ebd.
379 Aus dem Manuskript der Doktorarbeit von 1974 (S. 139) entnommen; vgl. FORSYTH, a. a. O., S. 54.

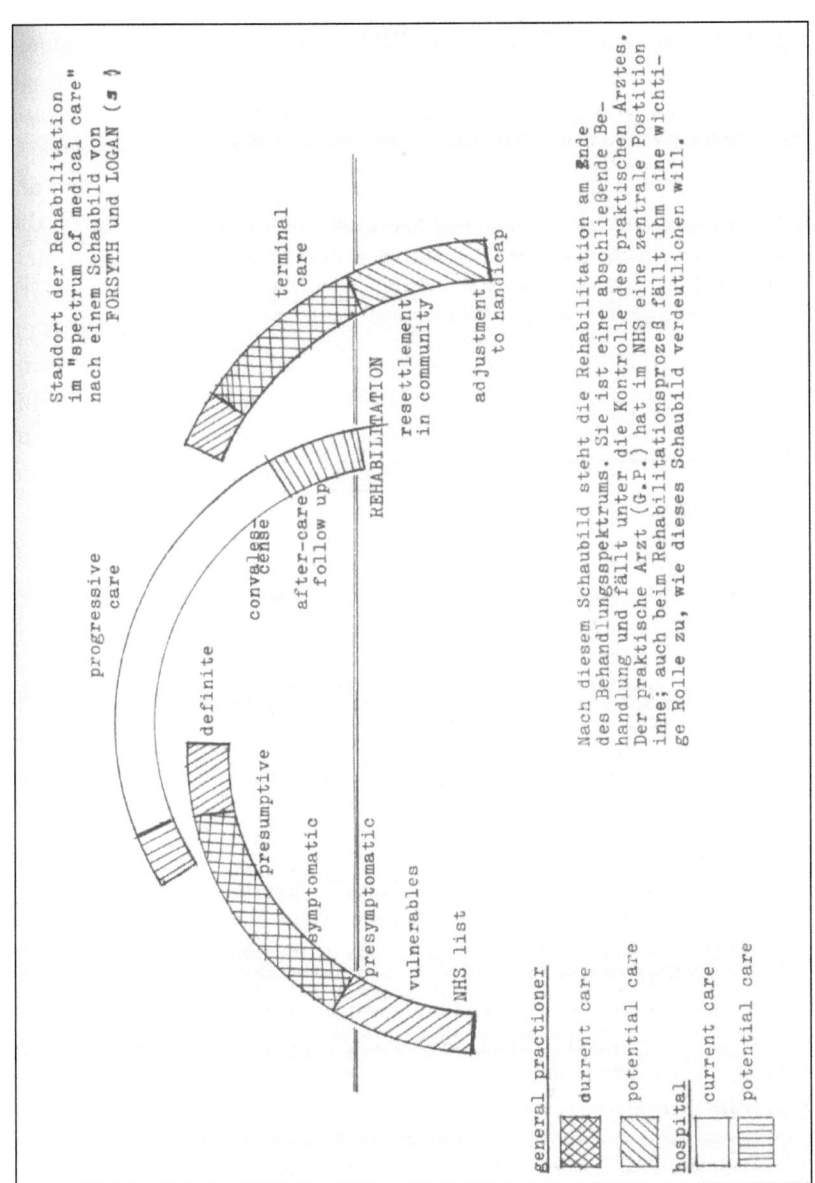

Standort der Rehabilitation
im "spectrum of medical care"
nach einem Schaubild von
FORSYTH und LOGAN (5)

Nach diesem Schaubild steht die Rehabilitation am Ende
des Behandlungsspektrums. Sie ist eine abschließende Behandlung und fällt unter die Kontrolle des praktischen Arztes.
Der praktische Arzt (G.P.) hat im NHS eine zentrale Position
inne; auch beim Rehabilitationsprozeß fällt ihm eine wichtige Rolle zu, wie dieses Schaubild verdeutlichen will.

Der National Health Service wird von westdeutscher Seite oftmals skeptisch beurteilt. So ist in einem Zeitungsartikel sogar zu lesen: »Nach heutigen Erfahrungen und Erkenntnissen muß die ursprüngliche Idee des National Health Service beinahe als sozialutopisch betrachtet werden.«[380] Es wird hingewiesen auf den Platzmangel in den Krankenhäusern und die langen Wartelisten[381] Dies spricht jedoch, so meine ich, nicht gegen die Idee des NHS, wie sie 1942 im BEVERIDGE Report dargelegt wurde, vielmehr für eine sozialpolitische Vernachlässigung des Gesundheitswesens. Zwar haben sich seit 1948 die Aufgaben verfünffacht und machen 1968/69 etwa 16 Milliarden DM aus[382], jedoch blieben 1968/69 zur Modernisierung und zum Neubau von Krankenhäusern nur etwa eine Milliarde übrig.[383] Neuerdings mussten bestimmte Gebühren für die Patienten erhöht werden,[384] jedoch von einer tendenziellen Abschaffung des NHS zu sprechen, scheint mir verfrüht zu sein.

---

380 SCHRÖDER, D.: »Gesundheit für alle will bezahlt sein«, in: Süddeutsche Zeitung, 2./3.01.1971, S. 9 f.

381 Nach diesem Bericht soll die Hälfte der Krankenhäuser noch aus dem letzten Jahrhundert stammen und von 154 Nervenheilanstalten nur 4 nach 1950 gebaut worden sein; auf den Wartelisten der britischen Krankenhäuser sollen 500.000 Patienten stehen.

382 Davon kommen 86 % aus dem öffentlichen Haushalt, 10% aus Beiträgen.

383 In den 13 Jahren von 1951 bis 1964 unter konservativer Regierung sollen nur 19 neue Krankenhäuser in Großbritannien gebaut worden sein.

384 So wurden 1969 die Krankenscheingebühren auf umgerechnet DM 1,70 erhöht und für die künstlichen Gebisse wurde eine Selbstkostenbeitrag von 50% eingeführt.

2.22 Überblick über Gesetze und Institutionen, die die Rehabilitation betreffen

In einer Studie der Vereinten Nationen über die »gesetzlichen Aspekte« der Rehabilitation in verschiedenen Ländern werden in einer chronologischen Übersicht die Gesetze für Großbritannien aufgeführt. Diese Übersicht möchte ich hier in gekürzter Form wiedergeben.[385]

a. The Ministry of Pensions Act 1916.

b. Royal Warrants (War Pensions) and Orders.

c. The Disabled Persons (Employment) Acts 1944 and 1958.

d. The National Health Service Act of 1946 ensures free medical treatment, including medical rehabilitation to all persons who require search services.

e. The National Insurance Act of 1946 makes provision for retirement pensions, sickness, unemployment, and maternity benefits.

f. The National Insurance (Industrial Injuries) Act of 1946, supersedes Workmen's Compensation Act.

g. The Education Act of 1944 ensures special educational facilities for children and young persons.

h. The National Assistance Act of 1948 provides for special welfare services for the currently and substantially disabled and also for financial assistance where necessary.

---

385 »Study on Legislative and Administrative Aspects of the Disabled in Selected Countries«, hg. von den Vereinten Nationen, Department of Economic and Social Affairs, New York 1964, S. 128 f. In diesem Bericht wird auch eine kurze Übersicht der »National Administration« des britischen Rehabilitationswesens gegeben.

Relativ früh also wurde in Großbritannien die Rehabilitation gesetzlich verankert: 1944 der Disabled Persons (Employment) Act und 1948 der National Assistance Act.

»Der staatliche Gesundheitsdienst (NHS) wurde durch Gesetzgebung verpflichtet:

1. ein verantwortliches Mitglied der Ärzteschaft an jedem Krankenhaus zu benennen,

2. angemessene Einrichtungen für die physikalische Therapie zu schaffen,

3. durch regelmäßige Konferenzen zwischen Krankenhausarzt, Fürsorger und Beschädigtenvermittler des Arbeitsamtes jeden Einzelfall, bei dem berufsfördernde Maßnahmen erforderlich erscheinen, individuell zu beraten.« (JOCHHEIM)[386]

Nach dem »Disabled Persons (Employment) Act« von 1944 sind alle Arbeitgeber, die mehr als 20 Arbeiter beschäftigen, verpflichtet, 3% Behinderte einzustellen. Das Gesetz betrifft *alle* Behinderten – im Gegensatz zu Deutschland – unabhängig von der Ursache der Behinderung. »Es kann sowohl auf britische Zivilisten und Kriegsteilnehmer als auch auf gewisse Kategorien von Ausländern angewandt werden.«[387] Der Disabled Resettlement Officer (DRO) ist für die Koordination des Rehabilitationsprozesses zuständig und wird von den »Local Disablement Committees«, die sich paritätisch aus Arbeitgebern, Arbeitnehmern und Pflegepersonal zusammensetzen, unterstützt.

Es wurden eine Reihe von Institutionen geschaffen, die verschiedene Rehabilitationsmaßnahmen ermöglichen:

Industrial Rehabilitation Units (IRUs) mit dem Disabled Resettlement Officer (DRO) als Leiter des Rehabilitationsteams.

---

386 JOCHHEIM, K. A.: »Grundlagen der Rehabilitation in der Bundesrepublik Deutschland«, Stuttgart 1958, S. 10.
387 SCHRÖDER [wie Fußn. 255], a.- a. O., S. 55 f.

Remploy factories: geschützte Werkstätten, bei denen 10% der Beleg-schaft Gesunde sind.

Sheltered Workshops: geschützte Arbeitsplätze für Schwerbeschädigte in normalen Industriebetrieben. In Großbritannien sind alle Industrie-betriebe gesetzlich verpflichtet, 3% solcher Sheltered Workshops zu vergeben.

Occupational Centres: »The occupational center is providing the time of transition phase into possible entry to a sheltered workshop or reg-ular employment that is denied the severely handicapped in the com-mercialized remploy factories or in highly industrialized rehabilitation units.«[388]

Industrial Therapie Organisation (ITO): Sie gilt als Sonderfall. 1960 wurde in einer psychiatrischen Klinik in Bristol eine ITO eingerichtet, eine Zwischenstufe zwischen einer Hospital-Arbeitstherapie und der Beschäftigung in der Industrie.[389]

Boarding in Schottland: Dauerbeschäftigung von geistig Behinderten auf dem Lande in Bauernfamilien; nur in Schottland.

Zur quantitativen Entwicklung der Rehabilitationseinrichtungen möchte ich nur ein paar Zahlenangaben machen. 1953 gab es in Großbri-tannien 1.620 DROs und 475 Krankenhäuser, die eine spezielle Rehabili-tationsabteilung besaßen. Als 1948 der NHS eingerichtet wurde, gab es erst 300 solcher Abteilungen. Das erste Rehabilitationszentrum wurde 1939 für Bergarbeiter errichtet. 1954 gab es sieben solcher Zentren, die von den Unternehmen in Übereinstimmung mit den Bergarbeitergewerk-schaften errichtet worden waren. Die Erfolgsquote scheint für die Indust-rie zufriedenstellend zu sein: 1952 nahmen 64% der Patienten, »die

---

388 USDANE, W. M.: »Rehabilitation and Resettlement of Severely Disabled«, in: FARNDALE, J. (Ed.): »Trends in Social Welfare«, Oxford 1965, S. 302-313.

389 Siehe EARLY, D. F.: »The Industrial Therapy Organisation (Bristol)«, in: Lan-cet 1963, S. 335-336.

nahezu alle schwere Verletzungen erlitten« hatten, ihre alte Arbeit wieder auf, 30,6% verrichteten fortan leichtere Arbeiten und nur 2,3% wurden umgeschult. Nur 0,6% blieben arbeitsunfähig.

Die erste IRU (Industrial Rehabilitation Unit) wurde 1943 in Egham, Surrey, eröffnet. 1948 wurden vom Arbeitsministerium weitere IRUs errichtet, von denen es 1953 14 gab. Nach SCHRÖDER sollen die IRUs folgende Funktionen haben:

> »1. Personen, die auf Grund von Krankheit oder Verletzung ihre Berufsarbeit abbrechen mußten, erlangen den für sie bestmöglichen Grad von Arbeitsfähigkeit.
>
> 2. Diejenigen Behinderten, die nicht wußten, welche Arbeit sie aufnehmen sollen, finden die für sie geeignete Berufstätigkeit.«[390]

Die Behinderten sollen in diesen Zentren »wieder an die Bedingung der industriellen Arbeit gewöhnt« werden. SCHRÖDER: »Die gesundheitliche Wiederherstellung wird dadurch gefördert und die Arbeitsmoral gestärkt. In diesem Zusammenhang spielt auch die Bezahlung eine wesentliche Rolle. Die Männer und Frauen, die in einer Rehabilitationseinheit tätig sind, erhalten einen Wochenlohn, der so bemessen ist, daß sie wesentlich besser gestellt sind, als wenn sie Arbeitslosen- und Krankengeld erhalten würden.«[391] Aufgrund des »Disabled Persons Employment Act« von 1944 wurden »geschützte Werkstätten« geschaffen. Vor allem ist hier die »Remploy Limited« (Remploy factory) zu nennen. 1954 gab es schon 90 Betriebe, in denen 6.400 Schwerinvalide tätig waren.[392] Aus angeblich psychologischen Gründen ist man darauf bedacht, dass die Behinderten die volle Arbeitszeit von 44 Stunden pro Woche, wenn es irgend geht, durchhalten.

---

390 Siehe SCHRÖDER [wie Fußn. 255], a. a. O., S. 76.
391 A. a. O., S. 78 f.
392 »Der Schwerbeschädigte«, Zeitschrift, 2. Jg., 1/1955.

»Man legt vor allem deshalb Wert auf eine uneingeschränkte Arbeitszeit, weil durch eine derartige Beanspruchung in dem Behinderten das Gefühl gestärkt wird, wieder vollwertig zu sein.«[393]

In Großbritannien findet man bis ins Detail durchorganisierte Pläne für die Rehabilitation. Als Beispiel möchte ich den Organisationsplan der Industrial Rehabilitation Unit in Glasgow nennen,[394] von denen es 16 in England, 3 in Wales und 2 in Schottland gibt. Auf Einladung des dortigen DRO (Disablement Resettlement Officer) besuchte ich 1970 die Industrial Rehabilitation Unit Bellshill bei Glasgow.[395] Neben dem erwähnten Organisationsplan nahmen sich die Rehabilitationsmaßnahmen in der Praxis aber recht dürftig aus.

Die gesamte IRU war von einer hohen Mauer von der übrigen Umgebung abgeschirmt, was dem Ganzen einen »gefängnisartigen Charakter« gebe, wie der DRO selbstkritisch mir gegenüber bemerkte. In den Barackengebäuden sah ich dann bei einem Rundgang, wie Frauen körbeweise Lockenwickler in Cellophantüten steckten. Eine recht stumpfsinnige Arbeit, die man durchaus mit Fließbandarbeit vergleichen kann. Ich fragte den mich umherführenden DRO, welche Bedeutung diese Arbeit habe. Die Frauen sollten ihre Hände und Arme bewegen lernen, meinte er, und auf diese Weise ihre Ermüdbarkeit prüfen. Nebenan in derselben Baracke schlug ein Rehabilitand kleine Transformatoren Stück um Stück mit einem Hammer kaputt und warf den Wickeldraht jeweils in einen bestimmten Behälter. Offensichtlich tat er das schon stundenlang. Die Arbeitsinstrumente waren allgemein sehr primitiv und sahen auch sehr alt aus, vermutlich waren sie von der

---

393 SCHRÖDER [wie Fußn. 255], a. a. O., S. 110.

394 Ich gebe hier den Organisationsplan, wie er auf einer Wandtafel in der betreffenden IRU dargestellt war, vereinfacht wieder (aus Dissertation, S. 134).

395 Anschrift der besuchten IRU: Industrial Estate, Queen Elizabeth Avenue, Hillington, Glasgow, S.W.2; es gibt in Schottland noch drei weitere IRUs.

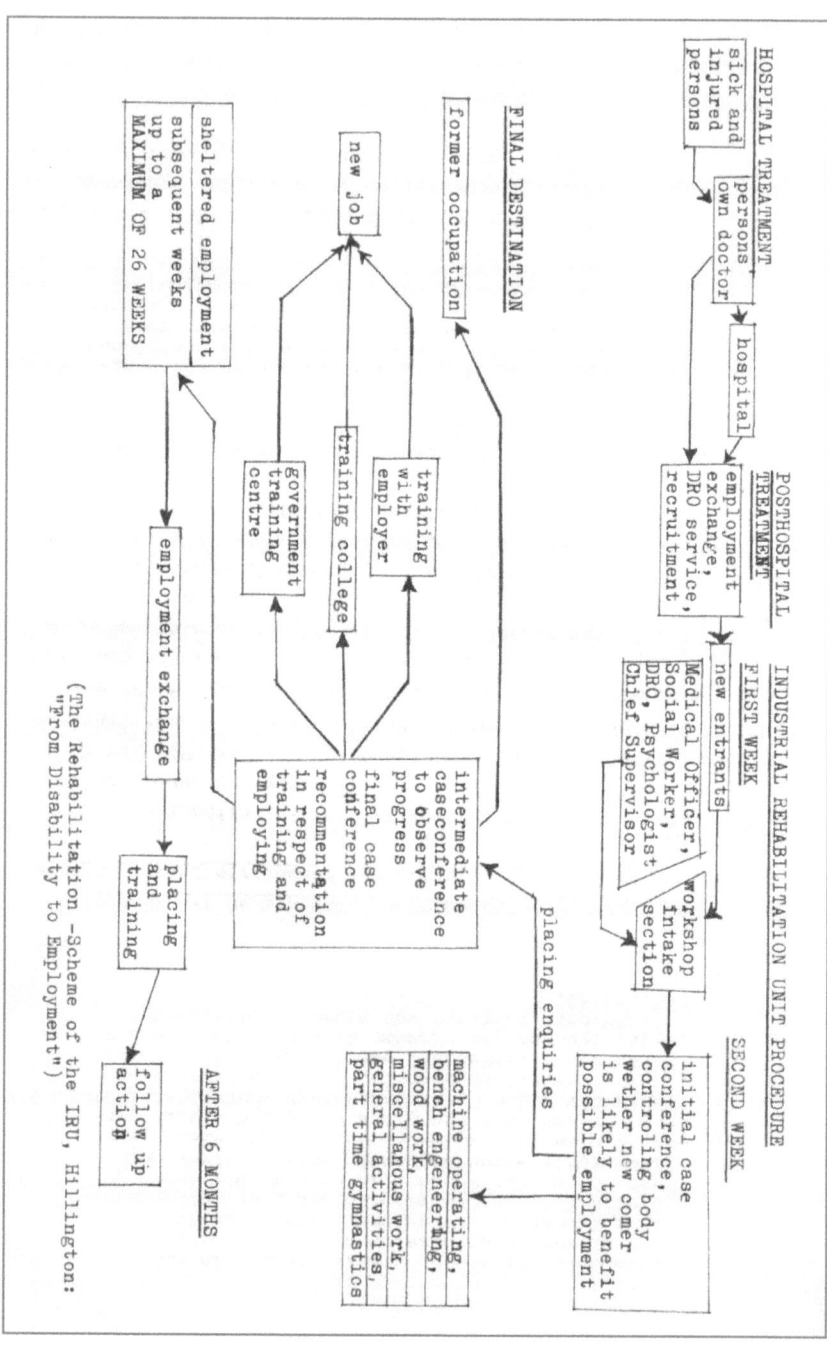

HOSPITAL TREATMENT

sick and injured persons

persons' own doctor

hospital

FINAL DESTINATION

former occupation

new job

sheltered employment subsequent weeks up to a MAXIMUM OF 26 WEEKS

POSTHOSPITAL TREATMENT

employment exchange, DRO service, recruitment

training college

training with employer

government training centre

employment exchange

INDUSTRIAL REHABILITATION UNIT PROCEDURE

FIRST WEEK

new entrants

Medical Officer, Social Worker, DRO, Psychologist Chief Supervisor

workshop intake section

intermediate caseconference to observe progress

final case conference

recommendation in respect of training and employing

placing enquiries

placing and training

AFTER 6 MONTHS

follow up action

SECOND WEEK

initial case conference, controling body wether new comer is likely to benefit possible employment

machine operating, bench engeneering, wood work, miscellanous work, general activities, part time gymnastics

(The Rehabilitation-Scheme of the IRU, Hillington: "From Disability to Employment")

Fabrik ausrangiert worden, die sich jenseits der hohen Umfriedungs-
mauer ausbreitete. Unterkunftsmöglichkeiten für die Rehabilitanden
waren nicht vorhanden, was für den Einzelnen eine mehr oder weniger mühsame Anreise bedeutete und die »Rehabilitation« von schwerer Behinderten ausschloss.

2.23 Das sozioökomische Interesse an der Rehabilitation aus der Sicht von Rehabilitationsmedizinern

Anders als in der BRD wurden in Großbritannien schon relativ früh gesetzliche Arbeitsplätze für Schwerbeschädigte geschaffen.[396] Anders
als in der BRD gibt es unter der Regie des NHS zentral erfasste Rehabilita-
tionskommissionen und -zentren.[397] Wieweit nun bestimmt in Großbritannien die ökonomische Rentabilität der Rehabilitation die entsprechenden Maßnahmen? Im Folgenden werde ich versuchen, das ökonomische
Interesse an der Rehabilitation (als das Interesse der Industrie und »Gesellschaft«) anhand von Literatur über Rehabilitationsmedizin darzustellen.

FORSYTH sieht die häufigste Schwierigkeit, die bei der Rehabilitation
entsteht, in der Arbeitsbeschaffung:

»The most common post-hospital difficulties are with employment.
Yet in Britain the system ought to work well. In the first place we have
continuous full employment since the end of the war. The chronic
shortage of labour has made both government and employers keenly

---

396 Siehe JOCHHEIM [wie Fußn. 386], ebd.; FORSYTH [wie Fußn. 377], a. a. O.,
     S. 70.
397 KERSCHBAUM, P.: »Das englische Rehabilitationssystem«, in: Rehabilitation
     in England, hg. vom Bundesministerium für Arbeit, Stuttgart 1947.

interested in questions of retraining, resettlement, and rehabilitation.«[398]

Obwohl FORSYTH die Bedeutung des Arbeitsmarktes für die Rehabilitation herausstellt, meint er, das britische social security system sei ausreichend für die Behinderten, die Schwierigkeiten hätten, Arbeit zu finden:

»The social security system supports those who find employment difficult and there are special provisions under the Disabled Persons Act to help especially difficult cases. ... The most important fact is that employers must include in their labour force up to 3% disabled persons. All this adds up to a blueprint for a comprehensive system auf aftercare and resettlement«.[399]

FERGUSON und KERR weisen in einer Untersuchung (pilot study) darauf hin, dass der Erfolg der Wiedereingliederung als Maßstab für die Gesellschaft dienen könne, inwieweit die Geldinvestitionen für Rehabilitationsmaßnahmen sinnvoll gewesen seien:

»The greater the measure of success attending efforts to help a handicapped young person to achieve full economic independence, the greater the cause has society to regard the effort and money expended on him as well spent.«[400]

Auch FERGUSON und KERR betonen die Bedeutung der Konjunktur und des Arbeitsmarktes für die Rehabilitation:

»Under conditions of relatively ›full employment‹ there is no lack of work which educationally retarded young people – especially young

---

398 FORSYTH [wie Fußn. 396], ebd.
399 Ebd.
400 FERGUSON, T. and KERR, A. W.: »Handicapped Youth. A report on the employment problems of the handicapped young people in Glasgow«, Oxford 1960, S. 122.

girls – can obtain and apparently hold; the position may be different when the economic climate changes.«[401]

Die industriellen Bedingungen bestimmen weitgehend, wie rehabilitiert wird. Die Wirtschaft braucht bestimmte Arbeitskräfte, und da auch Behinderte sich einen Lebensunterhalt verdienen müssen, haben sie sich den industriellen Erfordernissen anzupassen. In diesem Sinne schreibt CAPENER: »... in life today there is a premium on craftsmanship in the economy for the majority of people. It will remain so. Thus for earning a living, the most important steps for the disabled are in graduated re-training under industrial conditions.«[402]

Für CAPENER ist Heilung, also auch Heilung durch Rehabilitation, ein Reparieren (repair). Als Beweis führt er die Wörterbuch-Definition von »repair« an:

»... repair is ›the fact of restoring some structure by removal of decayed or worn-out parts, by re-fixing what has become loose or detached.‹ Very like orthopaedic surgery, one must admit!« »Repair is a natural biological process, for growth, repair and degeneration are constant features and operate together in varying intensities according to age. Health is *healing*, and that is repair.«[403]

Für CAPENER sind biologische Gesundheit und soziologische Integrität identisch. Die Rehabilitation wird als eine Therapieform begriffen, die den Rehabilitanden beides zurückgeben soll:

»Improve defense, promote repair, and restore patients to health, call it rehabilitation, if you want it!«[404]

---

401 A. a. O., S. 132.
402 CAPENER, N.: »Defense, Repair, and Rehabilitation«, in: Physiotherapy 52:377-380, 1966.
403 Ebd.
404 Ebd.

ARTHUR konstruiert ein scheinbares Paradox indem er erklärt, normalerweise erfordere die Warenproduktion Arbeitskräfte, in der Rehabilitation dagegen erforderten die Arbeitskräfte Arbeit. Die wichtigste Frage sei nun, wo diese Behinderten als Arbeitskräfte verwandt werden könnten.

«The labour force is to hand, ready and waiting – but what are they able to produce? If this problem could be solved satisfactorily, the economic employment of the disabled would follow automatically«.[405]

Bei den »robusten« Arbeitern habe sich das Problem der Arbeitsbeschaffung schon gelöst: »The more robust among the disabled find employment in many industries, both heavy and light, and are therefore no problem.«[406] Die Abhängigkeit von Arbeitsaufträgen ist für den behinderten Arbeitnehmer größer als für den nicht-behinderten, denn der nicht-behinderte kann ja »irgendwo anders« Arbeit suchen:

«To stand off a [disabled] person in slack periods is unthinkable, because unlike the able-bodied workman, he cannot easily find employment elsewhere.«[407]

ARTHUR ist der Begründer des Michael Works experiment, einer Versehrten-Werkstatt in England, die von der Industrie Aufträge annimmt, z. B. die Produktion von Möbelstücken. Holz stellt das bevorzugte Rohmaterial dar, da es besondere Vorzüge habe:

»The materials on which the men work must be light and easily handled. The articles manufactured must be of a size within their capacity«.

---

405   ARTHUR, J.: »Through Movement to Live«, London 1952, S. 24-31.

406   Ebd.

407   Ebd.

Die ökonomischen Zwänge für die in dieser Werkstatt arbeitenden Behinderten werden klar herausgestellt:

»The disabled person can only be economically employed when he has a consistent amount of the right type of work to do. He is a definite economic loss when the supply of work comes in fits and starts; in fact, he then becomes a greater burden economically than if he were not employed at all.«[408]

So ist ARTHURs Modell, das ursprünglich auf ökonomische Eigenständigkeit hin aufgebaut war, abhängig von der Gutwilligkeit und Barmherzigkeit der Auftraggeber, abhängig von der humanitären Einstellung einer wenig humanitären Industriegesellschaft, die ihren behinderten Mitgliedern kaum Arbeitsmöglichkeiten gibt.

»The manufacture of goods for the open market by the disabled entails exploitation of the worst kind, and results not in rehabilitation, but in a return to the former conditions of disability, often aggravated by new complications.«[409]

Ausbeutung und Verschlechterung des Gesundheitszustandes sind also die Folgen der Arbeit in einer solchen Versehrtenwerkstatt, die sich aus eigenen Kräften ökonomisch behaupten will. Aus seinen schlechten Erfahrungen mit dem »offenen Markt« der Industriegesellschaft kommt

---

408 Ebd.

409 Ebd.; SCHRÖDER kommt in seiner Untersuchung zu einer ähnlichen Einschätzung der wirtschaftlichen Lage der selbstständig arbeitenden Sonderwerkstätten in England. Für die Betriebsleitung der Remploy-Unternehmen bestehe das besondere Problem der Arbeitsbeschaffung. Man habe, »verglichen mit den Bedingungen der Privatwirtschaft, mit größeren Schwierigkeiten zu kämpfen.« Man sei z. B. des Öfteren gezwungen, ertragreiche Geschäfte auszuschlagen, weil diese meist mit einem stärkeren Risiko verbunden seien, das mit Rücksicht auf die Lage der Behinderten nicht eingegangen werden könne. »Bei solchen Geschäften aber, die von vornherein als sicher gelten können, läßt sich meist kein günstiger Preis erzielen.« (SCHRÖDER [wie Fußn. 255], a. a. O., S. 111)

ARTHUR zu gesellschaftskritischen Schlussfolgerungen (wozu nur wenige Rehabilitationsfachleute nach meiner Erfahrung in der Lage sind). Er greift letztlich die entfremdete Arbeit an, wozu der heutige Mensch gezwungen wird. Er hat die Befreiung im Auge, wenn er schreibt:

>>Men are resenting the slavery to which the machines make them subject ... Ever again is felt the need for changes within industry itself, if the great mass of our working population are to live the lives of human beings which they were born, and become masters of the machines they themselves have made.<<

Für die Prognostik des Rehabilitationserfolges einzelner Rehabilitanden werden oft objektive Kriterien gesucht. Man bedient sich dabei statistischer Methoden, die jedoch schon in ihrer Fragestellung die ökonomischen Interessen der Industrie durchblicken lassen. So wird als gutes prognostisches Zeichen die ständige Arbeitsausübung *vor* der Behinderung gewertet, wohingegen längere Arbeitslosigkeit als ein schlechtes prognostisches Zeichen gilt!! Ausgehend von einem individuellen Arbeitswillen, von einem individuellen Arbeitsverhalten *vor* der Rehabilitation wird auf entsprechendes Verhalten während und nach der Rehabilitation geschlossen, ohne jedoch einmal die Abhängigkeiten dieses angeblichen individuellen Verhaltens zu analysieren. So schreibt TYRER:

>>A stable work record before the onset of the disability is a favourable prognostic sign, and conversely long periods without employment decrease the probability that the individual will accept suitable work when it is offered, or remain in it if he does.<<[410]

Die Industrie ist interessiert an >>stable work records<< und die Prognostik der Rehabilitation richtet sich maßgeblich aus an dieser Zielsetzung der Industrie – ohne dass die individuellen Bedürfnisse und Interessen an einem >>stable work record<< diskutiert würden. Als Haupthindernis der erfolgreichen Wiedereingliederung (successful resettlement) sieht

---

410 TYRER. F.: »Jobs for the Disabled«,: in: Lancet 1: 568-9, 15 March 1969.

TYRER eine Kommunikationslücke (communication gulf) zwischen Industrie und Gesundheitssystem, die ein »group industrial health service« ausfüllen soll:

»Contacts with numerous managements and first-hand knowledge of working conditions and requirements on the one hand, and liaison with the GPs and hospitals on the other, coupled with the ability to make an independent assessment of working capacity ensure that all three parties – industry, doctor, and patient – are communicating in their own language and in the patient's interest.«[411]

TYRER fordert die direkte Zusammenarbeit der Ärzte mit der Industrie, um die Rehabilitation effektiver zu gestalten:

»Effective job placement of disabled people requires close liaison between doctors and industry which is seldom found.«

SIGERIST klagte schon 1936 über »die alte Ärztegeneration«, in der »die meisten Ärzte keine Zeit für Studien in Geschichte, Soziologie und Ökonomie« hätten. Die Probleme, die sich für das Gesundheitswesen ergäben, seien »nicht primär medizinischer, sondern vor allem sozialer Natur.«[412] Und er greift das ärztliche Fachidiotentum an:

»Many physicians a brilliant specialists in their field but extremely poor economists and sociologist – the natural result of an one-sided technical and scientific education.«[413]

SIGERIST meldet für die fortschrittlichen Mediziner sogar einen Führungsanspruch in der Gesellschaftspolitik an.

»They are perhaps better qualified than other professional people to assume active leadership. They are scientists applying their science to

---

411 Ebd.

412 Sigerist, H. E.: »On the Sociology of Medicine« (Aufsatzsammlung), New York 1960, S. 32

413 A. a. O., S. 40.

social and highly humanitarian purpose, getting in close contact with all classes of society.«[414]

Aber an der Isolation der Mediziner hat sich zumindest in den USA bis heute kaum etwas verändert. Die Frage, warum Ärzte so wenig Einfluss auf die Gesundheitspolitik hätten, versucht RICHARDSON (1968) zu beantworten:

»They [the doctors] have not usually had sufficient educational background in the economic and social aspects of medical care to be equipped to grapple effectively with this kind of issue.«[415]

Ähnlich wie TYRER zwischen Arzt und Industrie fordert RICHARDSON eine »Partnerschaft« zwischen Arzt und Staat, »in which government's role is supportive and standard-setting, while the medical profession's is creative and personal.« Diese Rollenverteilung birgt die Gefahr in sich, dass das »standard-setting government« die Ärzteschaft für außermedizinische Zwecke instrumentalisiert: zum Nutzen der Volkswirtschaft und der Industrie und zum Schaden des Individuums, eine Gefahr, die insbesondere für die Rehabilitation gilt. Die »Liaison« zwischen Industrie-Management und Ärzten soll in des Patienten Interesse geschlossen werden – und wieder wird dieses Interesse des Patienten nicht näher untersucht. Es scheint identisch zu sein mit dem Interesse der Industrie.

»There is a point in recovery from illness or injury when suitable paid employment is the best therapy.«[416]

Einziges Adjektiv der Arbeit ist »suitable paid«. Inwieweit ist aber die jeweilige Arbeit »suitable« für den Patienten? Für den Arbeitenden

---

414   A. a. O., S. 33.

415   Siehe RICHARDSON, T. E.. »The Politician views Medical Education in the Social Context of Medicine«, in: KNOWLES, J. H. (Ed.): »Views of medical education and medical care«, Cambridge, Mass., 1968.

416   TYRER, a. a. O.

überhaupt? Faulheit, d. h. heißt Nicht-Aufnahme von Arbeit mit dem Zeitpunkt der Wiedererlangung der Arbeitsfähigkeit, wird moralisch verworfen:

»There is a point in recovery from illness or injury when suitable paid employment is the best therapy, and after which further idleness becomes positively harmful, leading rapidly to loss of morale and accompanying physical deterioration. At this point the patients should be encouraged to return to work ...«[417]

Hinter der Anschauung, dass Müßiggang einen »loss of morale« zur Folge habe, steht eine lange abendländische Tradition, auf die wir hier und an anderer Stelle nur bruchstückhaft eingehen können. In der ersten Hälfte des 19. Jahrhunderts entwickelte man in Großbritannien in den »small asylums« ein »moral treatment« – eine Art »Arbeitstherapie« –, was man heute als Vorläufer der Rehabilitation ansieht.

»Industrial therapy and social rehabilitation are essentially similar to the collective procedures that used to be called moral treatment of the insane, and it is salutary to recollect how effectively they were employed right in the small asylums of Britain in the first half of the 19th century.«[418]

Indem auf die großen Erfolge des moral treatment zwischen 1820 und 1860 hingewiesen wird – »the results were astonishingly good, the recovery rate often being 2/3 or more of all admissions«– zeigt sich auch eine gewisse Anlehnung an die Weltanschauung eines Zeitalters, in der die Notwendigkeit, Arbeit zu verrichten, moralisch-sittlich begründet wurde und das Individuum zur Arbeit notfalls gezwungen werden sollte.[419] Heute werden CONOLLY und HANWELL, die Begründer von

---

417 A. a. O.

418 »Industrial Therapy in Mental Hospitals«, in: British Medical Journal 1:202-3, 1969.

419 Ebd.; es wird verwiesen auf TREES, T. P. In: Journal of Mental Science 103 (1957), 303; siehe vor allem Klaus DÖRNERs »Bürger und Irre« (1969).

Irrenanstalten im vorigen Jahrhundert, als die Väter einer »Rehabilitationsphilosophie« angesehen: »They had worked out a complete philosophy of rehabilitation.«[420]

SOMMERVILLE betrachtet den »sozialen und ökonomischen Wert« der Rehabilitation (social and economic value) unter drei Gesichtspunkten:

Erstens humanitär: »Human beings who have been disabled have the right to work and to play. They should be enabled to live an independent existence in a normal community.«

Zweitens gesundheitspolitisch: »There is always a strong pressure to empty hospital beds.«

Drittens ökonomisch: »The cost of delaying return to work also includes the value of various benefits to the dependents, the loss of industrial productivity, and the probable loss of income tax.«[421]

Das oben genannte Recht des Behinderten auf »Arbeit und Spiel« wäre ein Sonderrecht, denn es ist ja keineswegs ein generelles Recht aller Arbeitenden. Ähnlich wie in der BRD – im Gegensatz zur DDR[422] – gibt es

---

420 Siehe u. a. CONOLLY, J.: »The Construction and Government of Lunatic Asylums and Hospitals for the Insane«, London 1847; diese Art von »Rehabilitationsphilosophie« wirkt sich bis heute aus und ist an vielen Punkten in mehr oder weniger eindeutiger Form festzustellen. Die Arbeitsmoral soll durch eine Belohnung gestärkt werden. So heißt es in einem Jahresbericht eines Rehabilitationszentrums (Roffey Park Rehabilitation Centre), dass die kostenlose Behandlung durch den NHS »eine Haltung mangelnder Selbstverantwortlichkeit« bei den Patienten erzeugt habe, »die weder gut für das Land noch gut für den Einzelnen ist. Das Fehlen jeder finanziellen Beziehung zwischen dem einzelnen Patienten und der Rehabilitationsstätte bewirkt in manchen Fällen eine gewisse Verzögerung der vollen Wiederherstellung«; zitiert nach KERSCHBAUM [wie Fußn. 397], a. a. O., S. 129.

421 SOMMERVILLE, J. G.: »Out-Patient Medical Rehabilitation«, in Physiotherapy 53:78-82, 1967.

422 Siehe »Gesetzbuch der Arbeit der DDR«, Berlin 1968; freilich muss man dieses »Recht auf Arbeit« mit kritischen Fragezeichen versehen; so heißt es z.

kein gesetzliches »Recht auf Arbeit«, wenngleich bestimmte Absiche-
rungsmechanismen für den Arbeitnehmer existieren, wie z. B. die Arbeitslosenversicherung. Das Recht auf Arbeit ist zwar »essential for a human
being« (SOMMERVILLE), aber existiert realiter kaum. Die Rehabilitation
hat einen objektiv feststellbaren ökonomischen Wert: Sie verbindet die
Unterstützungsgelder für die Angehörigen, den industriellen Produkti-
onsverlust und den Ausfall an Einkommenssteuern. Die Rehabilitation des
Behinderten steht somit im Interesse des Staates und der Industrie. Dieses Interesse hat objektive Grundlagen: Einsparung der Staatsausgaben,
Erhöhung der Staatseinnahmen und Erhöhung der Produktivität. Das Interesse des einzelnen Rehabilitanden dagegen scheint hinter nebulösen
Sätzen zu verschwinden. Was heißt das: »to live an independent existence
in a normal society«?

SOMMERVILLE zeigt auf, wovon der Erfolg der Rehabilitation weitgehend abhängt: vom Wohlwollen und der Gutherzigkeit des Unternehmers:

»The employer who has made it clear from the first that the job will be
kept open materially reduces the problems of rehabilitation ... Even if
the employer makes it clear that he will keep an open mind until a later
stage in the patient's treatment, problems are less likely to occur ... A
few [employers] are uncooperative and lack an appreciation of the
problems, with unhappy results.«[423]

Was besagen dann die Begriffe »normal independent existence« und
»normal society«? SOMMERVILLE kritisiert nicht die für eine Rehabilitation unheilvolle Macht des Unternehmers. Der Widerspruch zwischen Anspruch und Realität, zwischen Essenz und Existenz, wird an diesem Beispiel besonders deutlich. Dem Behinderten *sollte* als einem menschlichen

---

B. im § 3: »Die ökonomischen Hebel der wirtschaftlichen Rechnungsführung
und der materiellen Interessiertheit sind miteinander wirkungsvoll zu verbinden.« Welche Folgen hat so ein Grundsatz für die Rehabilitation und
Krankenversorgung allgemein? Siehe hierzu den Textabschnitt 2.3.

423 SOMMERVILLE; J: G: »Resettlement«, in: Physiotherapy 54:44-6, Feb. 1968.

Wesen zu einer unabhängigen, d. h. freien Existenz verholfen werden. Aber *materiell* (materially) hängt dies ganz vom Unternehmer ab, der die Macht hat. Deshalb siegt der »konkrete Nutzeffekt« über die »Theorie«! (Siehe JACOB)[424]

Die Ausbeutung der Rehabilitanden wird nur in Ausnahmefällen öffentlich gebrandmarkt, z. B. wenn die Rehabilitationsmaßnahmen von einzelnen Privatleuten durchgeführt werden. So beim boarding-out-System in Schottland. Mit »boarding-out« bezeichnet man dort eine sehr alte Methode, »mentally disordered persons« aufs Land zu schicken und unter der Aufsicht von »guardians«, meist Bauern, arbeiten zu lassen.[425]

»For well over 100 years in Scotland adult mentally disordered persons, male and female, have been placed with unrelated guardians in private homes ... the males are occupied in small farms or crofts, and the females help with the running of the guardian's home.«[426]

Freilich handelt es sich dabei nur um eine winzige Minderheit von 250 Personen bei etwa 40.000 »mental defectives« in Schottland. Eine Untersuchungskommission, die Mental Welfare Commission for Scotland, berichtet 1970 über die Unterkunfts- und Arbeitsbedingungen dieser »boarded-out persons«. Immerhin fand sie in 27% aller Fälle »doubtful« oder »unsatisfactory conditions«.[427] Die Möglichkeit der Ausbeutung der Behinderten im Falle geringer staatlicher Zuschüsse an den »guardian« wird angedeutet:

»In general, guardians seem to receive less when the patient is capable of giving useful help. The fact that a guardian is willing to take a patient

---

424 Siehe JACOB, W.: »Soziale Gesichtspunkte klinischer Rehabilitation«, in: Internationale Zeitschrift für Physikalische Medizin und Rehabilitation, Bd. 14, 1/1961, Heidelberg, S. 29 f.

425 Siehe den Bericht der »Mental Welfare Commission for Scotland«: »No Folks of Their Own«, Edinburgh 1970.

426 Ebd.

427 Ebd.

with a very small allowance however may imply that he is expecting a return in form of considerable work from the patient.«

Die Kommission beklagt den geringen Schutz der Behinderten und fordert zur Vermeidung ihrer möglichen Ausbeutung eine Kontrollinstitution.

»Where patients are placed informally with unrelated persons there is undoubtedly lack of full protection. ... An assessment-centre is essential if situations leading to allegations of exploitation are to be avoided.«[428]

2.3 Rehabilitation in der Deutschen Demokratischen Republik

2.31 Das politische Interesse an der Rehabilitation

2.311 Einleitung: Sozialmedizinische Tradition (VIRCHOW, SIGERIST)

Einleitend möchte ich auf die Argumente SIGERISTs eingehen, der schon vor etwa 30 Jahren die kapitalistisch orientierte Medizin in den USA theoretisch angriff. Er stellt fest, dass Krankheit auch gesellschaftsbedingt sei, dass Krankheit hauptsächlich bei den »Angehörigen der niedrigen Einkommensstufe verbreitet« sei und zwar »vornehmlich bei ungelernten Arbeitern und deren Familien.«[429] Die Armen seien besonders gefährdet, da die »Unsicherheit der kapitalistischen Wirtschaft« ein Umstand sei, der sich auf den Lebensstandard der Leute und »selbst auf ihre

---

428 Ebd.

429 SIGERIST, H. E.: »Krankheit und Zivilisation. Geschichte der Zerstörung der menschlichen Gesundheit«, Frankfurt 1952, S. 70.

Gesundheit« merklich auswirke.[430] SIGERIST sieht zwei Faktoren, die die öffentliche Gesundheitspflege bestimmen: »Der jeweilige Stand der örtlichen Wirtschaft und die herrschende politische Richtung.«[431] Damit stellt er also neben die Medizin die Politik als bestimmenden Faktor für das entsprechende Gesundheitssystem. Er bezeichnet die Medizin als eine Sozialwissenschaft, »a social science, the physician's task being to keep his fellowmen socially adjusted or to readjust them as the case may be.«[432] Er sieht nun nicht nur im Kapitalismus eine Ursache der Krankheit, sondern auch in der Krankheit eine Gefahr für den Kapitalismus, sodass der kapitalistische Staat zur Aufrechterhaltung seiner Stabilität bestrebt ist, ein minimales Gesundheitsprogramm durchzusetzen. »The property class, moreover, knows very well that a diseased working class is a menace to its own health.«[433] Die Medizin, so meint er, könne sich nicht wehren gegen den Zugriff der Herrschenden, trotz aller »desperate efforts, to remain a liberal profession«, trotz aller Weigerungen, »to be dragged into business, into a competitive world that is ruled by iron economic necessities.«[434] Diese ökonomischen Zwänge des kapitalistischen Systems sperrten sich jeder Vorstellung einer »socialized medicine – a term that smelled of socialism or even Bolshevism« und deshalb als etwas gänzlich Un-Amerikanisches (utterly un-American) erschiene. SIGERIST ergreift Partei für eine sozialisierte Medizin, die er in der Sowjetunion verwirklicht sah, deren Gesundheitserziehung »Hand in Hand« mit einer politischen Erziehung ginge.[435] Gesundheit sei nicht länger mehr »Privatsache«, sondern Verpflichtung aller für alle. Er sieht die Medizin im Kapitalismus ihrer

---

430 Ebd.

431 A. a. O., S. 102.

432 SIGERIST, H. E.: »On the Sociology of Medicine«, New York 1960, S. 33 f.

433 A. a. O., S. 40.

434 Ebd.

435 A. a. O., S. 146.

Entfaltungsmöglichkeiten beraubt, die ihr nur der Sozialismus gewähren könnte. Er kommt von einer sozialmedizinischen Analyse zu politischen Schlussfolgerungen – ähnlich wie VIRCHOW lange Zeit vor ihm.[436]

JACOB weist auf die enge geistige Verwandtschaft SIGERISTs mit VIRCHOW hin:

»Seine Formulierungen könnten den Schriften VIRCHOWs entnommen sein, etwa wenn er [SIGERIST] sagt ›Gesundheitliche Bedingungen sind nicht bestimmt durch Medizin allein. Krankheit hat soziale ebenso wie physikalische, chemische und biologische Ursachen. Wir alle wissen, daß eine direkte Beziehung besteht zwischen Armut und

---

436 In den »Mittheilungen über die in Oberschlesien herrschende Typhus-Epidemie« (1849) – siehe VIRCHOWs Archiv 2, S. 143 – gibt VIRCHOW eine »Autopsie des gesellschaftlichen Zustandes«: »bedenke man wohl, es handelt sich für uns nicht mehr um die Behandlung dieses oder jenes Typhuskranken durch Arzneimittel oder Regulierung der Nahrung, Wohnung und Kleidung; nein, die Kultur von 1½ Millionen unsere Mitbürger, die sich auf der untersten Stufe moralischer und physischer Gesundheit befinden, ist unsere Aufgabe geworden ... Aufgabe einer vernünftigen und volksthümlichen Regierung wird es sein, das Volk zu bilden und nicht bloß äußerlich, sondern noch mehr innerlich frei zu machen ... *Freiheit* in der größten Ausdehnung, insbesondere vollkommene Freiheit des Gemeindelebens.« VIRCHOW trennt »natürliche« und »künstliche« Lebensbedingungen, die zu Krankheiten führen können. »So sind die Seuchen *natürliche* oder *künstliche*, je nach dem die Veränderung der Lebensbedingungen von selbst durch Naturereignisse oder künstlich durch die Lebensweise eintritt ... Die künstlichen Seuchen sind ... Attribute der Gesellschaft, Producte der falschen, oder nicht auf alle Klassen verbreiteten Natur; sie deuten auf Mängel, welche durch die staatliche und gesellschaftliche Gestaltung erzeugt werden und treffen daher auch vorzugsweise diejenigen Klassen, welche die Vortheile der Kultur nicht mitgeniessen. Dahin gehören die Typhen, Scorbute, die Schweissfieber, die Tuberculosen.« JACOB geht auf die »Allgemeine Krankheitslehre VIRCHOWs« und seinen Entwurf der »Medicin als sociale Wissenschaft« ein; siehe JACOB, W.: »Mensch, Natur, Gesellschaft. Beitrag zu einer theoretischen Pathologie. Zur Geistesgeschichte der sozialen Medizin und allgemeinen Krankheitslehre Virchows«, Stuttgart 1967 (Beiträge aus der allgemeinen Medizin; Heft 20), S. 174 ff.

Krankheit. Wir müssen den Circulus vitiosus Armut-Kankheit = noch größere Armut brechen!«[437]

Die heutige »sozialistische Medizin« bezieht sich durchaus auf SIGE-RIST. So zitiert STEUßLOFF in seinem Aufsatz »Ärztliche Ethik im Sozialismus« einen Satz von SIGERIST: »Das Gesundheitswesen ist vornehmlich Sache des Volkes und der Regierung«[438] und schreibt ganz im Sinne SIGERISTs: »In der bürgerlichen Gesellschaft wird die Gesundheit nicht als ein Gut geschätzt, welches zu erhalten und zu mehren die *Gesellschaft als Ganzes* verpflichtet wäre.«[439] Das Funktionieren der Ärzte im Kapitalismus hänge vom Konkurrenzkampf ab, sodass »ärztliche Bereitschaft unter kapitalistischen Verhältnissen vielfach zur Jagd nach dem Krankenschein wird.«[440] Die Bereitschaftspflicht des Arztes im Sozialismus habe zwei Seiten: einmal die Pflicht zur Hilfeleistung, zum anderen die Pflicht gegenüber der »staatlichen Leitung« ihres Einsatzes. »Für die kapitalistische Gesellschaft ist diese Seite der ärztlichen Bereitschaftspflicht ohne Belang; denn durch den überwiegend privaten Charakter der ambulanten ärztlichen Betreuung der Bevölkerung ist dem kapitalistischen Staat eine proportionale Verteilung der medizinischen Kader weder möglich noch ist er daran überhaupt interessiert.«[441]

Der sozialistische Arzt darf der Krankheit keinen höheren Sinn zuschreiben: »... der Arzt ist ... sittlich verpflichtet, gegen alle mystischen,

---

437 JACOB, W.: »Die gegenwärtige Bedeutung der Sozialmedizin Rudolf VIRCHOWs«, in: Medizinische Wochenschrift 47/1965, Stuttgart, S. 2113-6.

438 Siehe STEUßLOFF; H.: »Sozialismus und Ethik«, in: Sozialismus und ärztliche Pflichten, Wissenschaftliche Zeitschrift der Karl-Marx-Universität Leipzig, Math.-Naturwissenschaftliche Reihe, Bd. 4, Karl-Marx-Universität 1964, S. 10; STEUßLOFF geht hier ein auf SIGERIST: »Die Heilkunst im Dienste der Menschheit«, Stuttgart 1954.

439 A. a. O. S. 8.

440 TUTZKE, D.: »Über die ärztliche Bereitschaftspflicht«, in: Sozialismus und Ethik, a. a. O., S. 16 ff.

441 Ebd.

unwissenschaftlichen Einflüsse ideologische Art Front zu machen, die auf Agnostizismus abzielen oder beispielsweise über einen positiven Wert der Krankheit spekulieren wie dies in der westdeutschen, besonders theologisch-medizinischen Literatur seit einigen Jahren große Mode geworden ist.«[442] Um die Grundbegriffe »Gesundheit« und »Krankheit« klären zu können, müsste man vom dialektischen und historischen Materialismus ausgehen, fordert RENKER:

> »Daraus geht hervor, daß Krankheit für den Menschen weder sinnvoll noch wesensnotwendig ist. Wesentlich und notwendig ist für ihn sinnvolle schöpferische Tätigkeit. ... Krankheit bedeutet von dieser Seite her Einschränkung seiner aktiven Beziehungen zur Natur und zur Gesellschaft, Einschränkung der ›Totalität menschlicher Lebensäußerungen‹ (MARX). Als Einschränkung der Arbeitsfähigkeit ist sie besonders schwerwiegend.«[443]

Auch THOM lehnt einen »Erkenntniswert der Krankheit« ab, wie er sowohl in der Religion wie in der Existenzphilosophie angenommen werde. Er spricht sich ausdrücklich gegen BREDNOW, JASPERS, den Pathologen BÜCHNER und die ehemalige Gesundheitsministerin SCHWARZHAUPT aus. »Die Konsequenz aller Meinungen, die dem Krankheitserlebnis irgendeinen möglichen erkenntnismäßigen oder moralischen Wert zusprechen, ist stets – auch wenn sie nicht bewußt wird – die Anerkennung und das Gewährenlassen der Krankheit.«[444] Die »sozialistische Medizin« fordere vom Arzt politische Stellungnahme. Das große historische Beispiel

---

442 STEUSSLOFF, H.: »Sozialismus und hippokratische Tradition der Bewahrungspflicht«, in: Sozialismus und ärztliche Pflichten [wie Fußn. 438], a. a. O., S. 53 ff.

443 RENKER, K.: »Zu einigen Fragen der Rehabilitation in der DDR«, in: 1. Internationales Symposium der Sozialistischen Länder über Rehabilitation vom 25. bis 29. Oktober in Halle 1964, Leipzig 1966, S. 35.

444 THOM, A.: »Philosophisch-psychologische Probleme der Haltung des Arztes zu den Krankheitserlebnissen seiner Patienten«, in: Sozialismus und ärztliche Pflichten [wie Fußn. 438], a. a. O., S. 33 ff.

gebe Virchow, der »politisches Arzttum vorlebte, als er empört die Einstellung von Ärzten zurückwies, nach der die Medizin nichts mit Politik zu tun habe.«(UEBERMUTH)[445]

Die politische Bedeutung VIRCHOWs ist aber auch im Westen längst erkannt worden.[446] Es gibt eine Reihe von Publikationen über VIRCHOWs politische Bedeutung und seinen Einfluss auf die Entwicklung der Sozialmedizin. Hier möchte ich nur auf die Darstellung von JACOB eingehen, der die Beeinflussung der amerikanischen Sozialmedizin durch die Gedanken VIRCHOWs aufzeigt:

»Die pragmatisch orientierte Sozialmedizin, insbesondere die der Vereinigten Staaten – und ich meine hier vor allem auch die institutionell verankerte Rehabilitationsmedizin –, lassen sich neben eigenen bedeutsamen Wurzeln zum Teil direkt auf die Überlieferung sozialmedizinischer Gedankengänge VIRCHOWs zurückverfolgen.«[447]

Der Medizinhistoriker SIGERIST, meint JACOB, beeinflusse »nicht nur die Medizingeschichte in Amerika, sondern auch die weitgehenderen Bereiche der Sozialmedizin positiv.«

»SIGERIST, mit dem Leben und der Medizin VIRCHOWs gründlich vertraut, vollzieht den Übergang von der betrachtenden Medizin-

---

445 UEBERMUTH, H.: »Über die Berücksichtigung der Arbeits- und Lebensbedingungen des Kranken und Verletzten durch den Arzt«, in: Sozialismus und ärztliche Pflichten [wie Fußn. 438], a. a. O., S. 26 ff.

446 Ich möchte hier nur einige »westliche« Autoren nennen, die sich mit der sozialmedizinischen Bedeutung VIRCHOWs durchaus befasst haben: ACKERNECHT, E. H.: »Rudolf VIRHOW, Arzt, Politiker, Anthropologe«, Stuttgart 1957; DOERR, W.: »Die Pathologie Rudolf VIRCHOWs und die Medizin unserer Zeit«, in: Medizinische Wochenschrift 83:370 (1958); JACOB, W.: »Aus dem sozialmedizinischen Erbe Rudolf VIRCHOWs«, in: Janus; revue internationale de l'histoire des sciences, de la médecine, de la pharmacie et de la technique LII,3, Leiden 1965.

447 JACOB [wie Fußn. 437], a. a. O., S. 9.

geschichte zur Entfaltung einer Sozialmedizin auf historischer Grundlage.«[448]

2.312 Das politische Interesse als »sozialistische Kritik« an der Rehabilitation im Kapitalismus

SIGERIST sieht in der Rehabilitation letztlich das Ziel jeder medizinischen Wissenschaft, die nichts unversucht lassen dürfe, bevor nicht der Patient rehabilitiert und in die Gesellschaft reintegriert sei »as a useful member«.[449] Er hebt die Leistungen der Sowjetunion auf dem Gebiet der Rehabilitation Körperbehinderter hervor und fordert, dass in einem »System des freien Wettbewerbs« bei der Rehabilitation notfalls der Staat eingreifen müsse:

»In the period of economic crisis, it may be difficult to provide work for disabled, but if private industry cannot provide the necessary work government projects will have to do it.«[450]

Die Rehabilitationsmediziner aus der DDR kritisieren vielfach die Medizin im Kapitalismus und insbesondere die Rehabilitation. So meint RENKER:

»In den kapitalistischen Ländern ist die Rehabilitation Stückwerk und bleibt oft privater Initiative überlassen. Wenn auch in der kapitalistischen Gesellschaft die Ärzte von dem Bestreben ausgehen, dem Geschädigten zu helfen, ... so hat doch die Rehabilitation vom Standpunkt des kapitalistischen Unternehmers einen völlig anderen Aspekt. Ihm

---

448 Ebd.
449 SIGERIST, H. E.: »On the Sciology of Medicine« [wie Fußn. 432], a. a. O., S. 71; es handelt sich hier um einen 1946 geschriebenen Aufsatz »The Place of the Physician in the Modern Society«.
450 A. a. O., S. 72

kommt es in erster Linie auf eine im Sinne des Profits vollwertige Arbeitskraft an.«[451]

RENKER begründet ausführlich, warum es im Kapitalismus trotz der Macht der Kapitalisten eine Rehabilitation gebe:

»Daß es im Kapitalismus Rehabilitation gibt, ist sicher nicht darauf zurückzuführen, dass die Kapitalisten aus humanistischen Gründen Rehabilitationsmaßnahmen gefördert haben. Die Einführung aller Leistungen des modernen Sozialwesens und der damit zusammenhängenden Erfordernisse des Gesundheitswesens und die Tatsache, daß diese Errungenschaften den Werktätigen zugute kommen, ist ebenso wie die Einführung der Sozialversicherung Erfolg des siegreichen Kampfes der Arbeiterklasse. Inzwischen erkannten die Unternehmer, daß sie durch Unterstützung von Rehabilitationsmaßnahmen für bestimmte Beschäftigungskategorien (z. B. hohe Ausbildungskosten) ihren Profit erhöhen können.«[452]

»Der Unternehmer will im Sinne seines Profites eine vollwertige Arbeitskraft. Er möchte den ausgebildeten und erfahrenen Arbeiter für seine Produktion bei optimaler Leistungsfähigkeit erhalten. Das gilt besonders für die Zeit in der Konjunktur. Dazu kommt, daß der kapitalistische Staat unter dem Druck der organisierten Arbeiterklasse gewisse soziale Verpflichtungen übernehmen mußte.«[453]

Soziale Sicherheit und damit auch eine adäquate Rehabilitation kann der kapitalistische Staat nach RENKER nicht gewährleisten:

»... der kapitalistische Staat kann die soziale Sicherheit ... nicht gewährleisten. In den USA sind alle Krankenversicherungen private Unternehmen. Ein Tag Aufenthalt im Rehabilitationszentrum in New York

---

451 RENKER, K. (Hrsg.): »Grundlagen der Rehabilitation in der DDR«, Berlin 1969, »Vorwort«.
452 RENKER [wie Fußn. 443], S. 29.
453 RENKER [wie Fußn. 451], a. a. O., S. 25.

kostet mehr als 35 Dollar. Es gibt keine Versicherung, die für diesen Aufenthalt mehr als 50% zuzahlt.«[454]

Da der Mensch im Kapitalismus seine Arbeitskraft verkaufen muss, wird sie durch einen Schaden weniger wert. So hat also der Geschädigte »nur noch das Bestreben nach einer möglichst hohen Abfindung.«[455] Das grundsätzliche Problem der entfremdeten Arbeit bleibt ungelöst. »Erst die Befreiung von der Ausbeutung schafft die Grundlage dafür, die Arbeit als wesentlichen Inhalt des Lebens zu empfinden.« Nach RENKER unterscheidet sich die Rehabilitation im kapitalistischen Gesundheitswesen von der Rehabilitation im sozialistischen darin, dass im kapitalistischen »unter dem Begriff Rehabilitation im Wesentlichen die Rückführung Frühinvalider oder Invalider in den Arbeitsprozeß oder die Rehabilitation Körperbehinderter verstanden wird«, wohingegen im sozialistischen Gesundheitswesen der Begriff Rehabilitation »viel weitergehender« sei und alle Leistungsgeminderten umfasse.[456] Zwar gebe es »gute Einzelmaßnahmen der Rehabilitation« in einer Reihe kapitalistischer Länder. Dennoch werde in einigen von diesen »durch die Arbeitslosigkeit die Wiedereingliederung eines Teils der Werktätigen ohnehin problematisch, wenn nicht gar illusorisch.«[457] RENKER stellt fest, dass die Rehabilitation im kapitalistischen System besonders in den Zeiten einer Hochkonjunktur eine große Rolle spielt:

> »Der Mehrwert, den der rehabilitierte Facharbeiter schafft, ist wesentlich größer als die Ausgaben, die der Unternehmer für die Rehabilitation ausgibt.«[458]

---

454 Ebd.

455 A. a. O., S. 17.

456 RENKER, K.: »Was ist Rehabilitation?«, in: 1. Intern. Symposium der Sozialistischen Länder über Rehabilitation [wie Fußn. 443], a. a. O., S. 18 f.

457 RENKER [wie Fußn. 451], a. a. O., S. 30.

458 A. a. O., S. 31.

Gegenüber dem westdeutschen Rehabilitationsmediziner HOSKE wird der Vorwurf erhoben, er verkenne, »daß die Widersprüche [im Kapitalismus] antagonistischer Art sind und somit einen solchen Weg verhindern«, nämlich den Weg zu einem umfassenden Erfolg der Rehabilitation im Kapitalismus, wie HOSKE ihn angebe.[459] Nur Maßnahmen für »im Interesse des Profits der Unternehmer liegenden Personenkreise« könnten zum Erfolg führen.[460] Die Schlussfolgerungen der »sozialistischen Rehabilitationsmediziner«, die ihr Gesundheitssystem mit dem kapitalistischen vergleichen, sind konsequent: Der Vergleich fällt »eindeutig zugunsten der DDR aus«. Denn: »Im Sozialismus bieten die Produktionsverhältnisse die besten Voraussetzungen für die Rehabilitation.«[461]

Im Gegensatz zu den kapitalistischen Staaten ergeben sich die Schwierigkeiten bei der Rehabilitation in der DDR aus Widersprüchen, die in der bestehenden Gesellschaftsordnung der DDR lösbar sind:

»Das Wirken nichtantagonistischer Widersprüche, die im Laufe der Vollendung des Aufbaus des Sozialismus überwunden werden müssen, hemmen ... noch unsere Rehabilitationsbemühungen. Zwischen den anerkannten Grundsätzen der Rehabilitation und der praktischen Durchführung treten Widersprüche auf (Betriebsegoismus, Formalismus staatlicher Stellen, Kirchturmspolitik, Wohltätigkeitsideologie).«[462]

KNABE hebt in einem Aufsatz zu den »Gesetzlichen Grundlagen der Rehabilitation in der DDR« den Unterschied zur BRD heraus. In der DDR

---

459   Ebd.

460   A. a. O., S. 32 f.

461   Ebd.

462   Ebd.

seien alle Bürger in das »Recht auf Arbeit« einbezogen[463], deshalb könnten auch für alle die Rehabilitationsmaßnahmen wirksam werden.

> »In der DDR wächst nicht wie in Westdeutschland aus der *Ursache*, sondern aus der *Tatsache* einer Körperschädigung der Anspruch auf die gesellschaftlichen Hilfen.«[464]

Dies wirkt sich auf die Anerkennung der Schwerbeschädigten aus, wo sich deutliche Unterschiede zur BRD zeigen:

> »Die durch Ausweise beurkundete Anerkennung besitzen in der DDR bei 17,5 Millionen Einwohnern etwa 1.250.000; durch die auf Ursachen erfolgte Abgrenzung genießen bei etwa 53 Millionen Einwohnern der BRD nur 950.000 Personen die Anerkennung als Schwerbeschädigte.«[465]

Auch auf den Gebieten der »Schontätigkeit« – die definitionsgemäß noch keine Rehabilitationstätigkeit darstellt[466] – und der »Arbeitstherapie«, die eine spezielle Rehabilitationsmaßnahme darstellt, ergeben sich für die »sozialistischen« Mediziner Punkte der Kritik am Kapitalismus. Zur Schontätigkeit schreibt TUTZKE:

> »Im Gegensatz zu den kapitalistischen Ländern stehen dem Arzt in der sozialistischen Gesellschaft Möglichkeiten zur Verfügung, den Genesungsprozeß Erkrankter auch ohne Arbeitsbefreiung zu fördern. Hierzu ist neben einer vorübergehenden Befreiung vom Schichtdienst

---

463 Siehe »Gesetzbuch der Arbeit der DDR« – Neufassung –, Berlin 1968.

464 KNABE, B.: »Gesetzliche Grundlagen der Rehabilitation in der DDR«: 2. Internationaler Kongreß über Rehabilitation vom 11. bis 16. Juni 1962 in Dresden, Leipzig 1964, S. 94 ff.

465 Ebd.

466 TUTZKE, D.: »Die ›Krankschreibung‹ aus medizinischer, ethischer und ökonomischer Sicht«, in: Sozialismus und ärztliche Pflichten [wie Fußn. 438], a. a. O., S. 47 ff.

oder der Einweisung in ein Nachtsanatorium vor allem die Verordnung einer Schontätigkeit zu rechnen.«[467]

Zur Arbeitstherapie nehmen PRESBER und KRATZENSTEIN Stellung. Sie geben drei Kriterien an, die eine »Arbeit als Heilmittel« erfüllen muss: Die Arbeit »muß den physischen Fähigkeiten des Patienten entsprechen«; sie muss »sinnvoll« sein; und sie muss »im Rahmen kooperativer Gruppentätigkeit stattfinden«.[468] Das zweite Kriterium – die Arbeit müsse sinnvoll sein – werde» von manchen Ärzten in westlichen Ländern als zu weitgehend« angesehen: »Man möchte dort unter Arbeitstherapie nur die eigentliche Vorbereitung und das Training für die berufliche Arbeit verstehen, während man im übrigen von einer Beschäftigungstherapie spricht.« Immer noch gebe es Ressentiments gegen die Arbeitstherapie, die noch von frühkapitalistischen Verhältnissen stammten, wo für viele Insassen von Irren- und Pflegeanstalten die Arbeit als nicht standesgemäß galt. (LEURET)[469]

WALTHER kritisiert im theoretischen Teil seiner arbeitsökonomischen Analyse eines Rehabilitationsmodells in der DDR[470] die Rehabilitation im Kapitalismus, d. h. die kapitalistischen Bedingungen, unter denen die

---

467 Ebd.

468 PRESBER, W. und KRATZENSTEIN, U. P.: »Die Arbeit als Therapie«, in: Grundlagen der Rehabilitation in der DDR, Berlin 1969, S. 189.

469 A. a. O., S. 191; LEURET schrieb 1840: »In Charenton gibt es keine Arbeit. Die Männer dort haben nichts zu tun außer Spaziergängen und Spielen. Die Patienten von Charenton gehören zum größten Teil zu den oberen Klassen, ihre Familien opponieren gegen körperliche Arbeit«; siehe LEURET, F.: »Du traitement moral de la folie«, Paris 1840; er empfiehlt äußerst brutale Methoden, um den Widerstand der Patienten zu brechen; vgl. DÖRNER, K.: »Bürger und Irre«, Frankfurt 1969, S. 210; siehe auch Textabschnitt 3.31: »Die historische Entwicklung und Funktion der Arbeitstherapie«.

470 WALTHER, J.: »Das spezielle betriebliche Rehabilitationsverfahren zur Verhinderung der Frühinvalidität – arbeitsökonomische Auswertung des Rehabilitationsmodells Lichtenberg«, Diss. Wirtschaftswiss. Fakultät der Universität Leipzig, Berlin 1963.

Rehabilitation stattzufinden hat. Im Wesentlichen decken sich seine Argumente mit denen RENKERs und anderer Autoren aus der DDR. Die kritischen Argumente dieser Rehabilitationsfachleute sind nahezu identisch. WALTHER hebt die fortschrittlichen gesellschaftlichen Verhältnisse der DDR hervor, um von daher die Rehabilitation im Kapitalismus, vor allem in der Bundesrepublik, zu kritisieren.

> »In der DDR haben die sozialistischen Produktionsverhältnisse gesiegt. Damit hat sich der Charakter der Arbeit grundlegend gewandelt. Die Stellung des unmittelbaren Produzenten im Arbeitsprozess hat sich völlig geändert. ... In der DDR wird immer deutlicher, daß der einzelne Werktätige erkennt, daß gesellschaftliche und persönliche Interessen verschmelzen.«[471]

Demgegenüber stellt WALTHER die kapitalistischen Bedingungen, unter denen die Rehabilitation »immer nur zeitweiligen Charakter tragen kann. Denn bei einer krisenhaften Entwicklung sind es zuerst die physisch und psychisch leistungsgeminderten Werktätigen, die ihren Arbeitsplatz verlieren. Jeder Erfolg der Rehabilitation im Kapitalismus ist nur vorübergehend.«[472] Die Entwicklung der Rehabilitation in Westdeutschland mache Fortschritte, so meint WALTHER, »weil man sich von ihr erhofft, daß sie Geld einsparen wird. Wachsende ›Soziallasten‹ sind ernsthaftere Alarmsignale als moralische Forderungen. Das Grundübel lässt sich unter kapitalistischen Produktionsverhältnissen nicht beseitigen.« Das »Dilemma« der Rehabilitation im Kapitalismus besteht für WALTHER darin, dass zwar erkannt worden sei, dass die Rehabilitation eine gesellschaftliche Aufgabe darstelle, ihren Erfolgsaussichten jedoch »enge Grenzen« gesetzt seien. »Diesem Dilemma versuchen westdeutsche Autoren

---

471 A. a. O., S. 6.
472 A. a. O., S. 88.

auszuweichen«[473], und »die notwendige neue Harmonie von Mensch und Arbeitsplatz muß Illusion bleiben.«[474]

(Hier müsste man jedoch kritisch nachfragen, inwieweit die Medizin in der DDR nicht selbst in einem ähnlichen Dilemma steckt, dass nämlich dort der Rehabilitation ebenso aus ökonomischen Gründen Grenzen gesetzt sind, und inwieweit solche Autoren wie WALTHER dem auch im »Sozialismus« bestehenden – wenn vielleicht auch anders gearteten – Interessenskonflikt Individuum-Gesellschaft ausweichen, ja, diesen geradezu verschleiern!)

2.313 Resümee

Die Kritik der »sozialistischen Mediziner« an der Medizin und insbesondere an der Rehabilitationsmedizin im Kapitalismus lässt sich leicht zusammenfassen: Die Gesellschaft des Kapitalismus ist eine Klassengesellschaft. Die lohnabhängige und ausgebeutete Klasse, die Klasse der Arbeiter, ist besonders wirtschaftlich gefährdet, weshalb sie auch besonders von Krankheit bedroht ist. Die Medizin und insbesondere die Rehabilitation wird nicht für alle Bürger in gleicher Weise wirksam, da sie vom Profitinteresse der Unternehmer mitgelenkt werden. Dennoch gibt es gute Ansätze zur Rehabilitation im Kapitalismus, die sich teils aus dem Profitinteresse der Unternehmer, teils aus dem Druck der organisierten Arbeiterklasse ergeben. Die Rehabilitation im Kapitalismus aber ist letztendlich illusorisch, da die Arbeitskraft als Ware auf dem Arbeitsmarkt verkauft werden muss, also von der Konjunktur abhängig ist. Nur im Sozialismus, wo der antagonistische Widerspruch zwischen Kapital und Arbeit gelöst ist, kann es eine echte, rationale Rehabilitation geben, da die

---

473 A. a. O., S. 17.
474 A. a. O., S. 87.

Interessen des Einzelnen mit den Interessen der Gesellschaft identisch sind.

Inwieweit gerade diese letzte Behauptung der Wahrheit entspricht und inwieweit sie vielleicht doch nur eine Ideologie (im MARX'schen Sinne) darstellt, müsste erst noch geklärt werden. Die zentrale Frage lautet: Inwieweit ist es dieser »sozialistischen« Gesellschaftsordnung der DDR tatsächlich gelungen, entfremdete Arbeit aufzuheben, inwieweit fungiert der Staat nicht doch als »abstrakter Kapitalist« (MARX), und inwieweit mussten sich die Mediziner nicht zwangsläufig den herrschenden Kräften anpassen – mit den Worten SIGERISTs zu sprechen: »dragged into a world that ist ruled by iron necessities« – diese zentralen Fragen muss man stellen angesichts der wenig selbst- und gesellschaftskritischen Aussagen der »sozialistischen Mediziner« aus der DDR. Die Antwort kann im Rahmen dieser Arbeit kaum gegeben werden.

2.32 Das wirtschaftliche Interesse an der Rehabilitation

2.321 Die Rehabilitation als sozioökonomische Notwendigkeit aus der Sicht von Rehabilitationsmediziner

Wie schon in den beiden vorhergehenden Kapiteln möchten wir die Rehabilitation der DDR unter folgenden Gesichtspunkten sehen:

1. Wie sehen sich die Rehabilitationsmediziner der DDR selbst und wie stellen Sie Ihre eigene Arbeit da?
2. Inwieweit haben ihre Aussagen Ideologiecharakter und sind somit kritisierbar?

Einmal geht es zunächst darum, einige Literatur durchzusehen, zum anderen Widersprüche innerhalb dieser Darstellungen selbst aufzudecken. Die Kritik hat sich letztlich daran auszurichten, inwieweit es in der DDR tatsächlich gelungen ist, entfremdete Arbeit zumindest tendenziell innerhalb der Rehabilitation aufzuheben. Diese wichtige Fragestellung kann in dieser Untersuchung wohl kaum umfassend beantwortet werden.

KARSDORF sieht das Ziel der Rehabilitation folgendermaßen: »Rehabilitation erstrebt die bestmögliche Anpassung eines Leistungsgeminderten an die Erfordernisse des gesellschaftlichen und persönlichen Lebens. Insbesondere sollen der Leistungswille und die Lebensfreude des Patienten geweckt und mittels zielgerichteter Anforderungen seine ihm verbliebenen Fähigkeiten und Funktionen soweit geübt und gekräftigt werden, daß er in zunehmendem Maße wieder an der Produktion gesellschaftlich wertvoller Güter sowie an deren Konsumption teilnehmen kann.«[475]

Produktion und Konsumtion sind Größen, die im Zusammenhang mit der Rehabilitation nicht mehr in Frage gestellt werden. Es handelt sich bei ihnen um Normgrößen, die das Gesunde repräsentieren. Die Hauptfunktion der Rehabilitation besteht in der »Anpassung des Leistungsgeminderten an die Erfordernisse«, in der Wiedereingliederung einer geforderten Leistungsfähigkeit. Diese Funktion der Rehabilitation ist in einem sozialistischen Staat gerechtfertigt, denn im Sozialismus dient die Rehabilitation »nicht – wie im Kapitalismus – zum Nutzen einzelner, sondern zum Nutzen aller, also auch des Geschädigten selbst, soziale Leistungen einzusparen. Im Sozialismus decken sich die Ziele des Arztes mit denen der Gesellschaft.« (RENKER)[476] Auf dieses Argument werden wir noch häufig stoßen: im Sozialismus seien Produktion und Konsumtion schon rational geregelt, sodass das Interesse des Einzelnen identisch mit dem Interesse

---

475 KARSDORF, G.: »Psychologische Aspekte der Rehabilitation«, in: RENKER, K. (Hrsg.): »Grundlagen der Rehabilitation in der DDR«, Berlin 1969, S. 279.

476 RENKER [wie Fußn. 443], in: 1. Internationales Symposium der Sozialistischen Länder über Rehabilitation a. a. O., S. 19.

der Gesellschaft sei, insbesondere im Bereich der Rehabilitation. Ähnlich meint auch ULBRICHT »zum gegenwärtigen Stand des beruflichen Einsatzes Schwerbeschädigter in der DDR«: »Ihr beruflicher Einsatz ist so zu leiten, daß sowohl die persönlichen Interessen des Schwerbeschädigten als auch die Interessen der Gesellschaft gewahrt werden.«[477] Dass dies tatsächlich stattfinden *kann*, wird vorausgesetzt. RENKER weist aber darauf hin, dass es auch im Sozialismus noch sozial bedingte Krankheitsursachen gebe.

> »Kritiker, die meinen, im sozialistischen Gesundheitswesen werde die Rehabilitation überflüssig, simplifizieren das Problem wie MOROZOV, wenn er meint, das mit dem Verschwinden antagonistischer sozialer Klassengegensätze und der revolutionären Beseitigung der Ausbeutung des Menschen durch den Menschen automatisch auch keine sozialen Ursachen von Krankheit mehr bestünden.«[478] Insofern schränkt RENKER die oben beschriebene Interessenidentität des Einzelnen mit der Gesellschaft im Sozialismus ein.

Hier möchte ich ein Beispiel aus einem anderen sozialistischen Staat einfügen: KOCHANOWSKI berichtet über die »Beschäftigung von Körperbehinderten in Invalidengenossenschaften« in Polen.[479] »Die Invalidengenossenschaftsbewegung ist eine Organisation von Körperbehinderten, die in Produktiv- und Arbeitsgenossenschaften zusammengefaßt sind. Auf Woiwodschafts- und zentraler Ebene sind 395 Genossenschaften vereinigt, die mehr als 128.000 Personen beschäftigen, von denen 97.700 Körperbehinderte sind.« Das Ziel der Rehabilitation wird mit ihrer

---

477 ULBRICHT, H.: »Zum gegenwärtigen Stand des beruflichen Einsatzes Schwerbeschädigter in der DDR«, in: 2. Internationaler Kongress über Rehabilitation, a. a. O., S. 833 ff.

478 RENKER, K., in: 1. Internationales Symposium der Sozialistischen Länder über Rehabilitation [wie Fußn. 443], a. a. O., S. 21.

479 KOCHANOWSKI, J.: »Die Beschäftigung von Körperbehinderten in Invalidengenossenschaften«, 1. Internationales Symposium Sozialistischer Länder [wie Fußn. 443], a. a. O., S. 227 ff.

Rentabilität im ökonomischen Sinn definiert: »Die Erfüllung von Rehabilitationsaufgaben in genossenschaftlichen Wirtschaftsformen ist unmittelbar abhängig von einer zielbewußten und erfolgreich durchgeführten Wirtschaftstätigkeit. Die wirtschaftlichen Effekte dieser Tätigkeit sind die Grundvoraussetzung für die Erzielung der beabsichtigten Erfolge.« Ohne dass die Bedeutung der Arbeit für den Einzelnen selbst, seine Stellung innerhalb des Produktionsprozesses geklärt wird, gilt der ökonomische Profit als das Kennzeichen dieser Invalidengenossenschaften:

»Die Tätigkeit der Genossenschaft muß also durch ökonomische Effektivität gekennzeichnet sein, d. h., daß die beim Verkauf der erzeugten Waren oder geleisteten Dienste erzielten Beträge die Aufwendungen für Personal- und Sachkosten decken und noch einen Reingewinn abwerfen müssen.«

Die Rigidität unmenschlicher Produktionsbedingungen wird besonders deutlich bei den Körperbehinderten, die die vorgegebenen Arbeitsbedingungen nicht mehr durchzuhalten vermögen. Diese werden als Heimarbeiter beschäftigt: »Hierbei handelt es sich hauptsächlich um Körperbehinderte mit langwierigen Erkrankungen oder um Schwerversehrte, die unter normalen Arbeitsverhältnissen nicht arbeiten können, weil sie nicht imstande sind, den gegebenen Arbeitsrhythmus 8 Stunden lang auszuhalten, oder im Falle von Krankheitsanfällen (z. B. Epileptiker) Störungen im Ablauf des Produktionsverhältnisses eintreten können.« »Normale Arbeitsverhältnisse« und der »Arbeitsrhythmus von 8 Stunden« sind jene Normgrößen, die nicht weiter kritisierbar erscheinen. Sie schließen beispielsweise die Teilzeitarbeit schon als Diskussionsthema einer Rehabilitationsmedizin aus. Von den Arbeitsbedingungen am einzelnen Arbeitsplatz wird weitgehend abstrahiert, die Frage, wie weit die Arbeit des Werktätigen entfremdet ist oder sogar notwendigerweise sein muss, wird kaum gestellt. Auch RENKER umgeht diese Frage und nimmt dabei einen sehr pragmatischen Standpunkt ein: »Bei genauer Kenntnis der Arbeitsplatzanforderungen kann jeder Arbeitsplatz ein Schonplatz für ganz bestimmte Krankheiten oder Körperbehinderungen sein. Jeder

Arbeitsplatz [!] ist theoretisch ein potenzieller, spezifischer Rehabilitationsarbeitsplatz und nimmt im Rehabilitationsverfahren eine zentrale Stellung ein.«[480]

Eine genauere Definition des Rehabilitationsarbeitsplatzes gibt WALTHER: »Einen in seinen Anforderungen verminderten Arbeitsplatz, der längere Zeit – bis zu 26 Wochen – besetzt werden kann, nennen wir Rehabilitationsarbeitsplatz.«[481] »Der Rehabilitationsarbeitsplatz muss schonende Arbeitsbedingungen für den Einzelnen gewährleisten, soll zugleich aber für den Betrieb ein ausgefüllter Arbeitsplatz sein, dessen Arbeitsergebnisse den Produktionsablauf keineswegs hemmend beeinflussen.«[482]

Ist die Behauptung, jeder Arbeitsplatz könne ein potenzieller, spezifischer Rehabilitationsarbeitsplatz sein, nicht bereits eine ideologische Aussage, die vor allem die Rentabilität der Rehabilitation im Auge hat? Denn zunächst ist nur eines klar: Mit diesem Konzept steht der Produktionsprozess selbst im Mittelpunkt, die Rehabilitation hat sich nach dessen Bedingungen zu richten. Wieweit dem Geschädigten selbst durch eine solche Rehabilitation geholfen wird, müsste jeweils im konkreten Einzelfall aufgedeckt werden; dies könnte nur eine Arbeitsanalyse leisten, die die Arbeit auch im Hinblick auf ihre »Entfremdung« untersuchen kann. Den Gewerkschaftsvertretern wird bei der Rehabilitation durchaus eine aktive Rolle zugesprochen. Ihnen wird eine gewisse Kontrollfunktion zugestanden: »Ihre Aufgabe muß es sein, als Sachwalter der Interessen der Werktätigen zu sorgen, daß bei allen Rehabilitationsmaßnahmen die gesellschaftlichen mit den persönlichen Interessen weitgehend in

---

480 Ebd.

481 WALTHER, J.: »Ökonomische Aspekte des Rehabilitationsmodells Lichtenberg«, in: 2. Internationaler Kongreß über Rehabilitation [wie Fußn. 464], a. a. O., S. 928 ff.

482 Ebd.

Übereinstimmung gebracht werden.«[483] Auf der anderen Seite aber steht ihre Kontrollfunktion im Dienste des gesellschaftlichen Interesses, das ja vor allem ein ökonomisches ist: »Die Vertreter der Gewerkschaften wirken auf den Prozess der Erziehungsarbeit gegenüber den Rehabilitanden ein und unterstützen die Kontrolle der Durchführung der von der Rehabilitationskommission festgelegten Maßnahmen. Die gewerkschaftliche Mitwirkung bei der Rehabilitation liegt vor allem in der Ausnutzung der vorhandenen Möglichkeiten ... und bei der Senkung des Krankenstandes.«[484]

Die Schwierigkeit, die Interessen des Einzelnen mit denen der Gesellschaft zur Deckung zu bringen und letztlich die Unmöglichkeit dieses Vorhabens zeigt sich besonders beim Problem des Arbeitsplatzwechsels als Rehabilitationsmaßnahme. Auf der einen Seite hat der Behinderte das Bedürfnis nach einer Veränderung seiner bisherigen Arbeitssituation, die seiner Behinderung angepasst ist; auf der anderen Seite ist es für den Betrieb notwendig, den Rehabilitanden auf einen wirtschaftlich optimalen Arbeitsplatz zu setzen.

So sieht HACKER durchaus den »Wunsch von Werktätigen, von sich aus mit Hilfe des Arztes einen Arbeitsplatzwechsel zu bewirken«, denn »auf Grund der noch nicht überall arbeitshygienisch befriedigenden Arbeitsbedingungen und nicht immer zufriedenstellender Zuordnung zwischen Arbeitskraft und Arbeitstätigkeit kann sich für bestimmte Menschen beim Arbeitsplatzwechsel ein ›Umweg über die Krankheit‹ scheinbar zwingend ergeben, der Arzt und Krankenstand unnötig belastet und eine negative erzieherische Wirkung hat.«[485]

---

483 »Gewerkschaftliche Aufgaben auf dem Gebiet der Rehabilitation«, Beschluß des Sekretariats des BuVoS des FDGB vom 21.03 64; siehe Informationsblatt des FDGB 9/1964.

484 Ebd.

485 HACKER, W.: »Arbeitsplatzwechsel als Rehabilitationsmaßnahme«, in: 2. Internationaler Kongress über Rehabilitation [wie Fußn. 464], a. a. O., S. 839 ff.

Was sich »scheinbar zwingend« für den Arbeitenden ergibt, ergibt sich noch lange nicht zwingend für die Produktion, der es doch ausschließlich um ökonomische Gesichtspunkte geht, was von der Rehabilitationsmedizin durchaus anerkannt wird: »Die beim Erkrankten vorliegenden Qualifikationen müssen an den betrieblich und volkswirtschaftlich wichtigsten Arbeitsplätzen eingesetzt oder für diesen Einsatz weiter entwickelt werden.«[486] So kann es durchaus passieren, dass der Wunsch nach einem Arbeitsplatzwechsel von den Rehabilitationsmedizinern vernachlässigt werden muss.

Beispiel: »Dem Erkrankten, der schon Ausbildungen nachweist (Facharbeiterabschluß), ist nahezulegen, seine alten Qualifikationen aufzugreifen und weiterzuentwickeln. Er muß überzeugt werden, daß er leichter etwas Vergessenes neu einübt als etwas völlig neues lernt.«[487] Ähnlich wird auch in der Bundesrepublik argumentiert.[488]

Diese Problematik des Arbeitsplatzwechsels als einer Rehabilitationsmaßnahme wurde auch statistisch untersucht.[489]

Das Fazit dieser statistischen Untersuchung besagt, dass Schwierigkeiten deshalb entstünden, weil der Leistungsgeminderte »nicht bereit«

---

486 KÖHLER, U.: »Arbeitsplatzwechsel als Rehabilitationsmaßnahme«, in: 2. Internationaler Kongress über Rehabilitation [wie Fußn. 464], a. a. O., S. 843 ff.

487 Ebd.

488 Vgl. SCHMID, B.: »Der Werksarzt in der Rehabilitation«, in: Deutsches Ärzteblatt 46/1969, S. 3248 ff.; SCHMID: »Alle Seiten sind zunächst mit Recht interessiert, daß der Rehabilitand seinen Beruf fortsetzt, um die früher erworbenen Kenntnisse, die Übung im Beruf und die Vertrautheit mit der Umwelt des Arbeitsplatzes zu nutzen, da das Erlernen einer neuen Tätigkeit und die Neuorientierung an einem anderen Arbeitsplatz eine zusätzliche Belastung darstellen würden.« (Mit »Belastung« ist hier wohl primär eine ökonomische gemeint.)

489 HERMANN, G.: »Zur Problematik erfolgter und nicht-erfolgter Arbeitsplatzumsetzung unter Berücksichtigung von Erkrankungsarten und Berufsgruppen«, in: 2. Internationaler Kongress für Rehabilitation [wie Fußn. 464], a. a. O., S. 847 f.

sei, »diesen neuen Arbeitsplatz anzunehmen, da er beispielsweise eine konkrete Vorstellung von einem anderen möglichen Arbeitsplatz hat, den ihr im Laufe seiner bisherigen Tätigkeit kennenlernte, vom neuen vorgesehenen Arbeitsplatz aber noch nichts weiß. Weiterhin ist eine Umsetzung dann erschwert, wenn schon mehrfach Arbeitsplatzwechsel durchgeführt wurden und dies bekannt ist; wenn die bisherige Tätigkeit auf Grund ihrer Schwere gut bezahlt wurde, aber nur eine mindere Qualifikation und große physische Kräfte voraussetzt oder wenn der Umzusetzende wegen einer schlechten Einstellung zur Arbeit bekannt ist.

Irrational verhält sich also der einzelne Werktätige, rational dagegen die Produktionsleitung, wenn Schwierigkeiten beim Arbeitsplatzwechsel entstehen. Das Fazit der Statistik besagt, dass das irrationale Verhalten des Einzelnen an seiner persönlichen Uneinsichtigkeit und Unmoral liege als da sind: Unkenntnis, Geldsucht und schlechte Arbeitsmoral. Der Produktionsprozess selbst aber bleibt als eine normative Konstante bei dieser Statistik unbefragt, sodass die objektiven Schwierigkeiten beim Arbeitsplatzwechsel als subjektive Schwächen des Einzelnen dargestellt werden können. Hier wird ein Interessenskonflikt deutlich, der ideologisch nur mühsam verbrämt werden kann. Bei diesem Konflikt zwischen individuellem und gesellschaftlichem (ökonomischem) Interesse an der Rehabilitation scheint das betroffene Individuum den Kürzeren zu ziehen.

Dies zeichnet sich auch bei MÜLLER ab: »volle Anerkennung ihrer Persönlichkeit, verbunden mit der ständigen Freude an der eigenen werkschaffenden Arbeitsleistung, läßt den Behinderten sich der Charakterzüge einer sozialistischen Rehabilitation bewusst werden. Gleichzeitig wird die Rehabilitation unter *dem Aspekt* betrachtet, Arbeitskraftreserven zu erschließen.«[490]

---

[490] MÜLLER, H.: »Der gegenwärtige Stand und die Perspektive der Rehabilitationszentren für Berufsbildung in der DDR«, in: KLOTZBÜCHER, E. und PRESBER, W. (Hrsg.):» Rehabilitationseinrichtungen«, Berlin 1969, S. 171.

Arbeitskraftreserven lassen sich aber am besten einsetzen, wenn sie an die Bedürfnisse der Wirtschaft angepasst werden. Die Rehabilitation muss unter einer solchen Zielsetzung ihre Hauptfunktion in der institutionalisierten Anpassung Leistungsgeminderter sehen: »Den Zentren (Rehabilitationszentren für Berufsbildung Körperbehinderter) ist es dabei gelungen, in ihrer Arbeit ständig das Ausbildungsniveau zu heben ... Die Ausbildungsmöglichkeiten wurden jeweils strukturell so umgewandelt, daß man von einer echten Anpassung an die Bedürfnisse der Volkswirtschaft sprechen kann.«[491] Die Bedürfnisse der Volkswirtschaft stehen außerhalb des Reflexionsbereichs der Rehabilitationsmedizin. Wie kann aber die Rehabilitationsmedizin die Bedürfnisse des Einzelnen befriedigen, wenn ihr versagt bleibt, die Bedürfnisse der Gesellschaft mitzureflektieren und letztlich mitzugestalten? Allzu schnell sieht sie dann ihre Aufgabe in einer »echten Anpassung an die Bedürfnisse der Volkswirtschaft«.

Weiterhin geht MÜLLER auf den pädagogischen Bereich bei der Rehabilitation ein. »Wichtige Faktoren« bei der Rehabilitation seien zwar »Schulbildung, die Interessen, Fähigkeiten und Fertigkeiten, aber auch die Einstellung zur Arbeit und zu unserem sozialistischen Staat.«[492]

Die Frage, wovon die »Einstellung zur Arbeit und zu unserem sozialistischen Staat« abhängen könnte, wird nicht gestellt. Die Abhängigkeit der Einstellung zur Arbeit von den materiellen Gegebenheiten, von dem Grad der Entfremdung, wird nicht dargestellt. Allzu leicht wird somit die Arbeitseinstellung als ein moralischer Charakterzug angesehen, abhängig von einer subjektiven Willensstärke, die anerzogen werden muss:

> »Insgesamt sollten die Pädagogen in den Sonderschulen darauf achten, daß ... insgesamt eine von Willensstärke und bewußtem Lernen getragene sozialistische Arbeitseinstellung entwickelt wird.«[493]

---

491 A. a. O., S. 173.
492 A. a. O., S. 172.
493 A. a. O., S. 177.

Im Sozialismus wird schließlich die Rehabilitation durch ihre wirtschaftliche Funktion, die sich bei MÜLLER als »echte Anpassung an volkswirtschaftliche Bedürfnisse« darstellte, zur »Produktivkraft«.

So gibt RENKER der Rehabilitation ihren sozioökonomischen Stellenwert: »Die Rehabilitation ist ein wesentliches Verflechtungsgebiet von Medizin und Gesellschaft. Rehabilitation ist auch ein Verflechtungsgebiet von Medizin, Pädagogik, Sozialpolitik und Ökonomie. Sie wird z. B. über die Rückführung Invalider in den Arbeitsprozeß, durch Schonarbeit, geschützte Arbeit und Arbeitstherapie zur Produktivkraft.«[494]

Die Rehabilitation als »Produktivkraft« steht natürlich im volkswirtschaftlichen Rahmen im Dienste einer Leistungsmaximierung, wie RENKER weiter ausführt: »Über die Anwendung ökonomischer, medizinischer, pädagogischer und sozialpolitischer Erkenntnisse in bezug auf die Lebensbedingungen maximiert die Rehabilitation die Leistungen der Geschädigten zur Erreichung der wirtschaftlichen Ziele bei der Vollendung des Sozialismus.«[495] In einem Vortrag stellt RENKER fest, dass die Invaliden die Gesellschaft auf zweierlei Weise »belasten«:

»1. Sie fallen aus dem gesellschaftlichen Produktionsprozess aus.

2. Sie müssen von den anderen Mitgliedern der Gesellschaft miterhalten werden.«[496]

Invalide sind nach RENKER keine »vollwertigen Gesellschaftsmitglieder«. Denn: »Mitglied der menschlichen Gesellschaft zu sein, heißt also, am wirtschaftlichen Produktionsprozess teilzunehmen und in der Lage zu sein, das Produkt der Gesellschaft zu nutzen und zu

---

494 RENKER, K.: »Inhalt und Bedeutung der Rehabilitation für den einzelnen und die Gesellschaft«, in: Grundlagen der Rehabilitation in der DDR, hg. von K. RENKER, Berlin 1969, S. 15.

495 Ebd.

496 RENKER, K.: »Die Bedeutung der Rehabilitation für die Gesellschaft und für das Lebensglück des einzelnen«, in: Rehabilitation, Schriftenreihe der ärztlichen Fortbildung, XX, ausgewählte Vorträge, Berlin 1962, S. 12.

genießen. Vollwertig ist im subjektiven und objektiven Sinne nur der Mensch, der an beiden uneingeschränkt teilnimmt.«[497]

Die Notwendigkeit der Rehabilitation für das Individuum liegt nach RENKER also auf der Hand: Sie sollte im Einzelnen zu seinem »Lebensglück« verhelfen und ihn wieder »vollwertig« machen. Dabei spielt die Arbeit eine zentrale Rolle: »Die Arbeit hat den Menschen zum Menschen gemacht. Das Lebensglück des einzelnen besteht also im Wesentlichen in der Teilnahme und der Nutzung der gesellschaftlichen Arbeit. Beide sind dabei integrierende Bestandteile dieses Lebensglücks.« Die bestehende Gesellschaft (der DDR) ist der Garant dieses Lebensglückes, die Rehabilitation ist die Wiederanpassung an diese Gesellschaft.

»Daraus, daß der Mensch ein biologisches und gesellschaftliches Wesen ist, ergibt sich, daß erst nach vollständiger Wiedereingliederung in wirtschaftlicher, beruflicher, sozialer und gesellschaftlicher Hinsicht das volle psychische Gleichgewicht hergestellt ist.«[498]

WINTER hebt die sozioökonomische Notwendigkeit der Rehabilitation für die Gesellschaft der DDR hervor. »Das Verhältnis zwischen dem arbeitenden und dem nicht arbeitenden Teil der Bevölkerung ist bei uns sowieso ungünstig, es wird in den kommenden Jahren noch ungünstiger ... Jede gewonnene Arbeitskraft bedeutet daher ökonomisch notwendige Entlastung. Hier scheint mir eine Kernfrage zu liegen, die von Ökonomen, Versicherungsfachleuten und Ärzten gemeinsam zu lösen ist. Die Frage lautet: Was ist ökonomisch möglich, was ist hierzu versicherungsrechtlich notwendig und welche ärztlichen Indikationen gibt es zwischen den beiden Polen ›arbeitsfähig‹ und ›arbeitsunfähig‹.«[499] Es sei bei der heutigen Bevölkerungsstruktur ökonomisch nicht vertretbar, so meint WINTER,

---

497 A. a. O., S. 11.

498 A. a. O., S. 15.

499 WINTER, K.: »Rehabilitation und Versicherung«, in: Rehabilitation, Schriftenreihe der ärztlichen Fortbildung, XX, Ausgewählte Vorträge, Berlin 1962, S. 30.

»irgendwen aus dem Arbeitsprozeß zu entlassen«. Bei der Rehabilitation komme es auch darauf an, dass »eine größere Befriedigung für den Patienten« herauskomme.

»Ich möchte die Situation fast damit vergleichen, daß der Arzt, entgegen dem Wunsch einer Frau nach Abort, sie geschickt zur Austragung der Schwangerschaft führt und damit in der großen Mehrzahl der Fälle ein positives Resultat auch subjektiv gesehen erreicht. So ist es auch in diesen Fällen der eingeschränkten Arbeitsfähigkeit, wo man oft die Patienten anfangs gegen ihren eigenen Willen in das Berufsleben führen muß, das sie schließlich ... auch psychisch rehabilitiert.«[500]

WALTHER gibt eine sehr geschlossene Darstellung der theoretischen Grundlage der Rehabilitation, wie sie in der DDR vertreten wird. (Statt »theoretischer Grundlage« könnte man hier sicher auch von einer »Ideologie« im marxistischen Sinn sprechen.) Bevor ich im nächsten Kapitel auf den praktischen Teil seiner Arbeit eingehe, möchte ich versuchen die Grundlage seiner »Ideologie« darzustellen, denn sie fasst quasi noch einmal zusammen, was wir bisher bei den verschiedenen Autoren der DDR gefunden haben. WALTHERs Kritik an der Rehabilitation unter kapitalistischen Bedingungen haben wir schon an anderer Stelle erwähnt.[501] Er geht von der Rolle der Arbeit bei MARX und ENGELS aus.[502] Von daher versucht er direkt die Politik der SED abzuleiten[503], insbesondere im

---

500 A. a. O., S. 31 f.

501 WALTHER, J.: »Das spezielle betriebliche Rehabilitationsverfahren zur Verhinderung der Frühinvalidität« [wie Fußn. 470].

502 A. a. O., S. 3 ff.; WALTHER geht oberflächlich auf MARX und ENGELS ein: »Die erste geschichtliche Tat« (Deutsche Ideologie) und den »Anteil der Arbeit an der Menschwerdung« von ENGELS.

503 Siehe Programm der SED, in: Neues Deutschland, Sonderbeilage, Berlin, 25. 01.1963, S. 25: »Im Sozialismus ist die Gesellschaft unmittelbar an der allseitigen Entwicklung eines jeden Bürgers interessiert. Deshalb wird die Sorge um die Gesundheit, um die harmonische, geistige, moralische und körperliche Entwicklung jedes einzelnen zur Sache des ganzen Volkes.«

Hinblick auf die Rehabilitation. »In der DDR haben die sozialistischen Produktionsverhältnisse gesiegt«[504] und der »einzelner Werktätige erkennt, daß gesellschaftliche und persönliche Interessen verschmelzen«.[505] Humanismus und Ökonomie hätten sich vereint, diese These wird konsequent vertreten.

»Die Entwicklung aller Formen der Rehabilitation ist deshalb sowohl gegenwärtig ein humanistisches als auch ein ökonomisches Anliegen. In der optimalen Nutzung des Arbeitsvermögens des Einzelnen verschmelzen medizinische, ökonomische und pädagogische Beweggründe, verschmelzen auch gesellschaftliche und persönliche Interessen.«[506] »Die Rehabilitation ist gleichermaßen eine Erfordernis des sozialistischen Humanismus wie auch der sozialistischen Ökonomie«.[507]

Die Arbeit spielt bei der Rehabilitation eine entscheidende Rolle, sie ist sowohl »Ziel der Wiederherstellung von Gesundheit« als auch »in dosiertem Maße ein Mittel, das Ziel zu erreichen.«[508] Die Rehabilitation drückt die Notwendigkeit der Arbeit aus, meint WALTHER. Sie geschieht aus dem »sozialistischen Prinzip der Sorge um den Menschen« und »schafft weitere Möglichkeiten zur Erhöhung der Produktion und Voraussetzungen für eine allseitige Entwicklung der Mitglieder der Gesellschaft.« (MATUSCHKA)[509]

---

504 WALTHER, J.: »Das spezielle betriebliche Rehabilitationsverfahren ...« [wie Fußn. 470], a. a. O., S. 4.

505 A. a. O., S. 6.

506 A. a. O., S. II.

507 A. a. O., S. 30.

508 A. a. O., S. 22.

509 WALTHER zitiert hier MATUSCHKA, G.: »Arbeitsökonomische Probleme der Berufsausbildung in Heilstätten und des Berufseinsatzes der Rehabilitanden, untersucht am Beispiel der Arbeit der Tuberkulose-Heilstätte (Rehabilitationsheilstätte) Paudritzsch«, Diplomarbeit, Leipzig 1961.

Das »Arbeitsvermögen« bestehe aus zwei Komponenten, meint WALTHER:

1. das physische Leistungsvermögen des menschlichen Organismus, seine »funktionelle-physiologische Leistungsfähigkeit«;

2. das Bewusstsein des Menschen, sein »psychisch-geistiges Leistungsvermögen.«[510]

Die schematische Darstellung (siehe unten) möge weiteren Aufschluss geben. Arbeit und Leistung sind bei WALTHER begrifflich nicht getrennt. (Allenfalls könnte man vielleicht sagen, dass Arbeit eine Abstraktion von Leistung darstellt.) Zum Abschluss sei WALTHERs Definition der Rehabilitation zitiert:

»Rehabilitation ist eine gesellschaftliche Aufgabe und Verpflichtung. Sie findet ihren Ausdruck in der planmäßigen Tätigkeit eines Kollektivs, vor allem in medizinischer, pädagogischer und ökonomischer Hinsicht, um dauernd oder vorübergehend leistungsgeminderte Menschen zum optimalen Grad ihres Arbeitsvermögens zu führen, sie in einen für sie günstigen Arbeitsprozeß einzugliedern und ihnen ein tätiges freudevolles Mitwirken in der sozialistischen Gesellschaft zu sichern.«[511]

---

510 WALTHER, a. a. O., S. 53.

511 A. a. O., S. 30; WALTHER erweitert hier explizit die Definition des Rehabilitationsbegriffes von WINTER, K.: »Rehabilitation ist die zweckgerichtete Tätigkeit eines Kollektivs in medizinischer, sozialer und ökonomischer Hinsicht zur Erhaltung, Wiederstellung und Pflege der Fähigkeiten des Menschen, aktiv am gesellschaftlichen Leben teilzunehmen«; siehe Internationales öffentliches Rund- und Tischgespräch in der Deutschen Akademie für ärztliche Fortbildung vom 22.10.1960, in: Rehabilitation, Schriftenreihe der ärztlichen Fortbildung, 20, Ausgewählte Vorträge, Berlin 1962, S. 321

Schema nach J. WALTHER: »Das spezielle betriebliche Rehabilitationsverfahren zur Verhinderung der Frühinvalidität ... «, Diss. Leipzig 1962; Berlin 1963, S. 61 [aus dem Manuskript der Doktorarbeit von 1974, S. 168].

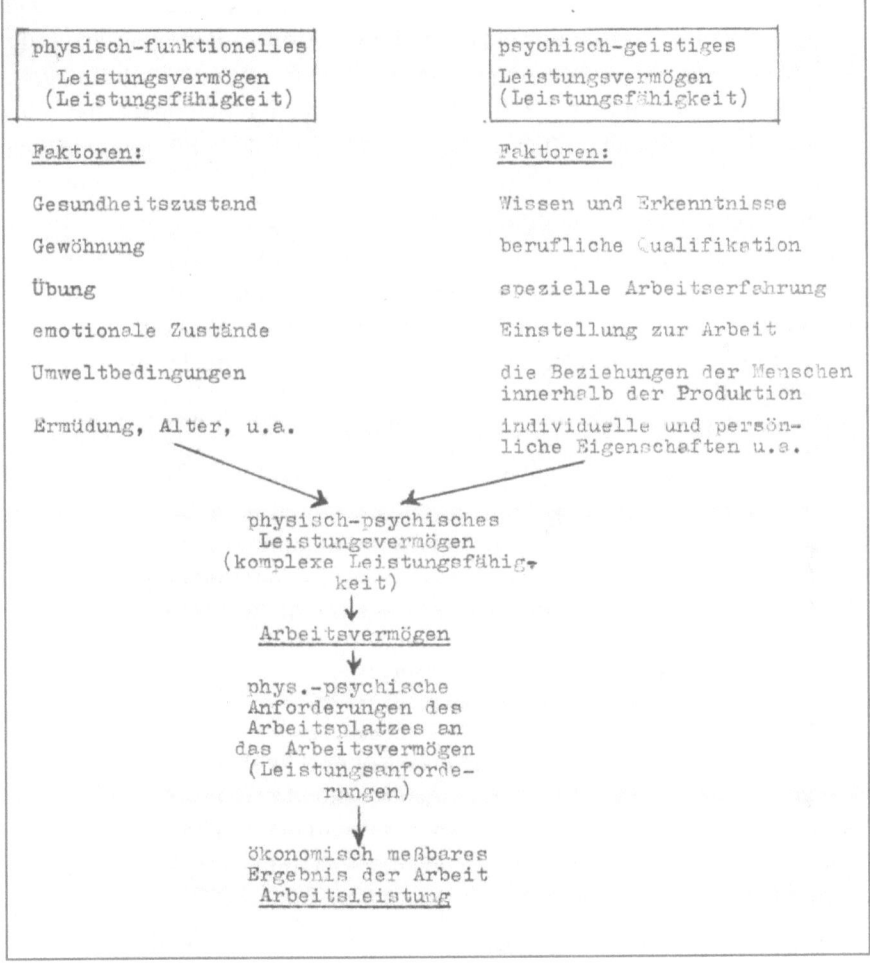

2.322 Ein praktisches Beispiel der ökonomischen Rentabilität der Rehabilitation (Rehabilitationsmodell Lichtenberg)

Als wichtige Zielsetzung bei der Rehabilitation wird immer wieder der finanzielle Nutzeffekt angegeben, der sich für die Gesellschaft ergebe, handele es sich um eine »kapitalistische« oder um eine »sozialistische« Gesellschaft. Freilich halten die »sozialistischen« Rehabilitationsmediziner aus der DDR ihren westlichen Kollegen vor, dass die Rehabilitation unter kapitalistischen Bedingungen von vornherein ein verlorenes Unternehmen sei, zumindest langfristig gesehen. Die westlichen Rehabilitationsmediziner dagegen äußern sich kaum zur Rehabilitation im Sozialismus und so gut wie nie zur Rehabilitation in der DDR. Beide Seiten behaupten jedoch übereinstimmend, dass durch die Rehabilitation die Interessen des Individuums mit denen der Gesellschaft gewissermaßen versöhnt würden: das Interesse des Individuums, durch seine Integration in die Arbeitswelt wieder vollwertiges Gesellschaftsmitglied zu werden, und das Interesse der Gesellschaft, eine zusätzliche Arbeitskraft zu gewinnen, was sich ökonomisch auszahlt. Indem die Rehabilitation dem Einzelnen diene, diene sie auch dem Interesse der Gesellschaft und umgekehrt, wird allenthalben behauptet. Beide Seiten machen dementsprechende Rechnungen auf, die den Nutzeffekt der Rehabilitation beweisen sollen und müssen. Was ökonomisch unrentabel ist, scheint auch rehabilitationsmedizinisch wertlos zu sein, so die Konsequenz aus den arbeitsökonomischen Berechnungen. Für die Rehabilitation scheinen also die ökonomischen Gründe ausschlaggebend zu sein. Ökonomische Bedürfnisse sind leicht angebbar – im Gegensatz zu den individuellen Bedürfnissen des Rehabilitanden. Ist also jener Anspruch der Rehabilitation, einen Ausgleich der individuellen und gesellschaftlichen Interessen herbeizuführen, überhaupt gerechtfertigt? (Frage nach der Ideologie) Im Folgenden will ich an einem Beispiel zeigen, *wie* die Rehabilitation in der DDR auf ihre ökonomische Rentabilität hin befragt wird, um *von daher* neue Planungsziele für das Rehabilitationswesen abzuleiten. WALTHER gibt in seiner arbeitsökonomischen Analyse eine »Gegenüberstellung der betrieblichen finanziellen Rehabilitationsaufwendungen zu den Einsparungen und Einnahmen gesellschaftlicher Fonds, die durch die Tätigkeit auf dem Rehabilitationsplatz entstehen.«[512]

Im Rehabilitationsmodell Lichtenberg, zu dem vier Betriebe mit 5.850 Beschäftigten gehören, wurden im Untersuchungszeitraum von zwei Jahren 64 Personen (52 männlich und 12 weiblich) rehabilitiert. Es handelte sich dabei überwiegend um »Erkrankungen des Herzens und des Kreislaufs und Gesundheitsschädigungen des Skelett- und Bewegungsapparates.«[513] Davon wurden nun alle »betrieblichen Rehabilitationsverfahren mit Tätigkeit auf einem Rehabilitationsplatz« analysiert, insgesamt 41 Fälle. Die »Berechnung des finanziellen Nutzeffektes auf dem Rehabilitationsarbeitsplatz« stellt WALTHER in drei Formen zusammen:

1. »Differenz von erarbeitetem Nettolohn auf dem Rehabilitationsplatz und ausgezahltem Durchschnittslohn für den Rehabilitanden aus dem Fonds für Krankengeldzuschuss.« »Jedes der durchgeführten Rehabilitationsverfahren fordert durchschnittlich eine Ausgleichszahlung von 531 DM.« Der Aufwand betrug also insgesamt 21.784,02 DM. »Die durch Rehabilitationsverfahren eingesparte Summe an betrieblichem Krankengeldzuschuss belief sich auf insgesamt 3.292,10 DM. Dieser Betrag ergab 15,1% der tatsächlichen betrieblichen Ausgaben für Rehabilitationslohnausgleich.«

2. Die Sozialversicherung sparte 27.546,96 DM an Krankengeld ein, »die notwendig geworden wären, wenn ohne Rehabilitationsverfahren die ärztlich verordnete Arbeitsunfähigkeit hätte beibehalten werden müssen ... Die Sozialversicherung hat somit 126,5% derjenigen Summe erspart, die die Betriebe als Rehabilitationslohnausgleich gezahlt haben.« Zusätzlicher Versicherungsbeitrag:

---

512 A a. O., S. 197-215.
513 Ebd.

8.650,20 DM. »Diese SV-Einnahme entspricht 37,7% des Rehabilitationslohnausgleiches der Betriebe.« Eingesparte Krankengeldsumme plus Beitragseinnahmen: 166,2% des betrieblichen Rehabilitationslohnausgleichs, also finanzieller Nutzen für die SV: 36.197,16 DM.

»Das Einkommen der Rehabilitanden in der Zeit des Rehabilitationsverfahrens setzte sich ... im Durchschnitt zu 65% aus erarbeitetem Lohnanteil und zu 35% aus Rehabilitationslohnausgleichsanteil zusammen.« Lohnsteuer: 2.498, 89 DM. Sie entsprach 15,1% des Rehabilitationslohnausgleiches. »Diese Summe stellt eine Einnahme im Lohnsteuerfonds dar, die direkt durch Rehabilitationsmaßnahmen entstanden ist. Den Ausgaben für den Rehabilitationslohnausgleich stehen ... insgesamt 41.988,15 DM finanzieller Nutzen gegenüber. Damit wurde die notwendige Summe für den Rehabilitationslohnausgleich mit 192,8% aufgewogen.«

3. Die Arbeit auf einem Rehabilitationsarbeitsplatz ist beteiligt an der Erarbeitung des gesellschaftlichen Gesamtprodukts. »Der finanzielle Gesamtnutzen des Betriebes durch die Arbeitstätigkeit der Rehabilitanden spiegelt sich also im Produktionswert wider, der von den Rehabilitanden geschaffen wurde und mit dem sie an der Erfüllung des Betriebsplanes beteiligt sind.« Der Produktionswert ist nur annähernd angebbar. »*Der Produktionswert, der für die 41 Rehabilitanden in Höhe von rund 250.000 DM errechnet wurde, entspricht 1.162% des betrieblichen Rehabilitationslohnausgleiches.*« [Hervorhebung H.S.]

Die Rehabilitation macht sich also offensichtlich sehr bezahlt! Gerade WALTHER betont den Ausgleich der Interessen des Individuums mit denen der Gesellschaft bei der Rehabilitation. In der Darstellung eines Rehabilitationsverfahrens eines bestimmten Arbeiters spricht er von einer »moralisch-politischen Einheit«:

»Die Rehabilitationsbemühungen des Betriebes haben den Werktätigen stark beeindruckt. Es ist ihm deutlich bewußt geworden, welche
Sorge der Werktätige in einem sozialistischen Betrieb genießt. Der Betrieb andererseits hat für fünf Monate eine qualifizierte Arbeitskraft
gewonnen. Die persönlichen und gesellschaftlichen Interessen bildeten eine moralisch-politische Einheit.«[514]

Auch RICHAU betont den »volkswirtschaftlichen Nutzeffekt der Rehabilitationsaufwendungen«. Dabei geht er von einer »restlichen Durch-
schnittslebensarbeitszeit« von 30 Jahren nach der Rehabilitation aus, so
dass man erwarten könne, »daß ein Beschädigter, der auf Grund der Rehabilitationsmaßnahmen nicht behandelt zu werden braucht, beim der-
zeitigen Stand der Arbeitsproduktivität und bei durchschnittlicher Leistung in der elektrotechnischen Industrie insgesamt Produkte im Wert von
rd. 600.000 DM neu schafft, und hieraus entspricht ein Reineinkommen
der Gesellschaft in Höhe von rd. 285.000 DM.«[515] RICHAU meint, man
müsse den »volkswirtschaftlichen Nutzen der Rehabilitation« gegenüber
den »verantwortlichen staatlichen Organen« betonen, um notwendige Investitionen auf dem Gebiet der Rehabilitation zu begründen.

---

514 A. a. O., S. 217.

515 RICHAU, H.: »Zum ökonomischen Nutzen von Rehabilitationsmaßnahmen«,
     Diskussionsbeitrag, in: Rehabilitation, Schriftenreihe der ärztlichen Fortbil-
     dung, XX, Berlin 1962, S. 252 f.

Teil 3
Die Rehabilitation und ihre Bedeutung für das I n d i v i d u u m im Hinblick auf den Begriff der Arbeit

3.1 Zur subjektiven Situation des Behinderten

3.11 Über den Begriff der Arbeit in der Psychoanalyse und bei Viktor von Weizsäcker

Wie schon oben vermerkt, gibt es objektive ökonomische Interessen der jeweiligen Gesellschaft, die das Rehabilitationswesen weitgehend bestimmen. So wird zum Beispiel von »Rentabilität« und von »Amortisation« gesprochen, aber gleichzeitig immer wieder die Wohltat der Rehabilitation für den einzelnen Rehabilitanden herausgestellt. Es wird immer wieder darauf hingewiesen, dass bei der Rehabilitation die Interessen des Einzelnen mit denen der Gesellschaft übereinstimmen. Indem ich aber versuchte, das starke ökonomische Interesse der Gesellschaft an der Rehabilitation herauszustellen, warf ich auch die Frage auf, inwieweit das Interesse des Einzelnen noch zur Geltung kommen kann, wieweit also gerade die Aussage, man tue mit der Rehabilitation Gesellschaft und Individuum gleichermaßen Gutes, nicht eine ideologische ist. Nachdem wir die ökonomische und juristische Seite der Rehabilitation abgehandelt haben, gilt es nun, die individuelle Stellung und Einstellung des Rehabilitanden zum Rehabilitationswesen zu untersuchen: erstens sein Selbstverständnis und zweitens seine objektive Situation, also die

Behandlung, die man ihm angedeihen lässt. Die subjektive Einstellung des Behinderten gegenüber der Gesellschaft im Allgemeinen und dem Rehabilitationsprozess im Besonderen kann ich nur andeutungsweise abhandeln. Es liegen meines Wissens noch keine umfassenderen Untersuchungen vor, so dass ich mich auf die wenigen mir zur Verfügung stehenden Quellen stützen muss. Vielleicht ist die Tatsache, dass es kaum systematisierte Selbstdarstellungen von Behinderten gibt, dass sich auch die Wissenschaft noch wenig mit ihrer sozialpsychologischen Situation befasst hat, ein Symptom dafür, wie man eher von äußeren gesellschaftlichen Bedürfnissen und weniger von den individuellen ausgeht. Die offensichtliche Vernachlässigung der subjektiven und individuellen Seite in der Literatur über Rehabilitationsmedizin ließe sich auch so deuten, dass unter Rehabilitation »Anpassung«, »Wiedereingliederung« verstanden wird, wobei die Norm, an die das Un-normale angepasst werden soll, außer Zweifel steht. Die Beschäftigung aber mit einer Sozialpsychologie der Behinderten könnte diese »normaler Gesellschaft« radikal infrage stellen. Dies gilt vor allem für die Beschäftigung mit »seelisch Behinderten« in der Psychiatrie. Gerade hier zeichnet sich zurzeit schon ein Umdenken ab, so dass nun nicht mehr die Krankheit als ein individuelles Phänomen gilt, vielmehr ganze Gesellschaftsbereiche als pathogene Felder erkannt werden und deshalb in die Therapie einbezogen werden müssen.

Für FREUD ist der Aufbau der Kultur nur durch Triebverzicht und Zwang zu unlustvoller Arbeit möglich geworden.

MARCUSE erläutert FREUDs Standpunkt eingehend: »Kultur ist in erster Linie Fortschritt in der *Arbeit* – das heißt Arbeit für die Beschaffung und Mehrung der lebensnotwendigen Dinge ... für FREUD ist sie [die Arbeit] unlustvoll, schmerzlich. In seiner Metapsychologie ist kein Raum für einen ursprünglichen Werk- und Bemeisterungstrieb.« »Das Triebsyndrom ›Arbeit und Unglücklichsein‹ kehrt in seinen Schriften immer wieder und seine Deutung der Prometheussage kreist um die

Beziehung zwischen der Zügelung der sexuellen Leidenschaft und der Kulturarbeit.«⁵¹⁶

Freud schreibt selbst: »Denn welches Motiv hätten die Menschen, sexuelle Triebkräfte anderen Verwendungen zuzuführen, wenn sich aus denselben bei irgendeiner Verteilung volle Lustbefriedigung ergeben hätte? Sie kämen von dieser Lust nicht wieder los und brächten keinen weiteren Fortschritt zustande.«⁵¹⁷ Er geht auf den Ursprung der menschlichen Kultur zurück, um die Motivation menschlicher Arbeit zu erläutern.

»Nachdem der Urmensch entdeckt hatte, daß es – wörtlich so verstanden – in seiner Hand lag, sein Los auf der Erde durch Arbeit zu verbessern, konnte es ihm nicht gleichgültig sein, ob ein anderer mit oder gegen ihn arbeitete. Der andere gewann für ihn den Wert des Mitarbeiters erst, mit dem zusammen zu leben nützlich war.«⁵¹⁸

»Das Zusammenleben der Menschen war ... zweifach begründet durch den Zwang zur Arbeit, den die äußere Not schuf, und durch die Macht der Liebe, die von seiten des Mannes das Sexualobjekt im Weibe, von

---

516 MARCUSE, H.: »Triebstruktur und Gesellschaft«, Frankfurt 1969, S. 83; an dieser Stelle müssen wir auch NIETZSCHE erwähnen, der ähnlich wie FREUD die Kulturentwicklung in Abhängigkeit von Herrschaftszwängen sieht und zur Erkenntnis gelangt, dass alle Kultur auf einer Geschichte grauenhafter Unterdrückung (und erzwungener Arbeit) beruht. Die Nähe der Philosophie NIETZSCHEs zur Psychoanalyse FREUDs lässt sich vor allem aus NIETZSCHEs Schriften »Jenseits von Gut und Böse« und »Zur Genealogie der Moral« ablesen. FREUD selbst stellt fest, dass NIETSCHEs »Ahnungen und Einsichten sich oft in der erstaunlichsten Weise mit den mühsamen Ergebnissen der Psychoanalyse decken« (siehe FREUD, S., Gesammelte Werke, Bd. 14, London 1955, S. 86). HORKHEIMER hat verschiedentlich die Bedeutung NIETZSCHEs als Ideologiekritiker hervorgehoben; siehe HORKHEIMER, M.: »Ideologie und Handeln«, sowie »Die Aktualität SCHOPENHAUERs« in: Kritische Theorie der Gesellschaft, Bd. 4 [Raubdruck; 1968].

517 Ebd.; siehe FREUD, S.: »Über die allgemeinste Erniedrigung des Liebeslebens«, Gesammelte Werke, Bd. 8, S. 91.

518 FREUD, S.: »Das Unbehagen in der Kultur«, Frankfurt; Hamburg 1962, S. 134.

seiten des Weibes das von ihr abgelöste Teilstück des Kindes nicht entbehren wollte. Eros und Ananke sind auch die Eltern der menschlichen Kultur geworden.«[519]

Das Lustprinzip musste also im Laufe des Kulturprozesses dem Realitätsprinzip weichen, der Zwang zur Arbeit wurde mächtiger als die Macht des Eros. »FREUD war der Meinung, daß Triebverzicht und Arbeitszwang zum Aufbau der Kultur notwendig seien und daß Arbeit immer mit einer gewissen Unlust verbunden sein würde und seiner natürlichen Tendenz zur Muße widerspreche.« (STROTZKA)[520] In seiner berühmten Abhandlung »Das Unbehagen in der Kultur« schreibt FREUD: »Die große Mehrheit der Menschen arbeitet nur notgedrungen, und aus dieser natürlichen Arbeitsscheu der Menschen leiten sich die schwierigsten sozialen Probleme ab.«[521] Wenn Arbeit nach FREUD Triebverzicht bedeutet, ist ihr Verhältnis

---

519 A. a. O., s. 136.

520 STROTZKA, H.: »Einführung in die Sozialpsychiatrie«, Hamburg 1968, S. 75.

521 FREUD, S.: »Das Unbehagen in der Kultur« [wie Fußn. 518], a. a. O., S. 110, Fußn. 1; FREUD geht hier auf die positive Bedeutung der Berufsarbeit für die Triebstruktur des Menschen ein, und kommt so zu dem Widerspruch, dass trotz dieser positiven Bedeutung der Mensch »arbeitsscheu« sei: »Keine andere Technik der Lebensführung bindet den einzelnen so fest an die Realität wie die Betonung der Arbeit, die ihn wenigstens in ein Stück der Realität, in die menschliche Gemeinschaft sicher einfügt. Die Möglichkeit, ein starkes Ausmaß libidinöser Komponenten, narzißtische, aggressive und selbst erotische, auf die Berufsarbeit und auf die mit ihr verknüpften menschlichen Beziehungen zu verschieben, leiht ihr einen Wert, der hinter ihrer Unerläßlichkeit zur Behauptung und Rechtfertigung der Existenz in der Gesellschaft nicht zurücksteht. Besondere Befriedigung vermittelt die Berufstätigkeit, wenn sie eine frei gewählte ist, also bestehende Neigungen, fortgeführte und konstitutionell verstärkte Triebregungen durch Sublimierung nutzbar zu machen gestattet. Und dennoch wird Arbeit als Weg zum Glück von den Menschen wenig geschätzt. Man drängt sich nicht zu ihr wie zu anderen Möglichkeiten der Befriedigung«. Diesen Widerspruch, der in der Freud'schen Psychoanalyse durchgängig ist, hat ADORNO als »Stachel der Psychoanalyse« gegen die »Revisionisten« FREUDs ins Feld geführt. »Die Größe FREUDs

zur Sexualität ein ganz bestimmtes: Arbeit bietet dann eine Möglichkeit, »ein starkes Ausmaß libidinöser Komponenten, narzißtische, aggressive und selbst erotische« zu entladen.[522] Die Sublimierung der Triebziele durch Arbeit im Sinne des Kulturprozesses hat dann die wichtige Funktion, »die Bedingungen der Befriedigung zu verschieben.«

> »Die Triebsublimierung ist ein besonders hervorstechender Zug der Kulturentwicklung, sie macht es möglich, daß höhere psychische Tätigkeiten, wissenschaftliche, künstlerische, ideologische, eine so bedeutsame Rolle im Kulturleben spielen. Wenn man den ersten Eindruck nachgibt, ist man versucht zu sagen, Sublimierung sei überhaupt ein von der Kultur erzwungenes Triebschicksal.«[523]

MARCUSE, der die Überwindung der entfremdeten Arbeit in der Abschaffung der Arbeit überhaupt sieht, weist in entsprechendem Sinn auf den »in FREUDs Triebtheorie enthaltenen historischen Faktor« hin, der in der Geschichte fruchtbar werde, »sobald die Grundlage der Lebensnot (Ananke) – die für FREUD die Rationale für das unterdrückende Realitätsprinzip darstellte – durch den Fortschritt von Kultur und Zivilisation untergraben ist.«[524]

Schon FREUD hält es für unmöglich, Soziologie und Psychoanalyse in *einer* Theorie zu vereinen. Er lehnte jene ab, die dies versuchten.

> »Die Kommunisten glauben den Weg der Erlösung vom Übel gefunden zu haben. Der Mensch ist eindeutig gut, seinem Nächsten wohlgesinnt,

---

besteht wie die aller radikalen bürgerlichen Denker darin, daß er solche Widersprüche unaufgelöst stehen läßt und es verschmäht, systematische Harmonie zu prätendieren, wo die Sache selber in sich zerrissen ist.« (siehe ADORNO, T. W.: »Die revidierte Psychoanalyse«, in: HORKHEIMER/ADORNO, »Sociologica II«, Frankfurt 1962).

522 MARCUSE [wie Fußn. 516], a. a. O., S. 109.

523 FREUD [wie Fußn. 518], a. a. O., S. 132.

524 MARCUSE [wie Fußn. 516]; a. a. O., S. 150.

aber die Einrichtung des privaten Eigentums hat seine Natur verdorben ... Ich habe nichts mit der wirtschaftlichen Kritik des kommunistischen Systems zu tun, ich kann nicht untersuchen, ob die Abschaffung des privaten Eigentums zweckdienlich und vorteilhaft ist.

Aber seine psychologische Voraussetzung vermag ich als haltlose Illusion zu erkennen. Mit der Aufhebung des Privateigentums entzieht man der menschlichen Aggressionslust eines ihrer Werkzeuge, gewiß ein starkes und gewiß nicht das stärkste. An den Unterschieden von Macht und Einfluss, welche die Aggression für ihre Absichten mißbraucht, daran hat man nichts geändert, auch an ihrem Wesen nicht. Sie ist nicht durch das Eigentum geschaffen worden, herrschte fast uneingeschränkt in Urzeiten, als das Eigentum noch sehr armselig war ...«[525]

Diese sehr interessante Stelle beweist, dass schon FREUD jenes spannungsreiche Verhältnis von Soziologie und Psychologie erkannt hat (ohne jedoch die historischen Gründe hierfür zu erkennen).

Nach DAHMER erscheint Geschichte »im Medium der FREUDschen Theorie als immerwährende ontogenetische Reproduktion der Phylogenese, vor allem ihrer Katastrophen und Emanzipationen.«[526]

FREUD muss also auch REICH ablehnen, der Psychoanalyse und historischen Materialismus zu vereinigen suchte. DAHMER weist auf die »gegenseitige Fremdheit« beider Theorien hin. Diese »drückt den Bruch zwischen den handelnden Menschen und ihren kollektiv gebildeten Institutionen aus, die ihnen unvermittelt als übermächtige zweite Natur erscheinen müssen; er ist durch historische Praxis, nicht durch methodologische Kunstgriffe zu heilen.«[527]

---

525 FREUD, a. a. O., S. 150

526 Siehe DAHMER, H.: »Psychoanalyse und historischer Materialismus«, in: Psyche, 24. Jg., 3/1970, Stuttgart, S. 172-177.

527 Ebd.

DAHMER zeigt die »Grenzen des Vermittlungsversuches« von REICH auf. »Das Monopol des (Sowjet-)Marxismus auf Erklärung gesellschaftlicher Strukturen wurde bedingungslos anerkannt. Gleichzeitig erfolgte eine Fetischisierung der ›dialektischen Methode‹, die, abgezogen von ihrem Gegenstand, als Garant wahrer Erkenntnis verstanden wurde. Die Psychoanalyse war demnach als Wissenschaft nur zu retten, wenn gezeigt werden konnte, dass sie psychische Prozesse als ›dialektische‹ zu demonstrieren wußte ... Damit blieben dem Marxismus Geschichte und Gesellschaft als Erkenntnisdomäne überlassen. Die Psychoanalyse wurde ihrer spekulativen Kulturtheorie beraubt und als Psychologie zur empirisch-analytischen, ›ideologiefreien‹ Naturwissenschaft stilisiert. Die Liquidierung der ›biologischen‹ und mythischen (in Wahrheit geschichtsphilosophischen; siehe MARCUSE, 1955) Dimension kam ihrer Enthistorisierung gleich.«[528]

Ähnlich wie FREUD sieht auch WINTERSTEIN das gegenseitige Verhältnis von Arbeit und Sexualität. Er geht von der Freud'schen Neurosenlehre aus:

»Da wir nun allgemein die Neurosen als Störungen der Sexualfunktion betrachten, liegt darin inbegriffen die Erkenntnis der Abhängigkeit der Arbeitsfunktion von der Sexualfunktion, d. h. jeder Konflikt zwischen Trieb und Ich hatte auch eine Beeinträchtigung der Arbeitsfähigkeit zur Folge.«[529]

In früheren Kapiteln habe ich versucht, die Abhängigkeit des Krankheitsbegriff vom Arbeitsbegriff durch eine soziologische Betrachtung darzustellen. Hier, bei FREUD und WINTERSTEIN zeigt sich ein psychoanalytischer Zusammenhang zwischen Arbeit und Krankheit, der genau

---

528 A. a. O.; zur »Enthistorisierung« der Freud'schen Psychoanalyse durch die »Revisionisten« (z. B. FROMM, HORNEY, SULLIVAN) vgl. HOLZHEY, H.: »Psychoanalyse und Gesellschaft – der Beitrag Herbert Marcuses«, in: Psyche, 3/1970, S. 188 ff.

529 WINTERSTEIN, A.: »Zur Psychologie der Arbeit«, in: Imago 18, 1932, S. 135.

umgekehrt ist und der sich *komplementär* zur soziologischen Betrachtung verhält: Die Arbeitsfunktion ist abhängig von der Sexualfunktion, denn Neurose als gestörte Sexualität erzeugt gestörte Arbeitsfunktion. An dieser Stelle, so meine ich, zeigt sich jene nicht zur Deckung zu bringende Differenz zwischen Soziologie und Psychoanalyse, die erst beide zusammen in ihrer Komplementarität den Gegenstand zu erfassen vermögen.

ADORNO hat auf dieses »Verhältnis von Soziologie und Psychologie« hingewiesen. Die Trennung von Psyche und Gesellschaft sei »falsches Bewußtsein«: »Die Menschen vermögen sich selbst in der Gesellschaft nicht wiederzuerkennen und diese nicht in sich, weil sie dem ganzen und einander entfremdet sind.«

> »Das falsche Bewußtsein ist zugleich richtiges, inneres und äußeres sind voneinander gerissen. Nur durch die Bestimmung durch die Differenz hindurch, nicht durch erweiterte Begriffe, wird ihr Verhältnis angemessen ausgedrückt.«[530]

> »Die Triebenergie des homo oeconomicus, der da dem homo psychologicus befiehlt, ist die zwangshafte, eingebleute Liebe zu dem, was man einmal haßte. Solche ›Psychologie‹ bezeichnet die Grenzen des rationalen Tauschverhältnisses an der Gewalt ... Die Überzeugung von der durchsichtigen Rationalität der Ökonomie ist eine Selbsttäuschung der bürgerlichen Gesellschaft nicht weniger als die von der Psychologie als zureichendem Grund des Handelns.«[531]

Der Unterschied von homo oeconomicus und homo psychologicus, die Divergenz zwischen Individuum und Gesellschaft, das Verhältnis von Soziologie und Psychologie, ist »wesentlich gesellschaftlichen Ursprungs, wird gesellschaftlich perpetuiert und ihre Äußerungen sind vorab

---

530 ADORNO, T. W.: »Zum Verhältnis von Soziologie und Psychologie«, in: Sociologica I, Frankfurt 1955, S. 13; zum Problem der »Personalisierung« der Soziologie verweist Adorno in diesem Zusammenhang auf seine Schrift: »The Authoritarian Personality«, New York 1950.

531 Ebd., S. 15.

gesellschaftlich zu erklären.«[532] ADORNO kommt zu dem Schluss, dass Erkenntnis »keiner anderen Totalität mächtig« sei, »als der antagonistischen, und nur Kraft des Widerspruchs vermag sie Totalität überhaupt zu erreichen.

FREUDs wissenschaftlicher Erfolg beruht nicht zum letzten darauf, daß in ihm zu der psychologischen Einsicht ein systematischer Zug sich gesellte, der mit Ausschließlichkeit und Herrschaftsdrang verfilzt war. Während genau die Intention, seine Funde ins Totale zu treiben, das Moment der Unwahrhaftigkeit an der Psychoanalyse zeitigte, dankt sie ihre Suggestivkraft eben diesem Totalitären.«[533]

Ein gutes Beispiel für jene von ADORNO kritisierte Intention FREUDs, »seine Funde ins Totale zu treiben«, ist die Behauptung FREUDs, Soziologie sei nur angewandte Psychologie. »Auch die Soziologie, die vom Verhalten der Menschen in der Gesellschaft handelt, kann nichts anderes sein, als angewandte Psychologie. Streng genommen gibt es nur zwei Wissenschaften: reine und angewandte Naturkunde.«[534]

ADORNO sieht den großen Widerspruch in der psychoanalytischen Behandlungsmethode. Neurosen, die aus der Struktur der Gesellschaft abzuleiten seien, seien innerhalb dieser Struktur nicht abzuschaffen. »Selbst die gelungene Kur trägt das Stigma des Beschädigten, der vergeblichen und sich pathisch übertreibenden Anpassung ... Indem der Geheilte sich anähnelt, wird der erst recht krank, ohne daß doch der, dem die Heilung mißlingt, darum gesünder wäre.«[535] Diese Sätze wären auch äußerst zutreffend auf die heutige Rehabilitationsmedizin! MARCUSE drückt dieses

---

532 A. a. O., S. 17.

533 A. a. O., S. 18.

534 Vgl. LORENZER, A.: »FREUD und der Beginn einer psychoanalytischen Sozialpsychologie«, in: Psyche 3/1970, S. 162-166; er zitiert hier FREUD, S.: »Neue Folge der Vorlesungen zur Einführung in die Psychoanalyse« (1933), Gesammelte Werke, Bd. 15, S. 179.

535 ADORNO [wie Fußn. 530], a. a. O., S. 22. f.

Dilemma der Psychoanalyse mit fast denselben Worten wie ADORNO aus: »Den Patienten auf diese Normalität auszurichten ... hieße ihn in die Lage versetzen, krank zu sein und seine Krankheit als Gesundheit zu erleben, ohne daß er, der sich gesund und normal fühlt, diese Krankheit überhaupt noch bemerkt.«

«Was nun das Individuum angeht, das als Bürger einer kranken Gesellschaft sich normal, angemessen und gesund verhält: ist solches Individuum nicht krank? Und fordert nicht diese Situation eine entgegengesetzte Vorstellung von geistiger Gesundheit – eine andere Konzeption, die geistigen Eigenschaften festhält – (und bewahrt), welche durch die in der kranken Gesellschaft herrschende Gesundheit tabuiert, gehemmt oder verzerrt werden?«[536]

ADORNO erkennt das Verdienst der analytischen Methode an, »die Unfreiheit und Erniedrigung des Menschen in der unfreien Gesellschaft ähnlich wie die materialistische Kritik einen von der Wirtschaft blind beherrschten Zustand« zu denunzieren. Aber bei der Psychoanalyse gerinne die »Unfreiheit zur anthropologischen Invariante«, das »Potential der Spontanität« gehe verloren, das Subjekt werde »entsubjektiviert«. Die Differenz zwischen Individuum und Gesellschaft sei historisch bedingt. »In der antagonistischen Gesellschaft sind die Menschen, jeder einzelne, unidentisch mit sich, Sozialcharakter und psychologischer in einem, und kraft solcher Spannung a priori beschädigt.«[537]

Es hat sich also beim »Verhältnis von Psychologie und Soziologie« gezeigt, dass sich Arbeit und Krankheit wechselseitig bedingen. Auf der einen Seite kann nur die Soziologie – Soziologie im weitesten Sinne des Wortes – Krankheit aus gesellschaftlichen Bedingungen herleiten und die Abhängigkeit des Krankheitsbegriffes vom Arbeitsbegriff darstellen. Auf der anderen Seite kann nur die Psychoanalyse die Arbeitsfunktion des

---

536 MARCUSE, H.: »Aggressivität in der gegenwärtigen Industriegesellschaft«, in: Aggression und Anpassung, Frankfurt 1968, S. 10.
537 ADORNO [wie Fußn. 530], a. a. O., S. 32.

Menschen, sein nach außen gerichtetes Verhalten, in Abhängigkeit von tiefenpsychologisch erklärbaren Konflikten sehen, die sich ja erst in einer nach außen gekehrten Arbeitsfunktion offenbaren können. Psychoanalyse *und* Soziologie können erst die Wechselwirkung zwischen Gesellschaft und Individuum begreifen, zwischen Arbeit und Krankheit. Ihre Beiträge machen sich nicht gegenseitig überflüssig, sie verhalten sich komplementär zueinander. Und dieses ihr Verhältnis ist geschichtlich bedingt. (ADORNO)

Die geschichtliche Entwicklung zeigt, dass nicht zu allen Zeiten die Arbeit als eine Pflicht angesehen wurde. Im Altertum sei Arbeit – abgesehen von geistiger und politischer Arbeit – als etwas Erniedrigendes angesehen worden, was nur den Sklaven zukomme. WINTERSTEIN stellt fest:

>»Einzig das Judentum mit seinem gesteigerten Gewissensansprüchen bildete eine Ausnahme. Hier war die Sklaverei verpönt, dagegen die freie Arbeit hochgehalten. Sie galt als Ehre und Pflicht, namentlich in der talmudischen Zeit. (M. H. FRIEDLÄNDER, 1890) Trägheit und Arbeitsscheu wurden als Laster betrachtet.«[538]

Im Urchristentum gehörte die »ethische Hochschätzung der Arbeit« nicht wesentlich zum Glaubensinhalt. Als solche wird sie erst nachträglich eingeführt. »Ohne Geltendmachung spezifisch christlicher Motive, völlig im Geiste der altjüdischen Anschauung wird auch die Notwendigkeit der Arbeit an sich als einer rein weltlichen Angelegenheit eingeschärft. ›Wer nicht arbeitet, soll auch nicht essen‹«.[539] Max WEBER stellte die Differenz in der Einschätzung der Arbeit zwischen PAULUS und THOMAS von AQUIN fest:

>»St. PAUL's ›He who will not work shall not eat‹ holds unconditionally for everyone. Unwillingness to work is symptomatic of the lack of

---

538 WINTERSTEIN, A.: »Zur Psychologie der Arbeit« [wie Fußn. 529], a. a. O., S. 143.

539 Dieses Bibel-Zitat geht auf PAULUS zurück; vgl. 1. Thess. 4,11-12.

grace ... THOMAS AQUINAS also gave an interpretation of the statement of St. PAUL. But for him labour is only necessary *naturali ratione* for the maintenance of individual and community.«[540]

WINTERSTEIN würdigte die Arbeit WEBERs, wenn er schreibt: »Die protestantische Ethik, insbesondere die des Calvinismus und seiner holländischen Spielart, des Puritanismus, hat nicht nur, wie Max WE-BEER ... auseinandergesetzt hat, als Nährboden das Wachstum des kapitalistischen Geistes gefördert ... sie hat auch der Arbeitsgesinnung eine besonders sittliche Bedeutung verliehen.«[541]

CALVIN habe die Berufsarbeit als wirksames Narkotikum gegen religiöse Zweifel empfohlen, es sei ihm dann gelungen, »mächtige Energien, die bis dahin gebunden gewesen waren, für die Bewältigung der äußeren Realität freizubekommen, nicht ohne daß freilich dadurch die berufliche Aktivität zum Arbeitszwang, zum Arbeitstrieb geworden wäre.«[542]

WINTERSTEIN geht auf den mittelhochdeutschen Wortsinn von »Arebeit« ein, der »Mühsal, Not, Beschwerde« bedeute. Die frühkindliche Erziehung zu einem »Stuhlverhalten« als Pflichterfüllung beeinflusse das spätere Arbeitsverhalten. »Ein gebieterisches Sollen, Vorherrschen von Unlustgefühlen, als Erfolg, als Produkt die Fäkalien, deren Menge der Größe der Anstrengung entspricht (so wie angeblich der Geldlohn der Arbeitsmühe): die gleichen Merkmale lassen sich, sinngemäß verändert, auch beim eigentlichen Arbeitsvorgang aufzeigen.«[543] Der Mythos von Sisyphos wurde immer wieder in der Literatur dort verwandt, wo es um

---

540   Ich zitiere hier WEBER, M.: »Die protestantische Ethik und der Geist des Kapitalismus« in der englischen Übersetzung von T. PARSONS, London; New York 1930, S. 155-183.
541   WINTERSTEIN [wie Fußn. 529], a. a. O., S. 146.
542   A. a. O., S. 148.
543   A. a. O., S. 140.

eine Sinngebung der Arbeit geht. (Selbst HILF geht auf ihn in seiner »Einführung in die Arbeitswissenschaft« ein.)[544]

Sisyphos als der Prototyp des modernen Menschen, so interpretiert WINTERSTEIN den Mythos. »Was den Hellenen als Höllenstrafe galt, die Arbeit des Sisyphos, ist das Ideal des modernen Wirtschaftsmenschen geworden.«[545] Ebenso vergleicht auch CAMUS das Schicksal des Sisyphos mit dem der heutigen Werktätigen. »Heutzutage arbeitet der Werktätige unter gleichen Bedingungen, und sein Schicksal ist genauso absurd. Tragisch ist es aber nur in den wenigen Augenblicken, in denen der Arbeiter bewußt wird.«[546] Die schlimmste Strafe, die es geben könne, sei sinnlose Arbeit. »Die Götter hatten Sisyphos verurteilt, unablässig einen Felsblock einen Berg hinaufzuwälzen, von dessen Gipfel der Stein von selbst wieder herunterrollte. Sie hatten mit einiger Berechtigung bedacht, daß es keine fürchterlichere Strafe gibt als eine unnütze und aussichtslose Arbeit.« Für CAMUS gibt es keine materielle Erlösung von der sinnlosen Arbeit. Der einzige Ausweg liegt im individuellen Bewusstwerden seiner eigenen Absurdität und der Wille, dennoch weiterzuleben. »SISYPHOS ist der Held des Absurden, dank seiner Leidenschaften und dank seiner Qual. Seine Verachtung der Götter, sein Haß gegen den Tod und seine Liebe zum Leben haben ihm die unsagbare Marter aufgewogen, bei der sein ganzes Sein sich abmüht und nichts zustande bringt«.

»Sisyphos, der ohnmächtige und rebellische Prolet der Götter, kennt das ganze Ausmaß seiner unseligen Lage: über sie denkt er während des Abstiegs nach. Das Wissen, das seine eigentliche Qual bewirken sollte, vollendet gleichzeitig seinen Sieg. Es gibt kein Schicksal, das durch Verachtung nicht überwunden werden kann.«

---

544 Siehe HILF, H. H.: »Einführung in die Arbeitswissenschaft«, Berlin 1964, S. 159.
545 WINTERSTEIN, a. a. O., S. 148.
546 CAMUS, A.: »Der Mythos vom Sisyphos«, Düsseldorf 1956.

WEIZSÄCKERs theoretische Verbundenheit mit der FREUD'schen Psychoanalyse wird überaus deutlich in seinem autobiografischen Rückblick und seinem Briefwechsel mit FREUD.[547] Mir scheint es durchaus gerechtfertigt zu sein, seinen Begriff der Arbeit dem der Psychoanalyse zur Seite zu stellen. Für WEIZSÄCKER ist das Verhältnis zwischen Individuum und Gesellschaft allgemein durch Spannungen gekennzeichnet, wobei »die Spannung zwischen Individuum und Multiplum ... in der Medizin nur spezialisiert« sei.[548] Er begreift die Arbeit als einen dialektischen Prozess[549], Arbeit ist also kein »Anpassungsvorgang an ein Objekt, sondern sie ist eine Entstehung eines Gegenstandes im Umgang des Subjekts mit dem Objekt. Erst durch und mit diesem Umgang entsteht ein Gegenstand und damit zugleich auch eine Bestimmung des Subjekts.«[550] Nach WEIZSÄCKER ist ein »einheitlicher Arbeitsbegriff« möglich, wenn man das »Prinzip der Arbeit« als »Darstellung von Ideen durch materielle Formen« begreift.[551] Der Darstellungsakt selbst erst enthülle, »was hier Ideal und zugleich das, was hier Gegenstand ist.« Bei der Arbeit benehme sich der Organismus so, als ob er »die Rein-darstellung liebte«, indem er auf ein »Minimum an Organarbeit« aus sei.[552] Dieses Verhalten des Organismus bezeichnet

---

547 Siehe WEIZSÄCKER, V. v.: »Natur und Geist«, München 1964; Kapitel über FREUD: S. 98 ff.

548 WEIZSÄCKER, V. v.: »Zum Begriffe der Arbeit, eine Habeas Corpus-Akte der Medizin?«, in: Synopsis, Festgabe für Alfred WEBER, Heidelberg 1949, S. 707.

549 WEIZSÄCKERs Darstellung der Arbeit in ihrer dialektischen Einheit erinnert an marxistische Theorie (z. B. LEFÈBVRE, siehe Textabschnitt 1. 11)

550 A. a. O., S. 718; daraus ergeben sich für WEIZSÄCKER entsprechende erkenntnistheoretische Konsequenzen: Es gebe zwischen Subjekt und Objekt erstens keine räumliche Grenzlinie, zweitens kein zeitliches Prius und Posterius und drittens müsse die Wirkung als Maßstab der Bestimmung der Kräfteverhältnisse genommen werden.

551 A. a. O., S. 724.

552 A. a. O., S. 722.

WEIZSÄCKER als »Nomophilie«.[553] Arbeitsfreude, so meint er, entstehe »zunächst in der Arbeit selbst«, sei mit ihr »gleichsam identisch«. Die nationalsozialistische Arbeitspolitik der »Kraft durch Freude« sei deshalb ein Irrtum gewesen, weil die Arbeitsfreude nicht »aus einem außerhalb der Arbeit liegenden Vorrat an psychischer Energie« gespeist werden könne.[554] Die Begriffe der Selbstentfremdung und Selbstverborgenheit sind bei WEIZSÄCKER nicht eindeutig voneinander abgrenzbar, ähnlich wie die Begriffe der Verborgenheit und Entfremdung.[555] Für ihn besteht die Selbstverborgenheit der Arbeit darin, »dass man mit dem Produkt verschiedenes anfangen kann«; die »Verborgenheit der Arbeit« ist »eine *gegenseitige*: im objektiv-mechanischen Vorgang ist das Subjekt verborgen, und für das seelische Erlebnis oder Bewußtsein des Arbeitenden bleiben die physikalischen, chemischen, nervösen Vorgänge verborgen.«[556] WEIZSÄCKER geht explizit auf den Zusammenhang und das Verhältnis von Arbeit und Krankheit ein. An diesem Punkt werden sein

---

553 Ebd.; WEIZSÄCKER entwickelt hier seinen Begriff der Nomophilie an dem vom »Wertbewußtsein im Tun«; vgl. CHRISTIAN, P.: »Vom Wertbewußtsein im Tun«, Beiträge aus der Allgemeinen Medizin, Heft 4, Stuttgart 1948.

554 WEIZSÄCKER [wie Fußn. 548], a. a. O., S. 125; er begründet diesen Gedanken folgendermaßen: »Die Arbeit ist aktiv *und* passiv, ist sowohl ein Wollen wie ein Können. Alle Arbeitsideen, die nur auf den Willen abheben, sind irrig und führen in der Praxis zu einer Arbeitskatastrophe« (a. a. O., S. 726 f.); Krankheit ist für WEIZSÄCKER eine »Art Willensakt«: »... der Kranke: ›ich will, aber ich kann nicht‹, sein Gegner: ›du kannst, aber du willst nicht‹. In weiterer Instanz erst entstehen die Formeln: Um zu wollen, muß man wollen können und dagegen wieder: wer will, der kann auch.« (a. a. O., S. 146 f.) Von FERBER befasste sich mit dem Problem der Arbeitsmotivation in der modernen Industriegesellschaft und bestätigt soziologisch, was WEIZSÄCKER hier abstrakt darstellt; siehe FERBER, C. v.: »Arbeitsfreude. Wirklichkeit und Ideologie«, Stuttgart 1959 (vgl. Textabschnitt 1.21: »Zur soziologischen Kritik am verengten Arbeitsbegriff«).

555 An anderer Stelle spricht WEIZSÄCKER von »Fremdheit in der Krankheit« und »Selbstentfremdung des Kranken« (vgl. Textabschnitt 1.1).

556 A. a. O., S. 741.

tiefenpsychologisches Verständnis und seine Verarbeitung der Psychoanalyse deutlich:

«Die Gewebe werden in der Entzündung produktiv. Verluste des Stoffwechsels sind zu kompensieren, psychische Energie muß auf die Unlust verwendet werden und vieles andere. Statt zu hobeln oder zu
schaufeln, zu schreiben oder zu lesen, muß der Kranke an seinem
Krankheitsprozeß arbeiten, und somit ist Krankheit in Wirklichkeit
eine Verschiebung von Arbeit auf ein anderes Gebiet an, eine Übertra-
gung einer Arbeit in eine andere Form.«[557]

Arbeit und Krankheit wird zu einem »Kreisprozeß«: »Die Arbeitsunfähigkeit entsteht pathogen, aber die Arbeit wirkt auch pathogen«.[558]

WEIZSÄCKER prägt den bemerkenswerten Begriff der »Krankheitsarbeit«: »*Krankheit ist eine Tätigkeit des Menschen, welche einen Teil seiner
Arbeit in Anspruch nimmt.* Der Kranke ist also ein Mensch, der eine besondere Art von Arbeit, die Krankheitsarbeit, verrichtet. Seine Krankheit besteht in dieser Arbeit«. Von dieser Krankheitsarbeit ausgehend, stellt
WEIZSÄCKER seine Schutzforderung für den Kranken, eine »Habeas Corpus-Akte der Medizin« auf: »*Dieser Teil* [die Krankheitsarbeit] *darf von
keiner anderen Macht in Anspruch genommen werden* und soll als unan-
tastbar gelten.«[559] Die praktische Konsequenz, die WEIZSÄCKER aus seiner Theorie der Arbeit in Form einer bestimmten Arbeitstherapie zog,
wird an anderem Ort eingehend behandelt.[560]

---

557 A. a. O., S. 744.

558 A. a. O., S. 747.

559 A. a. O., S. 757.

560 Wie leicht man WEIZSÄCKERs Begriff der Krankheitsarbeit missverstehen
kann, wenn man seine tiefenpsychologische Dimension nicht beachtet, sieht
man bei SCHWARZ. Da auch der Invalide Arbeit im Sinne WEIZSÄCKERs
»Krankheitsarbeit« leiste, solle man nicht bei allen Schwerbeschädigten den
»verbliebenen Lebensrest« der Produktion nutzbar machen. WEIZSÄCKER
ging es nicht darum, den Kranken von Faulheit freizusprechen! Vgl.

JACOB geht wohl Im Wesentlichen von WEIZSÄCKER aus, wenn er vom »Komplementaritätsverhältnis« von Arbeit und Krankheit – analog zur modernen Physik – spricht: »Gestörte physiologische Funktion und alterierte Organstruktur im Leibe des Kranken stehen in einem Verhältnis zu gestörten Beziehungen des Kranken zu seiner menschlichen und sachlichen Umwelt.«[561] Die genaue Kenntnis biografischer Zusammenhänge ist in der Rehabilitation notwendig, da ja dem »Verhältnis von Arbeit und Krankheit im Leben des Kranken eine biographisch faßbare Struktur« zugrunde liegt.[562]

3.12 Selbstverständnis und Selbstdarstellung des Behinderten

Der Begriff Stigma kommt aus dem Griechischen und heißt »Stich, Mal, Kennzeichen, Wundmal; auch: auffälliges Krankheitszeichen, charakteristische bleibende krankhafte Veränderung (die z. B. auf eine

---

SCHWARZ, F.: »Planvolle Gesundheitshilfe als Mittel zur Erhaltung oder Wiedergewinnung von Arbeitskraft und Arbeitsplatz«, Inaugural-Diss., Frankfurt 1960, S. 34.

561 JACOB, W.: »Das Verhältnis von Krankheit und Arbeit in seiner biographischen Struktur«, in: 2. Internationaler Kongreß über Rehabilitation [wie Fußn. 464], a. a. O., S. 949.

562 A., a. O., S. 947; die Nähe zu WEIZSÄCKER kommt auch in den Begriffen der Selbst- und Fremdverborgenheit zum Ausdruck: »Je schwerer der Krankheitsprozeß, umso verborgener sind die eigentlichen kränkenden Ereignisse aus dem Bereich der menschlichen Umwelt. Der Kranke verstummt und er weiß dann nicht einmal mehr, welche Bürde aus der Mitwelt er sich aufgeladen hat. So entsteht eine nachhaltige Selbstverborgenheit.« (A. a. O., S. 950)

bestimmte Berufskrankheit hinweist).«563 Besonders Behinderte sind von ihrem Stigma betroffen, stigmatisiert.564

Auch GOFFMAN weist auf den griechischen Ursprung des Wortes »Stigma« hin. Stigmen waren ursprünglich Zeichen (signs). »The signs were cut or burnt into the body and advertised that the bearer was a slave, a criminal, or a traitor – a blemished person, ritually polluted, to be avoided, especially in public places.«565

Im Folgenden möchte ich auf einige Selbstdarstellungen von Behinderten eingehen, wie sie in HUNTs Buch »Stigma« wiedergegeben sind.566 Der Herausgeber des Buches, der (1966) 29 Jahre alt war, litt an muskulärer Dystrophie und war schon 16 Jahre lang an den Rollstuhl gefesselt. Er lebt seit 1956 in dem Cheshire Foundation Home in Hampshire, England.

HUNT sieht fünf große Herausforderungen (challenges) für den Behinderten, der in der »normalen Gesellschaft« (ordinary society) lebt: Der Behinderte fühle sich unglücklich (unfortunate), nutzlos (useless), verschieden (different), unterdrückt (oppressed) und krank (sick). 567

Wenn der Wert menschlichen Lebens, so meint HUNT, am sozialen Status hängt, am Besitz, an der Stellung als Elternteil, Ehemann oder Ehefrau,

---

563 Siehe »Duden. Wörterbuch medizinische Fachausdrücke«, Stuttgart 1968, 550.

564 Vgl. auch »Wörterbuch der Medizin«, Berlin 1964, S. 878: »Stigma ... 1. Berufszeichen, das durch gleichbleibende, fortgesetzte, bestimmte Beanspruchung zu spezifischen Veränderungen der betroffenen Organe führt (z. B. Schwielen), 2. Stippchen, Wundmerkmal, Merkmal.«

565 GOFFMAN, E.: »Stigma. Notes on the Management of Spoiled Identity«, London 1968, S. 11.

566 HUNT, P. (Ed.): »Stigma. The Experience of Disability«, London; Dublin; Melbourne 1966.

567 Vgl. HUNT, P.: »A Critical Condition«, in: HUNT, P. (Ed.) [wie Fußn. 566], S. 145-159; die nachfolgenden Zitate stammen aus diesem Beitrag.

wenn dieser soziale Status alleine wichtig ist, dann führt sein Verlust durch eine Behinderung unweigerlich ins Unglück.

»An increasing number of people do seem to overcome the misfortunes like this and it is they, who represent the most effective challenge to society.«

HUNT dreht also den Spieß um: Behinderte können sehr wohl eine unvernünftige Gesellschaft herausfordern, indem sie äußerlichen Werten keine Bedeutung beimessen und diese Werte als unwesentliche darstellen, z. B. das Nützlichkeitsdenken als Selbstzweck.

»Our freedom from the competitive trappings that accompany work in our society may give us the opportunity to demonstrate its essential elements. Also we can act as a symbol for the preeminent claims of non-utilitarian values, a visible challenge to anyone who treats his job as a final end in itself.«

Die Unterdrückung besteht darin, dass »whatever we do, good or bad, people put it down to our being disabled.« Alle Handlungen der Behinderten würden von der Gesellschaft mit einer »Kompensationstheorie« (theory of compensation) erklärt.

»It is not hard to see the analogy between a racial ghetto and the institutions where disabled people are put away and given enough care to salve society's conscience.«

Die Gesellschaft wolle nicht an Krankheit und Tod erinnert werden, und deshalb meide sie jene, die sie an eine verhasste Wirklichkeit erinnern könnten. Eine solche Gesellschaft ist nach HUNTs Meinung selber »krank«.

»We are perhaps also saying that society is itself sick if it cannot face our sickness, if it does not overcome its natural fear and dislike of unpleasantness as manifested by disability.«

Ein weiterer Beitrag wurde von einer Lehrerin namens SHEPHERD geschrieben, die im Alter von 30 Jahren an Polio erkrankte und heute als

Lehrerin in South Leeds arbeitet, Predigerin in der Methodisten-Gemeinde ist und sich als »left-wing member« der Labour Party vorstellt. Sie sieht zwei Wege, wie man mit seinem Handicap fertig werden kann.[568]

«One way, the easier, is to ignore it altogether. I have got about as far as that. The other and more difficult one is to face up to it and triumph over it. I can't manage that yet but I must learn to do it, the first way is really a slight though, I believe, permissible piece of self-deception«.

SHEPHERD zitiert hier BONHOEFFER und stellt dann fest, dass es keinen Ersatz gebe für das, was man verloren hat.

»In his prison cell BONHOEFFER saw very clearly that for some things there are no substitutes ... There is no substitute for walking.«

Unabhängigkeit setzt sie nicht an die erste Stelle ihrer »Prioritätenliste«. »For me, the most important things in the whole process of rehabilitation have proved to be a job and friendship.« Sie lehnt die Ausgrenzung (segregation) der Behinderten ab.

»I mean all those things that tend to cut off the disabled from the rest of society, and make of them a distinctive group – clubs for the disabled, magazines for and by the disabled, schools for physically handicapped children, etc.«.

Es kommt nur die Integration in Frage, der Schritt des Behinderten »nach vorn«, der auch für die übrige Gesellschaft wertvoll ist: »Now, the disabled person offers himself to the community in a different way, because he has new limitations but also because he has new insights.«

Einen sehr bemerkenswerten und letzten Beitrag aus HUNTs Buch »Stigma« möchte ich noch vorstellen: Es handelt sich um den Aufsatz »The Chatterley Syndrom« von BATTYE, geboren 1913 mit »permanently disabled congenital neuro-muscular condition«. Er schrieb über 120 Gedichte, Geschichten und Artikel mit »geringem Erfolg« sowie drei

---

568 Vgl. SHEPHERD, A.: »One Body«, in: HUNT, P. (Ed.) [wie Fußn. 566], S. 57-66.

unveröffentlichte Romane. »He uses physical disability in his fiction as a metaphor for the human situation.« Unter dem »Chatterly Syndrome« versteht BATTYE jenes Ausgeschlossenwerden der Krüppel von der Gesellschaft, wie es D. H. LAWRENCE in seinem berühmten Roman mit der Figur des querschnittsgelähmten Sir Clifford darstellt.[569] BATTYE wirft dem Schriftsteller LAWRENCE die Verketzerung des Krüppeldaseins vor, indem Sir Clifford zunächst nicht unsympathisch, zunehmend im weiteren Verlauf des Romans jedoch als boshafter Krüppel beschrieben werde. BATTYE benutzt absichtlich den Begriff »Krüppel« und ruft zur Solidarität der Krüppel auf (»We all are crippels!«). Sie sollten gemeinsam einsehen, dass sie für immer in eine Unterwelt verbannt seien.

«Like children and the insane, we inhabit a special sub-world, a world with its own unique set of referents. Although it has correspondences and communications with that greater world within which it is encapsulated, it is not the same world nor even co-extensive with it: it is within – lesser, weaker, poorer. And at the same time dependent upon it. Let us, who inhabit this sub-world, try to see ourselves as clearly as possible.«[570]

Liebe, so meint BATTYE, könne nicht die Barrieren zwischen der Unterwelt der Krüppel und der Welt der Normalen durchbrechen. Vom Krüppel wird nicht wirklich erwartet, dass er arbeitet und seinen Lebensunterhalt verdient. »Even in pre-welfare times the cripple was generally expected to beg rather than work«. Dennoch sieht BATTYE eine Hoffnung, der Sinnlosigkeit des Krüppeldaseins zu entgehen: die schöpferische Arbeit, die kein Entrinnen, aber ein Transzendieren ermöglicht. Als Beispiel führt er den querschnittsgelähmten D. WELCH an:

---

569 Vgl. BATTYE, L.: »The Chatterley Syndrome«, in: HUNT, P. (Ed.) [wie Fußn. 566], S. 3-16; vgl. LAWRENCE, D. H.: »Lady Chatterley«, dt. von W. REBHUHN, Hamburg 1960.
570 BATTYE, a. a. O., S. 9.

»... *his* life was *not* meaningless [like Sir Clifford's]; out of his helplessness and pain he created strength and beauty; his entrails nourished the world. Denton WELCH never escaped from his sub-world – he did something better. He transcended it.«

HUNT spricht von der Herausforderung der normalen Gesellschaft durch die Behinderten, da er diese Gesellschaft auch als eine kranke versteht; SHEPHERD sieht die einzige Möglichkeit für den Behinderten, sich in der Gesellschaft zu integrieren; und BATTYE sieht unüberwindbare Barrieren zwischen der »Unterwelt der Krüppel« und der heilen Welt der Gesunden. Und nun zum Begriff der Arbeit: Alle Autoren schreiben der Arbeit eine überragende Bedeutung für die Behinderten und die Gesellschaft zu. Niemals aber wird davon gesprochen, die Gesellschaft benötige ihre Arbeit aus ökonomischen Gründen. Niemals wird von »Wiedereingliederung« oder »Anpassung« geredet. Im Gegenteil: Die Gesellschaft braucht die Behinderten, weil sie die Gesundheit der normalen Gesellschaft durch ihre Existenz in Frage stellen! (HUNT). Nicht weil die Behinderten sich an vorgegebene Arbeitserfordernisse anpassen können, vielmehr weil sie den Sinn bestimmter Arbeitsleistung in Frage stellen, gewissermaßen die Entfremdung der Arbeit aufzeigen, deshalb können sie für eine Gesellschaft wertvolle Dienste leisten. (SHEPHERD) Die Behinderten werden aufgefordert, durch schöpferische Arbeit ihrem Leben einen Sinn zu geben. (BATTYE)

GOFFMAN untersucht in einer psychologischen Studie die Situation der Stigmatisierten in der Gesellschaft. Er weist ausdrücklich immer wieder auf die Relativität eines Stigmas hin. Es hängt nicht nur von den objektiven Mangelzuständen ab wie z. B. dem Verlust eines Körperteils, sondern ebenso von der sozialen Stellung des Betroffenen selbst.

»An attribute that stigmatizes one type of possessor can confirm the usualness of another, and therefore is neither creditable nor discreditable as a thing in itself.«[571]

GOFFMANN unterscheidet zwei Perspektiven für den Stigmatisierten: Im einen Fall weiß der Stigmatisierte, dass seine Mitwelt seinen Mangelzustand auf den ersten Blick sehen kann (plight of the discredited), im anderen Fall weiß er, dass die anderen von seinem Stigma unmittelbar nichts wissen können (plight of the discreditable). Drei Typen von Stigmata lassen sich unterscheiden: Körperliche Versehrtheit, individuelle Schande (blemishes of individual character) und ein Sippenstigma (tribal stigma) wie Rasse, Religion oder Nation. Definitionsgemäß, meint GOFFMAN, werden Stigmatisierte nicht als ganze Menschen akzeptiert.

»We construct a stigma theory, an ideology to explain his inferiority and account for the danger he represents, sometimes rationalizing in animosity based on other differences, such as those of social class. We use specific stigma terms such as cripple, bastard, moron in our daily discourse as a source of metaphor and imagery, typically without giving thought to the original meaning.«[572]

Stigmatisierte haben denselben Glauben an die Identität wie alle anderen Gesellschaftsmitglieder auch. Sie identifizieren sich mit dem »normalen« Menschen. Vielfach fällt der Vergleich, die Stigmatisierte mit ihrer Umwelt anstellen, zu ihren Gunsten aus: tiefe Erfahrung und Lernen durch das Leiden, Kritik an der unsichtbaren Verkrüppelung der sogenannten gesunden Welt etc.[573] Stigmatisierte fühlen sich oft von ihrer Mitwelt total fixiert auf ihr Stigma, sodass selbst für Behinderte mühelose Verrichtungen von den Zuschauern mit Erstaunen registriert werden.

GOFFMAN führt hierzu ein praktisches Beispiel an. Ein Gefängnisbesuche sagt zu einem sogenannten Berufsverbrecher, den er beim Lesen

---

571 GOFFMAN [wie Fußn. 565], a. a. O., S. 13.
572 A. a. O., S. 15.
573 A. a. O., S. 22 ff.

einer anspruchsvollen Lektüre antrifft: »Fancy that! In some ways you are just like a human being!«[574]

Ebenso sind die alltäglichen Bewegungen eines Erblindeten nicht mehr länger alltäglich. Sie bekommen den Beigeschmack von magischen Handlungen für den Betrachter.

Ein einbeiniges Mädchen, das vor der Amputation schon Schlittschuh lief und um das sich nie jemand kümmerte, wenn es einmal hinfiel, berichtet, dass es jetzt ganz im Mittelpunkt beim Eislaufen stehe: »Whenever I fell, out swarmed the women in droves, chucking and fretting like a bunch of bereft mother hens. ... All the good people lamented in chorus: ›That poor girl fell off!‹«[575]

Der Hauptkonflikt des Stigmatisierten besteht in einem Identitätszwiespalt. Er steht ständig in einem Spannungsfeld zwischen einer virtuellen gesellschaftlichen Identität (virtual social identity) und seiner gesellschaftlichen Identität (actual social identity). Dieser Zwiespalt kann nur dann gelegentlich überwunden werden, wenn der Stigmatisierte unter seinesgleichen lebt »Among his own, the stigmatized individual can use his disadvantage as a basis for organizing life, but he must resign top a half-world to do so.«[576]

Man erinnere sich an BATTYE's »Chatterley Syndrome«.[577] Dort scheint es keine Überwindung des Identitätszwiespalts zwischen virtueller und tatsächlicher Identität mehr zu geben. Eine Integration in die Gesellschaft ist unmöglich. Der Stigmatisierte hat sich mit der Unterwelt, seiner Unterwelt, zu identifizieren.

Stigmatisierte Menschen tendieren dazu, sich zu organisieren und sich öffentlich repräsentieren zu lassen. Besonders in Amerika lässt sich eine Professionalisierung feststellen, was für die Repräsentanten Vorteile mit

---

574 A. a. O., S. 26.
575 A. a. O., S. 27.
576 A. a. O., S. 32.
577 Siehe oben.

sich bringt: Sie durchbrechen vorgegebene Schranken der betreffenden Gruppe durch ihre Verhandlungsposition. GOFFMAN sieht zwei Personenkreise, von denen sich der Stigmatisierte Unterstützung erhoffen kann: jene Menschen, die mit ihm dasselbe Schicksal teilen und jene, die volles Verständnis haben (wise persons).

> »Wise persons are the marginal men before whom the individual with a fault need feel no shame nor exert self-control, knowing that in spite of his failing he will be seen as an ordinary other.« [578]

»Wise persons« sind sowohl diejenigen, die in Hilfsinstitutionen für Stigmatisierte arbeiten als auch Freunde und Verwandte. Das Stigma geht »wellenförmig« vom Stigmatisierten mit einer Intensität aus, die mit der Entfernung abnimmt. GOFFMAN weist auf die Relativität der Schwere des Stigmas hin, denn jeder Mensch hat letztlich mehr oder weniger Fehler und weicht in bestimmten Punkten mehr oder weniger von der Norm ab.

> «The most fortunate of normals is likely to have his half-hidden failing and for every little failing there is a social occasion when it will loom large, creating a shameful gap between virtual and actual social identity.«[579]

Identitätsnormen können im Einzelfall sowohl Abweichungen als auch Konformität zur Folge haben. Daraus ergeben sich drei Kategorien von Verhaltenseinstellungen:

1. Personen, eine Norm verhältnismäßig gerecht werden;

2. Personen, die sich nicht mit der Norm identifizieren können und sich der Gesellschaft entfremden;

3. Personen, die obwohl sie nicht der Norm genügen können, doch auf dem Boden der übrigen Gesellschaft stehen.

---

578 A. a. O., S. 41.
579 A. a. 0., S. 152.

Nur für die letztere Gruppe von Stigmatisierten ist eine Kooperation mit der normalen Gesellschaft und damit gewissermaßen eine Integration in diese möglich.

»... a form of tacit cooperation between normals and the stigmatized: the deviator can afford to remain attached to the norm because others are careful to respect his secret, pass lightly over its disclosure, or disattend evidence which prevents a secret from being made of it; these others, in turn, can afford to extend this tactfulness because the stigmatized will voluntarily refrain from pushing claims for acceptance much past the point normals find comfortable.«[580]

GOFFMAN generalisiert das Problem des Stigmatisiert-Seins. Es taucht überall dort auf, wo es Identitätsnormen gibt, praktisch in jeder Gesellschaft. (»... the role of normal and the role of stigmatized are parts of the same complex, cuts from the same standard cloth«.[581]) Dieser Ansatz könnte besonders wertvoll für eine Rehabilitationsmedizin werden, wo der Rehabilitand psychologisch keine minderwertige Sonderstellung mehr einzunehmen hat – etwa als Inhaber einer »Krüppelseele« [582] und

---

580 A. a. O., S. 155.

581 Ebd.

582 Zum Begriff der Krüppelseele siehe WÜRTZ, H.: »Krüppel-Fürsorge und Krüppel-Seelenkunde«, in: Enzyklopädisches Handbuch der Heilpädagogik, hg. von A. Dannemann, Halle a. d. Saale 1934, S. 1488; siehe auch WÜRTZ, H.: »Das Seelenleben des Krüppels«, Leipzig 1921; BLÄSIG schreibt »zur Psychologie der Körperbehinderten« über WÜRTZ: »Zur ›Krüppelseele‹ kommt es nach WÜRTZ, weil der Geschädigte zu viel über sich selbst und über sein Verhältnis zur Welt und zur Arbeit reflektiert. Bei Gesunden gleichen sich die körperlichen Bewegungen und Spannungen durchweg spontan und unbewusst aus. Der Gebrechliche muß viele Ausgleiche absichtlich vollziehen.« (Siehe für folgende Ausführungen BLÄSIG, W.: »Die Rehabilitation der Körperbehinderten«, München; Basel 1967, S. 149 ff.) BLÄSIG fordert, dass Selbstdarstellungen von Behinderten in die Schul-Lesebücher aufgenommen werden sollten, »zum besseren Verständnis« der Rehabilitationsproblematik. Er weist auch auf die »Körperbehinderten in der Weltliteratur« hin – auf die »Krüppel als Bösewichter«: »Richard III« (SHAKESPEARE), »Die

dergleichen –, sondern sein individuelles Stigma als ein Abweichen von einer fiktiven Norm angesehen wird, von der ohnehin jeder Mensch abweichen muss. Eine Weiterentwicklung dieses psychologischen Ansatzes könnte für Individuum und Gesellschaft auf dem Gebiet des Rehabilitationswesens einmal fruchtbar werden.

3.13 Umrisse einer Rehabilitationspsychologie

Wie sieht die Psychologie aus, die sich mit dem Problem der Rehabilitation befasst? Von einer »Rehabilitationspsychologie« ist nirgends die Rede, vielmehr von »Versehrtenpsychologie«, »Psychologie des Behinderten« oder Ähnlichem. Psychologie als eine »Hilfswissenschaft« für die Rehabilitationsmedizin hat sicherlich eine nicht unerhebliche Bedeutung für die gesamte Rehabilitation. Die Einschätzung der psychologischen Situation des Behinderten beeinflusst die praktische Haltung der mit seiner Rehabilitation Beschäftigten und hat ihre Konsequenzen für seine praktische Behandlung.

SCHWARZ weist auf die psychologische Einschätzung von ALBERT[583]. hin, der davon ausgehe, dass ein Großteil der Behinderten nach einer gewissen Zeit die »Reste ihrer Leistungsfähigkeit« sammelten:

>»Das bedeutet freilich nicht, daß damit, d. h. mit dem Anerkennen der biologischen Funktion, die Behinderung, wenn eine solche vorliegt

---

Räuber« (SCHILLER), »Der Glöckner von Notre Dame« (HUGO), »Quo vadis« (SIENKIEWICZ); – auf die »Krüppel als positive Gesellschaftsmitglieder«: »Zwerg« (C. J. BURCKHARDT), »Ungeduld des Herzens« (S. ZWEIG), »Keiner kommt zu kurz« (B. MARSHALL), »Babineck« (E. DONAT); – außerdem weist BLÄSIG auf Selbstbiografien von Körperbehinderten hin (C. H. UNTHAN, E. R. CARLSON, Ch. BROWN).

583 Albert, W.: »Lösung des Schwerbeschädigtenproblems durch Arbeit«, Berlin 1956.

und empfunden wird, ein für allemal abgetan ist. Der Behinderte bedarf meist besonderer Willensanstrengung, um die Leistungen des Gesunden, sei es im Beruf oder außerhalb desselben, zu erreichen, und mitunter ist dies nur annähernd oder nur auf Umwegen möglich.«[584]

KLIEMKEs »Versehrtenpsychologie« versucht, den »ganzheitlichen Menschen im Körperbehinderten gegen den teilhaften, den ungebrochenen gegen den versehrten in ihm aufzurufen und zum Mithelfen und Mitheilen fähig zu machen.«[585] Das »Entwicklungskorrelationsgesetz« (KLIEMKE) besagt, dass auch der Leistungsgeminderte unter bestimmten Voraussetzungen zu Leistungssteigerungen fähig ist,

»daß ein Organismus durch eine Verletzung ebenso zu einer Leistungssteigerung auf neuen Bahnen kommen kann, wie zu einer weiter greifenden Lebensminderung auf den bisher gewohnten Bahnen. Entscheidend dafür ist, ob Leben und Bewußtsein eine aufwärts oder abwärts weisende Richtung im Gesamtorganismus nehmen.[586]

GROETENHERDT versucht eine Kategorisierung der Behinderten hinsichtlich ihrer möglichen charakterlichen Verlässlichkeit und Eignung für den beruflichen Einsatz. Aus 670 Gutachten über Schwerbeschädigte mit einer Minderung der Erwerbsfähigkeit von 70 bis 100% versuchte er, »Persönlichkeitsmerkmale« in vier positive und vier negative Gruppen zu ordnen. Drei Viertel der Behinderten waren demnach für den beruflichen Einsatz geeignet, sowohl charakterlich als auch leistungsmäßig.[587]

SCHWARZ meint, dass man mit GROETENHERDT darin übereinstimmen müsse, »daß die Psyche zwar der Einwirkung durch das Krüppelleiden ausgesetzt ist und damit die charakterliche Haltung maßgeblich

---

584 SCHWARZ: »Planvolle Gesundheitshilfe ...« [wie Fußn. 560], a. a. O., S. 25.

585 KLIEMKE; E.: »Die Bedeutung der Versehrtenpsychologie für die Allgemeinheit«, Jahrbuch der Fürsorge für Körperbehinderte 1957, S. 105.

586 A. a. O., S. 107.

587 GROETENHERDT, H.: »Aus der Werkstatt der praktischen Psychologie«, Bericht der Hauptfürsorgestelle für Schwerbeschädigte, Westfalen 1948, S. 22.

beeinflußt werden kann, daß die Stärke und Nachhaltigkeit der Beeinflußbarkeit jedoch von der Art des Krüppelleidens und der individuellen Persönlichkeitsveranlagung abhängt.«[588]

BRIEFS lehnt es ab, einen »Kausal-Nexus zwischen körperlichen Gebrechen und abnormer seelischer Haltung, wie es die Auffassung der sozialbiologischen Schule war«, herzustellen.[589] Ebenso wenig könne das »Gebrechen als solches die Ursache für eine krankhafte seelische Haltung des Körperbehinderten abgeben, höchstens der Anlaß.«[590]

Die Eheschließung des Behinderten wird vielfach positiv für eine soziale Rehabilitation gedeutet. So betont SCHWARZ, »daß es kaum ein anderes Mittel gibt, daß dem Körperbehinderten so stark und nachdrücklich seinen Personalwert bestätigt als der Umstand, daß ihn ein anderer, unbehinderter Mensch zum Lebensgefährten erwählt und mit ihm die Ehe schließt. Damit wird ihm praktisch seine völlige Werthaftigkeit und

---

588 SCHWARZ [wie Fußn. 560], a. a. O., S. 28.

589 BRIEFS, P. J.: »Der Körperbehinderte und die Öffentlichkeit«, Jahrbuch der Fürsorge für Körperbehinderte 1957, S. 4.

590 BRIEFS lehne, so meint BLÄSIG, »Krüppelseele« und »krüppelpsychologisches Trauma« ab: er schließe einen Zusammenhang zwischen Behinderung und Fehlreaktion aus und räume nur ein,»daß der Körperschaden allenfalls zum Anlaß werden kann.« (siehe BLÄSIG [wie Fußn. 247], a. a. O., S. 249) WEGENER kommentiert BRIEFS' »sozialpsychologische Auffassung« positiv, vgl. WEGENER, H.:»Die psychologische Problematik des körperbehinderten Kindes«, München; Basel 1963. Man beachte die Bedeutung der ADLER'schen Theorie für eine Rehabilitationspsychologie; siehe z. B. BRIEFS, P. J.:»Die Ergebnisse der Körperbehindertenfürsorge im Lichte der ADLERschen Theorie der Überkompensation bei Organminderwertigkeit«, in: Jahrbuch der Caritas-Wissenschaft 1936; BLÄSIG geht kritisch auf ADLERs Theorie der »Überkompensation bei Organminderwertigkeit« ein (BLÄSIG, a. a. O., S. 149 ff.); siehe vor allem ADLER, A.:»Studie über Minderwertigkeit von Organen«, München 1927.

Ebenbürtigkeit bescheinigt.«[591] (Auch MOTZHEIM[592] und BRIEFS[593] befassen sich mit der Bedeutung der Eheschließung des Behinderten.)

FICKERT weist auf die doppelte Bedeutung der Arbeit für den Behinderten hin, dass er einmal durch den im Vergleich zu der Rente höheren Arbeitslohn mehr an den »technischen Errungen unseres Zeitalters« partizipieren könne, zum anderen auch »rein individuell Arbeit stets ein Segen ist und Ausarbeitung, das heißt Ausschöpfung der physischen und psychischen Kräfte einen seelisch gehobenen Zustand, das Gefühl einer inneren Befriedigung herbeiführt.«[594] SCHWARZ betont die Wichtigkeit der Aufnahme der Behinderten in die Arbeitsgemeinschaft der Gesunden:

«Es dürfte nicht zu bezweifeln sein, daß der richtige Berufseinsatz eine gute Psychotherapie für den Schwerversehrten ist. Eine gewisse Führung im Beruf wird dabei freilich in vielen Fällen nicht zu entbehren sein. Gerade weil das Gefühl oder die Ansicht des Behinderten, den beruflichen Verpflichtungen nicht vollauf zu genügen ... [so stark sind], die ihrerseits tatsächlich auf das Leistungsvermögen drücken, bedarf es einer psychologischen Beeinflussung, wenn nicht Resignation und Pessimismus die Folgen solcher Fehlleistungen sein sollen.«[595]

Eine gewisse Ausnahme in der psychologischen Betrachtung macht HAMBITZER. Er stellt in einer empirischen Untersuchung über die sozialpsychologische Situation der Körperbehinderten das *Individuum* in den Mittelpunkt seiner Betrachtung. Er geht dabei von konkreten Fallstudien aus. »... bei der Erhebung der Fallstudie wurde besonders auf die

---

591 SCHWARZ [wie Fußn. 560], a. a. O., S. 29.

592 MOTZHEIM, G.: »Zur Familiengründung des Körperbehinderten«, in: Heilpädagogische Merkblätter 2/1957, S. 57 ff. und 3/1957, S. 106 ff.

593 Vgl. BRIEFS, P. J.: »Die Bedeutung der Familie für die Lösung des Gebrechlichenproblems«, in: Jahrbuch für Körperbehinderte 1952, S. 108 ff.

594 FICKERT, H.: »Versehrtenhilfe als soziologisches Problem«, in: Der Schwerbeschädigte in der Gesetzgebung und am Arbeitsplatz, Herford 1950, S. 173.

595 SCHWARZ [wie Fußn. 560], a. a. O., S. 35.

Berücksichtigung des Insgesamts eines individuellen Lebensgeschehens geachtet.«

»Denn erst auf der Folie der Vielfältigkeit eines Lebenslängsschnittes lässt sich zunächst einmal ablesen, in welchem Ausmaß eine Körperbehinderung als spezielles, individuelles Schicksal in das Lebensgeschehen einbricht und welche Wege eingeschlagen werden, sich mit dieser Behinderung im Dasein einzurichten.«[596]

HAMBITZER kritisiert vor allem die Studien über Rehabilitation, die in den USA angestellt wurden, die nicht das Individuum in den Mittelpunkt stellen, sondern sich »in erster Linie mit dem Ausbau bewährter Maßnahmen zur beruflichen Wiedereingliederung der Körperbehinderten« beschäftigen.[597]

Besonders BARKERs These von der Marginalitätsrolle[598] stelle »individualpsychologisch, d. h. in der Anwendung auf den Einzelfall ... eine stark verengende Reduktion der Gesamtpersönlichkeit dar – nämlich auf das Schema ›adjustment-maldjustment‹ – wie ADLER auf der Ebene binnenseelischen Geschehens einzig den Machttrieb in den Mittelpunkt seiner Lehre stellt.«[599]

Adjustment aber bedeutet nichts anderes als Anpassung an die Situation der Körperbehinderung mit der Konsequenz einer Hinnahme des Verlustes (acceptance of loss). Diese Konsequenz müsse in Frage gestellt werden. Sie scheinen mehr die Rehabilitationsmaßnahme als den Patienten selbst zu treffen.

---

596 HAMBITZER, M.: »Schicksalsbewältigung und Daseinsermöglichung bei Körperbehinderten«, Bonn 1962 (Abhandlungen zur Philosophie, Psychologie und Pädagogik; Bd. 22), S. 1.

597 HAMBITZER kritisiert einige amerikanische Autoren wie E. J. TAYLOR, A. HOWARD und H. A. RUSK.

598 Vgl. BARKER, G.: »Adjustment to Physical Handicap and Illness«, New York 1953.

599 HAMBITZER [wie Fußn. 596], S. 2; vgl. BRIEFS' (1936) Kritik an ADLER.

»Ist der Körperbehinderte in den Zustand des ›Sich-Abfinden-müs-
sens‹ gebracht, so ist, das ist zuzugeben, die Berufsvermittlung erleichtert. In vielen Fällen jedoch bestimmt das Bedürfnis nach beruflichem
Aufstieg oder vermehrter beruflicher Orientierung die seelische Situation des Körperbehinderten. ... Wir müssen den Blick ... auf die Thematik der einzelnen Persönlichkeit richten, damit uns der Weg des
Körperbehinderten zur weiteren inneren Ermöglichung des Daseins
einsehbar wird.«[600]

HAMBITZER versucht, »die verschiedenen Formen und das Ausmaß
der seelischen Beeinträchtigung zu differenzieren.« Er geht dabei von
HAGMEIER und THOMAE aus[601], vor allem von dem von THOMAE einge-
führten Begriff des »Lageschemas als das in Fleisch und Blut übergegan-
gene Wissen um die Lage des Menschen, seines leiblichen und sozialen
›Ich‹, seiner Stellung in Zeit und Geschichte vor Lebensberuf und Tod.«[602]
HAMBITZER untersucht sowohl die »Frage der umstrukturierenden Wirkung einer körperlichen Schädigung auf das eingefleischte Wissen um die
eigene Lage«, als auch »die Formen der Reaktion auf die veränderte Lage
im Körperschema«, also »Weisen der Daseinsermöglichung (Daseinstech-
niken)«. In unserem Zusammenhang sei nur in Kürze auf die Methodik
und Ergebnisse seiner Untersuchung eingegangen.

Die einzelnen Fallstudien basieren auf Explorationen, die in mehreren
Sitzungen vorgenommen wurden. Die Explorierten sind alle kriegsbe-
hindert. Die gewonnene Information wird folgendermaßen gegliedert:

zunächst allgemeine wichtige Lebensdaten, dann

a. elterliche Familie und Verlauf der Jugend

---

600 A. a. O., S. 4.

601 HAGMEIER, E.: »Die Rehabilitation Körperbehinderter als psychologisches
Problem«, Bonn 1955; THOMAE, H.: »Das Wesen der menschlichen Antriebs-
struktur«, Leipzig 1944.

602 HAMBITZER [wie Fußn. 596], a. a. O., S. 5.

b die Lazarettsituation

c. Orientierungsverlauf

d. Nacherhebung einige Jahre später.

Ein Beispiel aus der Übersichtstabelle aller Fälle

Fall: GRE

geboren: 1917

Vor der Behinderung ausgeübter Beruf: Frisör

Daseinsermöglichung vor der Behinderung: Anpassung

Alter bei Eintritt der Behinderung: 24 Jahre

Art der Behinderung: Verlust des Unterschenkels

Beruf nach Eintritt der Behinderung: 1. Technischer Zeichner, 2. Arbeiter

Verlaufsform: Weitere Ermöglichung nach der Behinderung

1.-3. Jahr: Anpassung

4.-6. Jahr: Anpassung

7.-10. Jahr: Anpassung

Weitere Ermöglichung: 10.-20. Jahr. Tendenzen: Daseinsbehauptung, Leistung.[603]

HAMBITZER fasst drei »Weisen der Daseinsbehauptung« zusammen:

1. »Ausweichen vor der gegebenen Lage«.

»Die außerordentlich schwierigen Umweltbedingungen nach Kriegsende lassen in einer Reihe von Fällen keine andere Möglichkeit als die des Ausweichens. Die innere Notlage ist in diesen Fällen

---

603 A. a. O., S. 249.

so stark, daß weitere Niederlagen und Devaluationen auf jeden Fall vermieden werden.[604]

2. Anpassung

»In der Situation innerer, existentieller Gefährdung sucht sich der Körperbehinderte das Dasein vielfach zunächst auf dem Wege der Anpassung wieder lebenswert zu machen.«[605]

3. »Aggressive Aktionen«

»Mit den aggressiv ausgerichteten Handlungssystemen behauptet sich die Persönlichkeit in direkter Konfrontation mit dem entgegenstehenden Weltstoff. Die innere Lage verlangt, daß dem Dasein das für die innere Existenz notwendige Minimum abgerungen wird.«[606]

Unter »Wandlungen in der Ermöglichung des Daseins« bei Körperbehinderungen versteht HAMBITZER die langfristige Veränderung im Charakter des Behinderten. »Die Gründe für den veränderten Charakter des Agierens und Reagierens« sollen untersucht werden. HAMBITZER kommt zum Schluss, »daß eine der Daseinsbehauptung oder Daseinserweiterung dienende Leistung, die das Agieren und Reagieren in der Zeit vor der Behinderung bestimmt, in 9 von 10 Fällen nach Eintritt der Behinderung als Technik zur Ermöglichung des Daseins aufgegeben wird.«[607]

»Es wurde festgestellt, dass die Weise des Fertigwerdens mit der eingetretenen Behinderung psychologisch in jedem Falle Handlungscharakter nachweist. Die auch heutzutage noch häufig vertretene Meinung, der körperlich Geschädigte müsse, um sein Schicksal bemeistern zu können, mit einem Willensaufgebot seine Lage ›überwinden‹, stellt

---

604   A. a. O., S. 132.
605   A. a. O., S. 180.
606   A. a. O., S. 201 f.
607   A. a. O., S. 255.

sich als eine mit den psychologischen Zusammenhängen nicht vertraute Auffassungsweise heraus.«[608]

3.2 Die Arbeit als Therapie und ihre Bedeutung für den Rehabilitationsprozess

3.21 Die historische Entwicklung und Funktion der Arbeitstherapie

Die Arbeit als Therapie – meist als »Arbeitstherapie« bezeichnet – ist eine der wichtigsten Therapieformen der modernen Rehabilitationsmedizin. Soll der Behinderte an die berufliche Arbeit angepasst werden, so muss er ein Spezialtraining absolvieren. Freilich wird die Rehabilitation fast immer definiert als »Wiedereingliederung in medizinischer, sozialer und beruflicher Hinsicht«. Die Rehabilitationsmedizin hat aber vor allem die berufliche Wiedereingliederung zum Ziel. Dabei ist die Arbeitstherapie wohl eine der charakteristischsten Therapieformen der Rehabilitationsmedizin und wurde als solche von ihr in die moderne Medizin eingeführt. Was man lange Zeit in der klassischen kurativen Medizin für unvereinbar hielt – und auch heute noch vielfach hält – ist jene Einheit von Arbeit und Heilung.[609]

Im Folgenden wollen wir die historische Entwicklung der Arbeitstherapie genauer ins Auge fassen. Die »Arbeitstherapie«, ein Begriff, der sich im heutigen Rehabilitationswesen hauptsächlich auf die berufliche Wiedereingliederungsmaßnahme Körperbehinderter bezieht, hat interessan-

---

608 A. a. O., S. 258.

609 Siehe HARLFINGER, H.: »Arbeit als Mittel psychiatrischer Therapie«, Stuttgart 1968.

terweise ihre erste Anwendung in Irrenanstalten im Zeitalter der Aufklärung und des aufstrebenden Frühkapitalismus gefunden. DÖRNER stellt sehr einleuchtend dar, wie im Zeitalter des aufstrebenden Bürgertums und des Frühkapitalismus die Psychiatrie als eine notwendige Institution entstehen musste, um bürgerliche Normen zur Herrschaft zu bringen.[610] Er beschäftigt sich mit den »Motiven dieser gesamteuropäischen Bewegung«, »alle Formen der Unvernunft«, darunter vor allem die Form des Irreseins, hinter Schloss und Riegel verschwinden zu lassen. »Das Heer der Nicht-Arbeitenden und Armen in den Städten« musste dem aufstrebenden Bürgertum im entstehenden Frühkapitalismus als »Provokation und Gefahr« erscheinen.[611]

> »Man wird diese Epoche der administrativen Ausgrenzung der Unvernunft (1650 bis 1800) umschreiben können als diejenige, in der die Kirche die Formen der Unvernunft, namentlich Arme und Irre, nicht mehr, die bürgerlich-kapitalistische Wirtschaftsgesellschaft noch nicht umgreifen konnte. Zugleich aber schuf diese Epoche die Voraussetzung für die spätere sozio-ökonomische Ordnung: Sie stand im Dienste der Erziehung zu einer Haltung, für die Arbeit zur moralischen Pflicht, später zur gesellschaftlichen Selbstverständlichkeit wird. Die Korrektions-, Zucht- und Arbeitshäuser waren als elastisches Instrument konzipiert: ›cheap manpower in the periods of full employment and high salaries; and in periods of unemployment, reabsorption of the idle and social protection against agitation and uprisings‹.«[612]

FOUCAULT geht in einem kurzen geschichtlichen Abriss der Psychiatrie auf die Behandlung der Irren in den Internierungsanstalten im 17. und 18 Jahrhundert ein. Im französischen *hôpital général* und im englischen *workhouse* mussten die Irren Zwangsarbeit verrichten, »man stellt die

---

610 DÖRNER, K.: »Bürger und Irre. Zur Sozialgeschichte und Wissenschaftssoziologie der Psychiatrie«, Frankfurt 1969.
611 A. a. O., S. 28.
612 Ebd.

verschiedensten Gegenstände her, die zu niedrigem Preis auf den Markt geworfen werden, damit das Spital vom Erlös unterhalten werden kann.«[613]

»Aber die aufgezwungene Arbeit hat auch den Charakter einer Strafmaßnahme und einer moralischen Kontrolle. Denn eben erst war in der entstehenden bürgerlichen Welt ein Hauptlaster, die Sünde par excellence in der Welt des Handelns, definiert worden ... es ist der Müßiggang. Die gemeinsame Kategorie, unter der alle Insassen der Internierungshäuser zusammengefaßt werden, ist die Unfähigkeit, an der Produktion, am Umlauf oder der Akkumulierung der Reichtümer mitzuwirken.«[614]

Die Internierung gewinnt nach FOUCAULT eine neue Bedeutung zu Beginn des 19. Jahrhunderts: Sie wird medizinische Maßnahme, vor allem unter PINEL in Frankreich, TUKE in England und REIL in Deutschland. FOUCAULT beurteilt PINEL, der wegen seiner »Befreiung der Irren« während der Französischen Revolution berühmt wurde, sehr kritisch:

Er habe die materiellen Fesseln durch moralische ersetzt, »die das Asyl zu einer Art ununterbrochenen richtenden Instanz machten: Der Irre sollte in seinen Gesten überwacht, in seinen Ansprüchen gedrückt, in seinen Wahnideen widerlegt, in seinen Irrtümern lächerlich gemacht werden: Jedem Abweichen vom Normalen sollte die Strafe auf dem Fuße folgen. Und zwar unter Anleitung des Arztes, dem nicht so sehr eine Therapie als eine ethische Kontrolle oblag. Der Arzt in der Anstalt ist ein Agent der Moralsynthesen.«[615]

---

613 FOUCAULT, M.: »Psychologie und Geisteskrankheit«, Frankfurt 1968, S. 105.

614 Ebd.; einige interessante zeitgenössische Bild-Darstellungen von Bestrafungsmethoden in den frühen Irrenanstalten finden sich in dem (ansonsten wenig empfehlenswerten) Buch von FÜLÖP-MILLER, R.: »Kampf gegen Schmerz und Tod. Kulturgeschichte der Heilkunde«, Berlin 1938, S. 259 ff.

615 A. a. O., S. 110.

Auch DÖRNER, der »jenes Verhältnis von Bürgern und Irren, ... das zur Wissenschaft Psychiatrie wurde ... im Zusammenhang mit der politischen und der industriell-kapitalistischen Revolution der bürgerlichen Gesellschaft« untersuchen will, geht auf PINEL ein.[616] Für diesen, der zu den »Werten der bürgerlichen Ordnung, zur sozialen Moral, zu Arbeit und Familie« erziehen wolle, ergebe es sich, »daß die beiden Klassen, die nicht identisch mit solchen Moralvorstellungen des dritten Standes sind, besonders gefährdet« seien:

»Die Aristokraten, die zu stolz sind, sich dem Gesetz der mechanischen Arbeit zu unterwerfen, sind deswegen besonders schwer zu behandeln, und die Krankheit heilt bei ihnen am langsamsten; auf der anderen Seite sind die Familien der unteren Klasse durch Unzucht, ständigen Streit und durch Elend zerrüttet, und diese Verhältnisse stellen die ergiebigste Quelle für psychische Krankheiten dar. Es stellt sich also heraus, daß es die Erziehung zu den Normen des dritten Standes ist, die allen Mitgliedern der bürgerlichen Gesellschaft, den Angehörigen der anderen Klassen, die psychische Identität garantiert und sie von Entfremdung freihält.«[617]

PINEL schreibt im Jahr 1800 über die Vorzüge der Arbeit als Therapie in Irrenanstalten, besonderes für jene, die die Arbeit standesgemäß verachten:

»Die Erfahrung lehrt, daß dies das sicherste und wirksamste Mittel sei [die Arbeit], zur Vernunft wiederzugelangen und daß Adlige, die den Gedanken an mechanische Arbeit mit Stolz und Verachtung von sich stoßen, auch den traurigen Vorzug haben, ihre unsinnigen Verirrungen und ihr Delirium zu verewigen.«[618]

---

616 DÖRNER [wie Fußn. 610], a. a. O., S. 9.

617 A. a. O., S. 180.

618 PINEL, P.: »Philosophisch-medizinische Abhandlungen über Geistesverwirrungen oder Manie«, Wien 1801.

PINEL (1801): »Es ist wichtig, daß man gewisse Arten der Arbeit, der Übung und des Vergnügens für die Patienten entwickle, die gleichzeitig auf ihren Körper und Geist einwirken. Die Vorteile der Arbeit haben sich in auswärtigen Krankenhäusern, ebenso in unserem eigenen in einer großen Zahl von Genesungen erwiesen.«

LEURET (1840): »In Charenton gibt es keine Arbeit. Die Männer dort haben nichts zu tun außer Spaziergängen und Spielen. Die Patienten in Charenton gehören zum größten Teil zu den oberen Klassen, und ihre Familien opponieren gegen körperliche Arbeit.«[619]

Samuel TUKE (1732-1822), der 1792 das York Retreat gründete, stellte »Regeln einer moralischen Therapie« auf:

»Unter allen Mitteln, die man anwenden kann, die Kranken zur Selbstbeherrschung zurückzuführen, ist eine regelmäßige Beschäftigung vielleicht das allgemein wirksamste, und solche Arten von Beschäftigung sind ohne Zweifel sowohl in moralischer als psychischer Hinsicht vorzuziehen, die beträchtliche körperliche Bewegungen erfordern, die dem Kranken am angenehmsten sind und die mit den Täuschungen seiner Krankheit am meisten in Widerspruch stehen.«[620]

DÖRNER sieht in TUKEs »Retreat« die »Verinnerlichung des Zwangs«:

»Wie Kinder müssen die Irren unmittelbar nach einer Tat bestraft bzw. belohnt werden. Sie müssen erst eingeschüchtert, dann auf dieser Basis ermutigt und zum Gespräch aufgefordert werden. Die Familie ist die Insel einer heilen, natürlichen Autoritätsstruktur in der anarchischen Gesellschaft.«[621] FOUCAULT schreibe zu Recht über das Retreat: »Madness is childhood. Apparently this ›family‹ placed the patient in a

---

619 LEURET, F.: »Du traitement de la folie«, Paris 1840.

620 Zit. nach HARLFINGER [wie Fußn. 609], S. 147; zur genauen Information siehe TUKE, S.: »Description of the Retreat, an institution near York, for insane persons of the Society of Friends«, York 1813.

621 DÖRNER, [wie Fußn. 610], a. a. O., S. 109.

milieu both normal and natural; in reality it alienated him still more.«[622]

SIMON gilt vor allem in Deutschland als der eigentliche Begründer der Arbeitstherapie in psychiatrischen Anstalten. Sein Name wird noch heute in vielen Anstalten mit Respekt genannt.[623] Seine Methoden werden zum Teil auch heute noch angewandt (wie ich an einem praktischen Beispiel noch zeigen werde, siehe Teil 4). Auch die SIMON'sche Arbeitsideologie besitzt noch bei vielen Anstaltsärzten volle Gültigkeit. Angesichts des großen Einflusses seiner Ideen werde ich näher auf die von ihm konzipierte Arbeitstherapie eingehen. Ihr ideologischer Standort ist leicht ausfindig zu machen. Er unterscheidet sich kaum von dem seiner Vorgänger auf dem Felde der Anstaltspsychiatrie. SIMON war von 1914 bis 1934 Direktor der Anstalt in Gütersloh. Sein einziges Buch erschien 1929: »Aktivere Krankenbehandlung in der Irrenanstalt.«[624]

HARLFINGER charakterisiert die Person SIMONs nach Aussagen von Angehörigen und früheren Mitarbeitender folgendermaßen: »... ein pedantisch ordentlicher, pünktlicher, ungemein sparsamer und korrekter Mann, autoritär und streng, nicht zuletzt sich selbst gegenüber; dabei nüchtern und rational-biologistisch in seinen Auffassungen.«[625]

Schon in der Einleitung seines Buches schreibt SIMON: »In letzter Linie ist auch alle Psychiatrie nichts anderes als angewandte Logik«. Er ist radikal gegen die »Bettbehandlung« der Irren. So führe die »langdauernde Bettbehandlung mit Notwendigkeit zu Abnahme und schließlichem

---

622 DÖRNER zitiert hier FOUCAULT, M.: »Madness and Civilization«, New York 1965, S. 252 ff.

623 Anmerkung von 2021: Auf SIMONs Eintreten für Ideen der Erbbiologie und des Sozialdarwinismus und deren ideologische Bedeutung für das NS-Regime bin ich in meiner Dissertation nicht eingegangen.

624 SIMON, H.: »Aktivere Krankenbehandlung in der Irrenanstalt«, Berlin; Leipzig 1929.

625 HARLFINGER [wie Fußn. 609], a. a. O., S. 23.

Verlust der geistigen Regsamkeit, zum Stumpfsinn, zur geistigen Ver-
ödung.«[626] Arbeit muss nützlich sein, fordert er für die Arbeitstherapie.
Diese Forderung entsprang zumindest teilweise aus der praktischen Notwendigkeit, ohne große äußere Hilfe die Anstalt neu aufzubauen und zu
unterhalten. Deshalb mein SIMON auch: »... ein›praktischer Arzt‹ wird immer dafür sorgen, dass die Arbeitskräfte nach Möglichkeit auch nützlich
verwendet werden.«[627]

> »Das Gut muß ›irrenanstaltsmäßig‹ betrieben werden, wobei es eine
> ganz besondere Kunst der zuständigen Beamten ist, die landwirt-
> schaftlichen und wirtschaftlichen Interessen mit denen der Kranken-
> beschäftigung in Einklang zu bringen.«[628]

Auch bei SIMON kann man eine Verengerung des Arbeitsbegriffes zum
Leistungsbegriff feststellen; darüber hinaus sehen wir bei ihm besonders
deutlich die Abhängigkeit des Krankheitsbegriffes vom Arbeitsbegriff. Er
spricht davon, dass bei der Arbeitstherapie Leistungsstufen einzuhalten
seien, auch hinsichtlich der Belohnung, ähnlich wie bei der »Organisation
eines Schulbetriebes.«

> Auf der untersten Stufe stehen die aufgeregten, verwirrten, die stark
> gehemmten und die tief verblödeten Kranken, wo von einer, auch noch
> so bescheidenen Selbständigkeit nicht die Rede sein kann, in der
> obersten Stufe die durchaus geordneten, völlig selbständig arbeiten-
> den und an Leistung den Gesunden kaum nachstehenden. Der aus die-
> ser Stufe erfolgende nächste Schritt ist der in die völlige Freiheit, die
> in Gestalt der versuchsweisen Entlassung erfolgt.«[629] »Beim einzelnen
> Kranken bedeutet die Aufnahme einer geordneten Betätigung das
> klarste und greifbarste Symptom der sozialen Besserung; denn es zeigt

---

626 SIMON [wie Fußn. 624], a. a. O., S. 4.
627 A. a. O., S. 17 f.
628 A. a. O., S. 46.
629 A. a. O., S. 24.

die beginnende und fortschreitende Wiedereinfügung des Kranken in die geordnete werktätige Gemeinschaft der Umwelt.«[630]

Dieser Satz SIMONs könnte stellvertretend für die heutige Rehabilitationsmedizin stehen. In ihm kommt jener Krankheitsbegriff zum Vorschein, der sich aus einem gesellschaftlich herrschenden Arbeitsbegriff herleitet. Wenn SIMON von »Beschäftigung« anstelle von »Arbeit« redet, so nur aus taktischen Gründen:

»Gegen den Begriff ›Arbeit‹ sind heute manche Kreise unseres Volkes recht feindselig eingestellt. Sie halten es für das größte Unglück, zur Arbeit verdammt und für die größte Seligkeit, von jeder Notwendigkeit einer Arbeit befreit zu sein, sie ahnen nicht, daß nur in der Arbeit, in kämpfender Betätigung ums Dasein, die Grundlage unserer Kraft und unseres menschenwürdigen Daseins liegt.«[631] Auch in der SIMON'schen Arbeitstherapie liegt noch jenes Ressentiment gegenüber den ehemals Herrschenden, den Adligen, wie wir es bei den Psychiatern ein Jahrhundert vor ihm (z. B. bei PINEL) angetroffen haben.

Und wie schon ein Jahrhundert vor ihm andere Psychiater vertritt SIMON den ideologischen Standpunkt der bürgerlich-kapitalistischen Klasse, die nicht nur ihren Normen der ehemals herrschenden Klasse aufzwingen will, sondern vor allem der noch beherrschten Klasse der Arbeiter.

»Auch intellektuell und an Regsamkeit tiefstehende Kranke können auf kleine und kleinste regelmäßige Einzelfunktionen ›abgerichtet‹ werden. (Man scheue sich nicht vor diesem Ausdruck, der doch nichts benennt als eine besondere Form der ›Gewöhnung‹, nämlich der Gewöhnung ohne Zuhilfenahme geistiger Selbständigkeit, weil diese eben fehlt.)«[632] SIMONs Ideen sind stark darwinistisch-biologistisch

---

630 A. a. O., s. 35.

631 A. a. O., S. 43.

632 A. a. O., S. 48; vgl. auch DÖRNER [wie Fußn. 7], S. 180 f., wo sich eine Parallele zwischen PINEL und SIMON zu ergeben scheint. Beide machen in ihrer

geprägt. HARLFINGER über SIMON: »Im Zwang zur Anpassung sah er das führende Lebensprinzip. Die Zivilisation ›trage mit ihrer Fürsorge dazu bei, daß das Schädliche, Schwache und Unvollkommene wuchere und mit der Zeit die Rechte des Gesunden erdrücke‹.«[633]

HARLFINGER weist darauf hin, dass gerade die SIMON'sche Arbeits-therapie von der Psychiatrie der Sowjetunion akzeptiert worden sei, »weil sie sich in die von PAWLOW und BYKOW geprägte neurophysio-logische Lehrmeinung mühelos einzufügen schien. Schon 1927 hatte G. GUILAROWSKI auf das notwendige Prinzip der Ordnung in systema-tischer Arbeit bei neurotischen Reaktionen hingewiesen. Er sah in der Arbeit ›eine neue Erziehung, eine Orthopädie der Psyche.‹«[634]

Trotz aller Kritik, die man an SIMON üben kann, muss man seinen re-habilitativen Ansatz in seiner »aktiveren Krankenbehandlung« sehen. In erster Linie, meint er, solle man nicht mehr »das Kranke, das Fehlende, das Abhandengekommene suchen, sondern den noch verbliebenen Rest des gesunden Menschen, seine noch gesunden Kräfte und Fähigkeiten.« Es solle versucht werden, diesen Rest wieder mit den Notwendigkeiten des Daseins in Einklang zu bringen, Pflichten sollten dem Behinderten zu-gewiesen werden; »und zwar nicht Pflichten, die wir etwa willkürlich kon-struieren, sondern ... die der Kranke selbst ans Leben stellt.«[635] Das bür-gerliche »Hohelied der Arbeit« wird nicht nur in der Psychiatrie gesun-gen! Bei einem Festvortrag des Chirurgen LEUDSEN »Über den Wert der Arbeit für die Gesundheit und die Gesundung des menschlichen Körpers«

Therapie bürgerliche Normen auch für nicht-bürgerliche Klassen verbind-lich.

633 HARLFINGER [wie Fußn. 609], a. a. O., S. 26; er zitiert hier SIMON.

634 A. a. O., S. 30; HARLFINGER bezieht sich hier auf GUILAROWSKI, W.: »Über Psychotherapie an Kollektiven von Neurotikern als besondere Methode«, in: Allgemeine Zeitschrift für Psychiatrie und psychisch-gerichtliche Medicin 86; 58 (1927).

635 SIMON [wie Fußn. 624], a. a. O., S. 67.

(1919) kommt die bürgerlich-kapitalistische Arbeitsideologie zum Vorschein, nationalistisch verbrämt.

»Nur durch die funktionelle Anpassung ist die Wiederherstellung der Gebrauchsfähigkeit der Organe nach Erkrankungen und Verlusten und dadurch die Wiederherstellung der Arbeits- und Leistungsfähigkeit des Individuums möglich. Und die treibende Kraft ist die Funktion oder zu Deutsch die Arbeit, sie ist Mittel und Zweck zu gleicher Zeit.«[636] Alle Beobachtungen von Behinderten »singen das Hohe Lied von der Arbeit, der Arbeit, die nicht allein den Körper aufbauen hilft, ihn nach Gefallen formt, bis er die für die Leistungsfähigkeit zweckmäßigste Form erlangt hat, sondern die auch allein imstande ist, ihn zu erhalten und ihn, wenn ihm einzelne Teile verloren gegangen sind, wieder ergänzt, die Arbeit, welche Kranke gesund, sog. Krüppel wieder zu vollwertigen Menschen machen kann, die Arbeit, von der die Bibel sagt, daß sie das Köstlichste in unserem Leben sei.« »Deutschland muß leben, und wenn wir sterben müssen. Also arbeiten und immer wieder arbeiten heißt es für uns; arbeiten zum besten des Einzelnen und der Gesundheit, arbeiten zur Erhaltung der Gesundheit und zur Gesundung! Krank ist unser Volk aus diesem Feldzuge zurückgekommen. Eine unbegreifliche Müdigkeit und Unlust zur schaffenden Arbeit ist [sic], wie es scheint, unausrottbar vorhanden.«[637]

Abschließend möchte ich noch auf die sehr eingehende Behandlung der Arbeitstherapie bei Carl SCHNEIDER hinweisen.[638] Bei ihm können wir viel über die geschichtliche Entwicklung der Arbeitstherapie und ihre

---

636 LEUDSEN, F. P.: »Über den Wert der Arbeit für die Gesundheit und die Gesundung des menschlichen Körpers«, Festrede vom 15.5.1919, Reihe: Greifswalder Universitätsreden, Greifswald 1919, S. 9.

637 A. a. O., S. 14.

638 SCHNEIDER, C.: »Behandlung und Verhütung der Geisteskrankheiten«, Berlin 1939. – Anmerkung von 2021: Auf die bekannte Beteiligung dieses namhaften Psychiaters an NS-Verbrechen bin ich in meiner Dissertation nicht eingegangen.

Anwendung in den 1930er Jahren in Deutschland erfahren: freilich aus der Sicht einer Psychiatrie, in deren wissenschaftliche Grundlagen »zugleich eine erbbiologisch auseinandergefaltete ... und rassenbiologische Lehre vom seelischen Gemeinschaftsleben der Menschen« habe eingebaut werden müssen.[639] Es geht um eine »gesamtbiologische« Psychiatrie, die wir vor dem Hintergrund einer faschistischen Ideologie sehen müssen.

> »In hoffentlich naher Zukunft wird man sich mit der Beseitigung oder Zurückdrängung störender asozialer Erscheinungen bei Geisteskrankheiten infolge der tieferen Erkenntnis der biologischen Behandlungsmöglichkeiten gar nicht mehr abzugeben haben und damit eines der trübsten Kapitel der menschlichen Geschichte endgültig schließen können.«[640]

Interessant für uns dürfte SCHNEIDERs Beurteilung der Arbeitstherapie SIMONs sein. Er orientiert sich zwar selbst an dessen Vorstellungen, kritisiert diese aber aus seiner »gesamtbiologischen« Sicht.

SIMON habe zwar die »biologische Wirksamkeit der Arbeitstherapie« erkannt, habe es aber unterlassen, »die biologisch brauchbare Psychologie für sein Vorgehen zu schaffen. Seine Kritiker waren zwar im Besitz einer Psychologie und Psychopathologie. Diese machte sie aber gerade blind für die von SIMON erschlossenen biologischen Zusammenhänge.«[641]

---

639 A. a. O., S. 2.

640 A. a. O., S. 177; an dieser Stelle kommt SCHNEIDERs faschistische Ideologie deutlich zum Vorschein, wissenschaftlich (biologisch) verbrämt.

641 A. a. O., S. 126.

3.22 Zum ideologischen Hintergrund der gegenwärtigen Arbeitstherapie

Wir werden auf verschiedene ideologische Standpunkte der Arbeitstherapie stoßen, wenn wir uns an der gegenwärtigen Literatur zu diesem Thema orientieren. Auf eine ausdrückliche Systematik möchte ich verzichten.

WEISBACH betont in seinem Buch »Die Wiederherstellung der Arbeitskraft« die Wichtigkeit der Psychotherapie:

»Die Methoden der wissenschaftlichen Psychotherapie – die Psychoanalyse im Sinne S. FREUDs, die individual-psychologische Therapie im Sinne A. ADLERs, die Suggestivmethoden oder die Logophanie [sic] V. E. FRANKLs und dgl. – sind Sache des geschulten Psychiaters, der ein wichtiges Mitglied des ›Wiederherstellungsteams‹ ist.«[642]

Wir werden noch sehen, welche Funktion diese »Psychotherapie« in der Praxis haben soll! Wichtige Verfahren seien »Ansprachen, Anregen zur Mithilfe, Auferlegen von Verpflichtungen, Erwecken des Übereifers« etc. Die Verwandtschaft dieser WEISBACHschen Psychotherapie mit MAYOs »interviewing programme«[643] oder DUBINs »counselling programme« wird deutlich.[644] WEISBACH weist auch direkt auf jenen Zusammenhang zwischen seiner »Psychotherapie« und MAYOs »human engineering« hin: »Betriebspsychiatrie ist eine noch junge Betriebs-

---

642 WEISBACH, K.: »Die Wiederherstellung der Arbeitskraft. Einführung in die Rehabilitation«, Basel; Stuttgart 1961, S. 40.

643 Siehe MAYO, E.: »The Social Problems of an Industrial Civilization«, London 1949, S. 76 ff.; über die Entwicklung des »interviewing programme« durch MAYO siehe BROWN, J. A. C.: »The Social Psychology of Industry«, Harmondsworth [u. a.] 1969, S. 78 ff.

644 Siehe hierzu DUBIN, R.: »The World of Work. Industrial society and human relations«, Englewood Cliffs, N.J. 1958, S. 327 ff.

wissenschaft. Sie geht auf das sogenannte »Hawthorne Experiment« [von MAYO] zurück.«[645] Oberstes Ziel ist die Hebung der Arbeits- besser gesagt: Leistungsmoral.

»Prinzipiell ist bei sämtlichen Aufgabenstellungen der Wiederherstellung darauf zu achten, daß sie in bestimmten Zeiten und Arbeitsstunden erledigt werden, vor allem mit größter Genauigkeit und Gewissenhaftigkeit zur Ausführung kommen. Aus der genauen Pflichterfüllung erwachsen charakterliche Stärken und die Grundbedingungen für spätere Versehrtenexistenz.«[646]

Das Leiden sei »gottgewollt«: »Der Mensch fühlt seine Abhängigkeit von überweltlichen Ordnungen und sucht in seinem Leben einen Daseinssinn, der von göttlichen Absichten bestimmt wird.«[647] Hier muss man die polemische Frage stellen, ob auch die »Wiederherstellung der Arbeitskraft« nach den Ideen WEISBACHs gottgewollt ist. Die Arbeitstherapie ist eine direkte Anpassungsmaßnahme an die beruflichen Anforderungen. So ist es ihre Aufgabe, den Behinderten auf diese Anforderungen des »freien Arbeitsmarktes« zu drillen.

»Unbedingt einzuhalten bei der Arbeitstherapie sind:
- pünktlicher Arbeitsbeginn
- Einhaltung der normalen Schichtzeiten und der üblichen Pausen
- Erfüllung des Plansolls
- Genauigkeit der Ausführung
- übliches Arbeitsmilieu, was eine Umgebung bedeutet, welche sich nicht von den Arbeitsplätzen des allgemeinen Arbeitsmarktes unterscheidet.«[648]

---

645 WEISBACH, a. a. O., S. 48.
646 A. a. O., S. 43. f.
647 A. a. O., S. 44.
648 A. a. O., S. 47.

WEISBACHs »Beschäftigungstherapie« – wir werden noch auf die Abgrenzung derselben von der Arbeitstherapie eingehen – ist eine »zudeckende Therapie«. (Der Begriff »zudeckende Therapie« wurde von SIMON geprägt.)[649]

So sind besonders jene Patienten, »die zu neurotischen Verhaltensweisen tendieren, in ein enges Netz von Aufgabenstellungen einzuspannen. Sie sollen keine Zeit finden, ihren Schwächen nachzuhängen. *Die Aufgaben sollen anstrengen und ermüden* – ohne überanstrengend zu werden – das Körpergefühl soll die psychischen Tendenzen übertönen.«[650]

WEISBACH demonstriert einen Arbeitsbegriff, den man wohl berechtigterweise einen faschistoiden nennen kann. Arbeit soll nämlich ein Heilfaktor bei Asozialen sein! »Arbeit ist wichtiger Heilfaktor insbesondere auch dort, wo neurotische und psychotische Tendenzen zu asozialen Einstellungen ... drangen. Das Patientengut: asoziale Elemente, krankhafte Süchtige und Neurotiker.«[651] Gerade an dieser Stelle wird die Abhängigkeit des Krankheitsbegriffes vom Arbeitsbegriff deutlich: Krank sind diejenigen, die sich nicht im Sinne der herrschenden Gesellschaftsordnung einfügen können und somit auch nicht für diese arbeiten. Dazu gehören nun mal »asoziale Elemente, krankhaft Süchtige und Neurotiker«. Die Arbeitstherapie besteht für diese Menschen in einem Arbeitszwang, ihre Heilung in ihrer Unterordnung unter die für gesund erachtete Gesellschaftsordnung.

---

649 So schreibt HARLFINGER ([wie Fußn. 609], a. a. O., S. 122) über die von SIMON konzipierte »zudeckende Therapie«: »Bei SIMON standen sicher das Bemühen um ein ›Zudecken‹ krankhafter Äußerungen und um *Anpassung*, um ›soziales Verhalten‹ im Vordergrund.« – Anmerkung von 2021: Auf FREUDs abwertendes Verständnis von „zudeckender Therapie" im Hinblick auf Suggestion und Hypnose wird hier nicht eingegangen

650 WEISBACH, a. a. O., S. 98.

651 A. a. O., S. 105.

»Diese drei Patientengruppen [Asoziale, Süchtige und Neurotiker] müssen gesondert erzogen werden. ... nach einer gewissen Eingewöhnungsfrist, die ärztlich zu gestalten ist, sollen die Arbeitseinsätze sogar einen physischen und psychischen Druck ausüben. Sie sollen körperlich ermüden, aber nicht übermüden, sie sollen einfach und roborierend sein ... Sie sollen straff organisiert sein: pünktlicher Arbeitsbeginn, pünktliche Pausen, zügiges Arbeiten, Erfüllung des Plansolls unter leistungsökonomischen Bedingungen, exakte Arbeit ...«[652]

Ist diese vom Arzt verordnete »Arbeitstherapie« nicht eine erschreckende Perversion ärztlicher Behandlung? (Erinnert sie nicht an jene zynisch-perverse KZ-Ideologie »Arbeit macht frei«?) WEISBACHs Konzept von einer Arbeitstherapie sollte uns nur als ein besonders krasses Beispiel dafür dienen, wie wenig die heutige Rehabilitationsmedizin – und Medizin überhaupt – ihre eigenen soziologischen Grundlagen reflektiert hat.

GROSS und JANIK (Prag) gehen auf die »Arbeitsexpertise nachbehandelter psychisch Kranker« ein.[653] Nachbehandlung und Arbeitsexpertise sollen ineinander übergehen, damit sich die »Patienten, die sich in der Nachbehandlung befinden, ... ihren Fähigkeiten entsprechend in den Arbeitsprozeß eingegliedert werden können«. Dabei sollen sich das »Interesse des Patienten und die Interessen der Gesellschaft berühren«.[654] Unter Arbeitsexpertise ist die Beurteilung der Arbeitsfähigkeit durch Sachverständige, insbesondere Ärzte, zu verstehen. Dabei sei »autoritäres Verhalten« bei »psychopathischen Persönlichkeiten« angebracht.

»Bei manchen undisziplinierten und unfügsamen psychopathischen Persönlichkeiten ist es notwendig, einen Eindruck eines autoritativen Beschlusses zu erwecken, weil sie sich nur einem solchen unterwerfen ... Die Gesellschaft, die dem Patienten eine optimale Behandlung

---

652 A. a. O., S. 195 f.

653 GROSS, J. und JANIK, A.: »Die Nachbehandlung psychisch Kranker«, Jena 1968.

654 A. a. O., S. 113.

ermöglicht hat, fordert nun von ihm eine angemessene Wiedereingliederung in das produktive Leben.[655]

Ziel der Arbeitstherapie in speziellen Produktionswerkstätten, Tages- und Nachtkliniken und anderen Einrichtungen ist es, »die Rückkehr eines psychisch kranken Patienten in die gesellschaftliche Umwelt, in eine produktive Tätigkeit zu leiten und zu gestalten.«[656]

PRESBER und KRATZENSTEIN nennen drei Bedingungen, nach denen Arbeit als Heilmittel anzuwenden sei:

1. Die Arbeit muss den physischen Fähigkeiten des Patienten entsprechen,

2. die Arbeit muss sinnvoll sein und

3. sie muss im Rahmen des kooperativer Gruppentätigkeit stattfinden.[657]

»Wir werden deshalb die Arbeit so organisieren, daß sie sowohl das Schaffen im Kollektiv begünstigt als auch Klarheit über die gesellschaftliche wie die persönliche Bedeutung seiner Tätigkeit bei dem Patienten schafft.«[658]

Bei dieser Definition der Arbeitstherapie kommt doch die große Differenz zu WEISBACH zum Vorschein. Hier wird Arbeit – zumindest theoretisch – nicht nur als Leistungszwang verstanden. Vor allem der Punkt 3 (Arbeiten im Kollektiv) macht die sozialistische Tendenz sichtbar. PRESBER und KRATZENSTEIN kritisieren die Vernachlässigung von Punkt 2 (Arbeit muss sinnvoll sein) durch »Ärzte in westlichen Ländern«.

---

655 A. a. O., S. 117.

656 A. a. O., S. 138.

657 PRESBER, W. und KRATZENSTEIN, U. P.: »Die Arbeit als Therapie«, in: Grundlagen der Rehabilitation in der DDR, hg. von RENKER, K., Berlin 1969, S. 189; siehe auch Textabschnitt 2.3 dieser Abhandlung.

658 A. a. O., S. 193.

»Man möchte dort unter Arbeitstherapie nur die eigentliche Vorbereitung und das Training für die berufliche Arbeit verstehen, während man im übrigen von einer Beschäftigungstherapie spricht. Wir sind aber der Meinung, daß man bei Anwendung der Arbeit als Heilmittel mehr als nur eine Beschäftigung, eine bloße Ablenkung des Patienten erreichen kann.«[659]

Sie lehnen eine Arbeitstherapie, die aus rein ökonomischer Motivation betrieben wird, ab.

»Oftmals wird auch die Meinung vertreten, daß die Befürworter der Arbeitstherapie nur gewisse materielle Ziele für die Wirtschaft oder für den Patienten erreichen wollen, wie es vor allem zu Zeiten des aufkommenden Kapitalismus der Fall war ... Demgegenüber beruht das komplexe Verständnis der Arbeitstherapie auf dem Grundsatz, daß die Arbeit sinnvoll sein muß, um therapeutisch zu wirken. Sie muß einen Beitrag darstellen, der zum Vorteil anderer Menschen sowie zu dem des Patienten gereicht.«[660]

Die Arbeit muss Freude machen! Es gebe arbeitstherapeutische Abteilungen, bei denen die Arbeitstherapie zur Beschäftigung abgesunken sein. »In solchen Abteilungen werden zwar die betroffenen Funktionen teilweise geübt, aber es wird nichts hergestellt; es wird also auf die wichtigste Komponente der Arbeitstherapie, die Schaffensfreude, verzichtet«.[661] Wenngleich dieses Konzept von PRESBER und KRATZENSTEIN gegenüber dem von WEISBACH als progressiv zu bezeichnen ist, so ist es letztlich doch nicht kritisch reflektiert. Denn auch in diesem Konzept ist Rehabilitation eine Anpassung an eine nicht mehr in Frage gestellte Gesellschaftsordnung. Die Rehabilitation, so heißt es auch, soll den Behinderten an die Situation des »gesunden Menschen« anpassen: »Alles, was den gesunden Menschen hilft, ein glückliches Leben zu führen und möglichst gesund zu

---

659 A. a. O., S. 189.
660 A. a. O., S. 192.
661 A. a. O., S. 194.

bleiben, muß dem Patienten nach und nach sorgfältig dosiert in ständiger Steigerung geboten werden.«[662]

STROTZKA geht in seiner »Einführung in die Sozialpsychiatrie« auch kurz auf die Bedeutung der Arbeitstherapie ein. Er misst ihr eine »entscheidende Rolle« bei der Rehabilitation bei.

> »Mit entsprechender Geduld und gutem Personal ist es selbst bei schwer autistischen Patienten mit hochgradiger Sperrung möglich, gewisse Aktivität und Kommunikation zu erzielen.«[663]

Auch bei STROTZKA, der in »einem annähernd arbeitsgerechten Lohn« die hauptsächliche Motivation zur Arbeit sieht, kommt ein verkürzter Arbeitsbegriff zu Vorschein. Er erkennt den heutigen Zwang zur Arbeit als Realität an und akzeptiert diesen Zustand als vereinbar mit »seelischer Gesundheit«.

> »Man kann sagen, daß in unserer Kultur die Gesellschaft jeden einem Arbeitszwang aussetzt, der mehr oder weniger selbstverständlich akzeptiert wird, und wir sind gewohnt, Arbeitsfähigkeit und die Tendenz, sich dieser Situation in einer bejahenden Form anzupassen, als wichtige Voraussetzungen seelischer Gesundheit zu betrachten.«[664]

Auch Viktor von WEIZSÄCKER hat sich mit der Arbeitstherapie befasst. Sein Ansatz umfasst sowohl Umwelt als auch Individuum, sodass bei ihm Arbeitstherapie niemals reine Anpassung des Individuums bedeuten kann.

> »Selbstbehauptung und Umweltbindung müssen zum Ausgleich gebracht werden, das ist der Grundsatz jeder Pathologie der Arbeit und die arbeitstherapeutische Innere Abteilung ist nichts als eine

---

662 A. a. O., S. 196.
663 STROTZKA, H.: »Einführung in die Sozialpsychiatrie«, Hamburg 1968, S. 29.
664 A. a. O., S. 74.

Ausführung dieses Grundsatzes.«[665]Leistung ist für ihn »das Ergebnis der harmonischen Wechselbeziehung der psychophysischen Einheit Mensch zu der psychophysischen Einheit Umwelt« und »Leistungsinsuffizienz entsteht dort, wo diese Harmonie der Wechselbeziehung gestört ist.«[666]

WEIZSCÄKERs Heilungsplan besteht nun darin, sowohl den Menschen als auch die Umwelt als psychophysischer Einheiten gleichermaßen zu ändern und zu einer neuen Harmonie zu bringen. Zur Veranschaulichung seien seine Zeichnungen wiedergegeben.[667]

---

665 Ich beziehe mich hier auf ein »Geleitwort« von V. v. WEIZSÄCKER, in: HEBEL, K.: »Arbeitstherapeutische Erfahrungen, eine Studie zur Fragestellung der Leistungspathologie«, Leipzig 1940 (Schriftenreihe zur Deutschen Medizinischen Wochenschrift; Nr. 6).

666 A. a. O., S. 58; WEIZSÄCKER unterscheidet hier im Einzelnen zwischen system- und leistungsgebundenen Kranken, was für die Anwendung der Arbeitstherapie von Wichtigkeit ist: »... beim Leistungsgebundenen [werden] die Beschwerden oder Symptome überrannt und verdrängt ..., so daß die Arbeit die Körperprozesse noch verschlimmert ... ebenso verschärft sich das Bild der Symptomgebundenheit, wenn die Beschwerden geradezu durch die Arbeit verschwinden und der Zustand durch Arbeiten sich verbessert, was für die Methoden der Arbeitstherapie bedeutsam ist.« (WEIZSÄCKER, V. v: »Zum Begriffe der Arbeit, eine Habeas Corpus-Akte der Medizin?« [wie Fußn. 548], a. a. O., S. 743) Für WEIZSÄCKER bedeutet Arbeitstherapie die »Überführung der Krankheitsarbeit aus deren pathologischer Form in eine nützlichere – für andere Zwecke nützliche« (a. a. O., S. 750).

667 A. a. O., S. 81; Nachzeichnung: Scan aus der Doktorarbeit (S. 214).

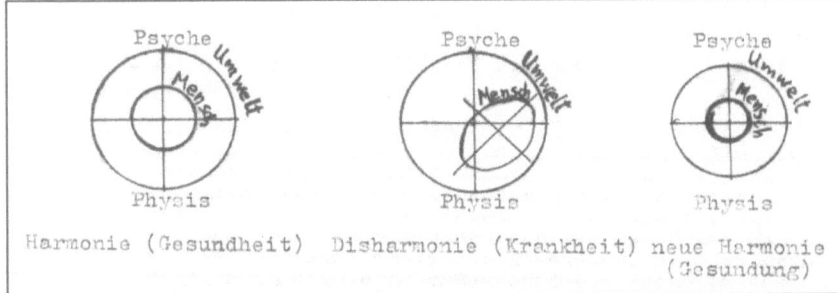

Harmonie (Gesundheit)   Disharmonie (Krankheit)   neue Harmonie
(Gesundung)

Abstrakt gesehen ist WEIZSÄCKERs Theorie befriedigend. Wie aber soll diese Theorie in die Praxis umgesetzt werden? Wie weit ist es möglich, die Umwelt als psychophysische Einheit zugunsten des Patienten zu ändern? Er zeigt die Abhängigkeit des Krankheitsbegriffes vom Arbeitsbegriff auf. Bei der Kritik des Rentenwesens sagt er: »Jemandes Krankheit kann nur durch Behandlung, nicht durch Unterstützung ausgeglichen werden. Eben darum kommt Rente nicht in Frage. Diese Paradoxie hat aber nicht die Medizin erfunden, sondern sie ist aus der so gänzlich paradoxen Gleichsetzung von Krankheit und Erwerbsunfähigkeit entstanden, welche uns Ärzten die Sozialpolitik aufzwang.«[668]

Er sieht in den Rentenneurotikern »in der Tat ein Phänomen gesellschaftlicher Krankheit und eben darum können individuell-psychologische Begriffe hier nicht mehr ausreichen.«[669]

Tatsächlich geht Weizsäcker auf die soziologischen »Entstehungsbedingungen« der Rentenneurose ein. Er stellt Krankheit als historisch gewordenes, von sozioökonomischen Bedingungen abhängiges Phänomen dar.

»Es ist nicht eine psychologische Qualität, sondern eine situativ vorgegebene ökonomische Gesetzmäßigkeit, die das Verhalten erzeugt,

---

668 WEIZSÄCKER, V. v.: »Krankheit und soziale Gesundung«, Göttingen 1955, S. 47.

669 A. a. O., S. 63.

welches man mit ›Rentenneurose‹ und ›Rentenbegehren‹ bezeichnet hat. Es ist eine vollkommen aus einseitig bürgerlicher Mentalität entsprungene Bedeutung, daß ›der‹ Neurotiker der besitzlosen Stände Geld ohne Arbeit wolle.«[670]

WEIZSÄCKERs soziologischer Ansatz kommt noch an anderer Stelle zum Vorschein, die durchaus einer marxistischen Analyse klassenspezifischer Krankheit entnommen sein könnte:

»... es ist manches, was wir soziale Neurose hier nennen, erst recht verständlich als Entwicklungskrankheit einer ganzen Schicht und eines Typus, in dessen Psyche die Lebensformen von Arbeiter und Bürger im Kampfe liegen ... was die Klinik Neurose, was die Sozialmedizin Rechtsneurose nennt, das ist nur eine spezielle Anwendung, eine notwendige aber doch eine untergeordnete Szene in dem großen gesellschaftlichen Umschichtungsprozeß.«[671]

»Unsere Neurotiker sind in der Tat ein Phänomen gesellschaftlicher Krankheit, und eben darum können individual-psychologische Begriffe hier nicht mehr ausreichen.«[672]

Die Kritik an WEIZSÄCKER muss in unserem Zusammenhang am Widerspruch zwischen Theorie und Praxis, Diagnose und Therapie ansetzen. So erkennt er in der Neurose die sozioökonomische Krankheitsursachen, empfiehlt aber dann paradoxerweise die Anpassung an die krankmachende Gesellschaft mit allen Mitteln, wobei er selbst den Arbeitszwang nicht ausschließt – was ganz im Gegensatz zu seiner Arbeitstherapie als Veränderung von Individuum *und* Umwelt steht.

»Eine Sozialversicherung ohne Zwangsverfahren ist ebenso unhaltbar, wie ein Zivil- oder Strafrecht ohne Exekutive ... es ist eine Versicherung sinnlos, wenn ihre Limitierung nicht durch gesetzliche Exekutive auch

---

670 A. a. O., S. 51.
671 A. a. O., S. 58.
672 A. a. O., S. 63.

verwirklicht wird. Die Exekutive muß in einer unbedingt vollstreckbaren Entziehung von Unterstützung und in einem Arbeitszwang bestehen.«[673] Diese zuletzt aufgeführten Methoden gehören nach WEIZSÄCKER zu den »Verschwindbedingungen« der Rentenneurose. So scheint leider auch bei ihm der Begriff der Arbeit nicht gründlich genug reflektiert zu sein.

STROEBEL stellt die Frage, »ob Behinderte, die in Werkstätten für Behinderte beschäftigt werden«, somit auch arbeitstherapeutisch behandelt werden, auch im juristischen Sinne »Arbeitnehmer« und damit versicherungspflichtig sind. In diesem Zusammenhang soll uns nur der Begriff der Arbeit und damit der ideologische Hintergrund der Arbeitstherapie interessieren.

So heißt es: »Arbeit setzt eine Tätigkeit voraus. Aber nicht jede Tätigkeit ist Arbeit, vielmehr muß es sich um eine Tätigkeit von wirtschaftlichem Wert handeln. Betriebswirtschaftliche bloße Arbeitsübungen fallen nicht darunter. Liegt eine Tätigkeit von wirtschaftlichem Wert vor, muss die weitere Voraussetzung erfüllt sein, dass die Tätigkeit in einem Beschäftigungsverhältnis unter den üblichen Bedingungen des allgemeinen Arbeitsmarktes geleistet wird. Darüber hinaus muss es sich um eine Beschäftigung ... gegen Entgelt handeln.«[674]

Wir sehen, wie hier der Begriff der Arbeit verengert wird zu dem der wirtschaftlichen Leistung, eine Begriffsverengerung, wie wir sie schon zuvor in den Sozial- und Wirtschaftswissenschaften, der Arbeitswissenschaft und schließlich in der (Arbeits-)Medizin feststellen konnten.

---

673 A. a. O., S. 64 f.

674 STROEBEL, H.: »Soziale Sicherheit der Personen, die in Werkstätten für Behinderte beschäftigt sind«, in: Rehabilitation, 1/1968, Stuttgart, S. 5.

3.23 Der Stellenwert der Arbeitstherapie im Rehabilitationsprozess

Von »Arbeitstherapie« wird meist auf einer bestimmten Stufe des Rehabilitationsprozesses gesprochen. Sie unterscheidet sich dann definitionsgemäß von der Bewegungstherapie, Krankengymnastik, Beschäftigungstherapie usw. Fast bei allen Autoren wird ein Unterschied zwischen Arbeits- und Beschäftigungstherapie gemacht. Die Frage dabei ist, wie dieser in der Praxis aussieht.

Bei SIMON dient der Begriff »Beschäftigungstherapie« nur der Taktik, »unsere Bestrebungen auch bei Uneinsichtigen nicht zu diskreditieren«, die »gegenüber dem Begriff Arbeit ... recht feindselig eingestellt« sind. Praktisch gibt es bei ihm keinen Unterschied zwischen Arbeits- und Beschäftigungstherapie, was auch noch auf heutige Landeskrankenhäuser zutrifft![675]

Van der DRIFT unterscheidet zwischen »produktozentrischer« und »aktozentrischer« Aktivität, was auf eine Charakterisierung von Arbeits- versus Beschäftigungstherapie hinausläuft. Je nachdem, ob »die therapeutische Wirkung über das Resultat der Aktivität, über das Produkt zustande kommt – oder ob die Aktivität selbst, der Weg, der zurückgelegt werden muß, das Entscheidende ist.«[676] Für HARLFINGER stellt sich der

---

675 SIMON, H.: »Aktivere Krankenbehandlung in der Irrenanstalt« [wie Fußn. 624], S. 43; anhand einer praktischen Studie der Verhältnisse am Westfälischen Landeskrankenhaus Münster in Westfalen werde ich versuchen, die Aktualität der SIMON'schen Gedanken für die heutige Arbeitstherapie in dieser Anstalt darzustellen; siehe Teil 4.

676 HARLFINGER verweist auf DRIFT, H. van der: »Aspecten van Arbeid en Arbeidstherapie in de psychiatrische inrichting«, Arnheim 1959.

Unterschied zwischen Arbeits- und Beschäftigungstherapie als der Unterschied zwischen Arbeitswelt und Freizeitwelt unserer Gesellschaft schlechthin dar. In dieser Unterscheidung kommt auch die Zerrissenheit des heutigen gesellschaftlichen Lebens in eine Arbeits- und eine Freizeitsphäre, in Produktions- und Konsumtionsbereiche zum Ausdruck. Im Gegensatz zum Bereich der Arbeit ist die Freizeit – man achte auch auf diesen Begriff! – der Raum, in der der Mensch sich noch »frei« und spielerisch bewegen kann. Entsprechend verhalte es sich mit der Arbeits- bzw. Beschäftigungstherapie.

»Die Beschäftigungstherapie stellt den Patienten in eine sozusagen private, unverbindliche, nicht belastende Freizeit-Umwelt, in der er vieles spielerisch, ohne ernste Konsequenzen tun kann, was sonst unerfüllt bleibt. Die Arbeitstherapie stellt ihn dagegen in die Welt, in der die Menschen wirklich leben; unsere Welt ist eine Arbeitswelt.«[677]

HARLFINGER hat einen sehr aufschlussreichen »Katalog von Faktoren, in denen sich Arbeitstherapie und Beschäftigungstherapie voneinander unterscheiden«, aufgestellt. In ihm können wir jenen verkürzen Arbeitsbegriff wiedererkennen, wie er uns schon in Arbeitswissenschaft und Arbeitsmedizin begegnet ist. Arbeitstherapie (und damit die Arbeit allgemein) zeichnet sich aus durch »Nützlichkeit«, »Kräfteanspannung«, »Leistungssteigerung«, »Gruppeneinordnung« etc.; während sich die Beschäftigungstherapie (und damit die Freizeit allgemein) »schöpferische Beschäftigung«, »Freude«, »Befriedigung«, »Eigenständigkeit« etc. mit sich bringt. Die Arbeitstherapie als »Vorbereitung zur Rehabilitation« hat sich nach »den Realitäten des Lebens« auszurichten, während die Beschäftigungstherapie in das »Hobby« einmündet.

---

677 HARLFINGER [wie Fußn. 609], S. 45.

Katalog von Faktoren, in denen sich Arbeitstherapie und Beschäftigungstherapie voneinander unterscheiden (nach HARLFINGER):

Arbeitstherapie	*Beschäftigungstherapie*
»richige Arbeit«, Wertbewusstsein im Tun	Eigenwert der schöpferischen Betätigung
Nützliches konkretes Ziel	Handeln als Selbstzweck
produktozentrisch	aktozentrisch
Notwendiges wird getan	Möglichkeiten werden angeboten
sachlich	mehr spielerisch, musisch
Anspannung der Kräfte	Spannung und Freude
Leistungssteigerung erwünscht	Aktivierung der Gestaltungskraft
gute Qualität	Originalität
sparsamer Materialverbrauch	gezielte Materialauswahl
Freude und Selbstbestätigung durch das Produkt	subjektive Befriedigung beim Tätigsein
Einordnung in Gruppen	lockere, variable Gruppierung
Sozialität betont	Individualität betont
milieuprägend und -abhängig	eigenständig, mehr exklusiv
vom »Behandelten« zum Mitarbeiter	Patient wird »betreut«
Arbeit schafft Freizeit	Beschäftigung setzt freie Zeit voraus
Pflichten und Anrechte	»Heimcharakter«
aufwendige Einrichtungen	Improvisation möglich
große Patientenzahl möglich	auch Einzelbehandlung Bettlägriger und auf Station
weiter Indikationsbereich	engere Patientenauswahl
Langzeitbehandlung möglich	für Klinik und Halbambulanz geeignet
Vorbereitung zur Rehabilitation	*»Hobby«*
Ausrichtung nach den Realitäten des Lebens	anders als das »gewöhnliche Leben«

Was der heutige Mensch bei der Arbeit vermissen muss, vor allem Freude und schöpferische Betätigung, soll er wenigstens in der Freizeit erhalten. Die Entfremdung der Arbeit spiegelt sich in den Definitionen von Arbeits- und Beschäftigungstherapie wider.

HARLFINGER unterscheidet weiterhin Arbeitstherapie und Arbeitstraining. Bei der Arbeitstherapie stehe noch die Persönlichkeit des Kranken im Mittepunkt. Bei der nächsthöheren Stufe aber, dem Arbeitstraining, geht es nur noch um die Anpassung des Patienten.

In der Arbeitstherapie würden »alle Umweltbedingungen ... möglichst so gestaltet, dass sie den Kranken fördern, aktivieren, ihm Maßstäbe und Halt in der Realität geben und ihn durch Anerkennung und Angenommenwerden tragen. Ausgegangen wird also von der persönlichen Eigenart des Patienten, an die man *die Umweltbedingungen anzupassen versucht*. Umgekehrt ist es beim Arbeitstraining: Hier geht es darum, den *Patienten* an die zukünftigen Umwelt- und Arbeitsbedingungen anzupassen.«[678]

Die Arbeitstherapie steht somit »in einem polaren Gegensatz zum Arbeitstraining«: »In der Arbeitstherapie werden die Umweltbedingungen den Bedürfnissen der Patienten angepasst, während im Arbeitstraining der Patient den Anforderungen seiner zukünftigen Umwelt angepasst werden soll. Wird der Rehabilitationscharakter betont, so tritt das arbeitstherapeutische Prinzip entsprechend zurück.«[679] HARLFINGER sieht es als ein »Dilemma der Arbeitstherapie« an, dass die Arbeit es eigentlich nicht vertrage, »daß man sie als ein Mittel benutzt.« Arbeit sei eigentlich mit Therapie unvereinbar!

»Résumé: Die Ausrichtung der Arbeit auf die Bewältigung einer Aufgabe muß erhalten bleiben. Ihre besten Wirkungen entfaltet die

---

678 A. a. O., S. 209.
679 A. a. O., S. 73.

Arbeitstherapie, wenn ihr therapeutischer Aspekt in Vergessenheit gerät.«[680]

Diese »geradezu polare Beziehung zwischen Therapie und Rehabilitation« in puncto Arbeitstherapie habe, so HARLFINGER, schon van der DRIFT hervorgehoben: »je mehr der Gedanke an die Therapie im Vordergrund stehe, umso mehr trete das Prinzip der Rehabilitation zurück und umgekehrt.«[681]

Im Gegensatz zu HARLFINGER, der Beschäftigungstherapie, Arbeitstherapie und Arbeitstraining voneinander unterscheidet, macht RENKER keinen begrifflichen Unterschied zwischen Arbeitstherapie und Arbeitstraining. So ist z. B. die »Schonarbeit bei vorübergehender Minderung der Arbeitsfähigkeit vorgesehen.«[682] Es gibt also nicht nur Arbeitstherapie »in entsprechenden Einrichtungen«, sondern auch »durch dosierte Betriebsarbeit«: »Jeder Arbeitsplatz ist theoretisch ein potentieller, spezifischer Rehabilitationsarbeitsplatz.«

WALTHER, der über »ökonomische Aspekte des Rehabilitationsmodells Lichtenberg« berichtet, einem sehr beachteten Modell in der DDR, definiert den »Rehabilitationsarbeitsplatz« als einen »in seinen Anforderungen verminderten Arbeitsplatz, der längere Zeit – bist du 26 Wochen – besetzt werden kann.«[683]

»Der Rehabilitationsarbeitsplatz muss schonende Arbeitsbedingungen für den einzelnen gewährleisten, soll zugleich aber für den Betrieb

---

680 A. a. O., S. 48.

681 A. a. O., S. 110.

682 RENKER, K.: »Was ist Rehabilitation?«, in: 1. Internationales Symposium der Sozialistischen Länder ...« [wie Fußn. 443], a. a., O., S. 47.

683 Siehe WALTHER, J.: »Ökonomische Aspekte des Rehabilitationsmodells Lichtenberg« [wie Fußn. 481], a. a. O., S. 927 ff.; WALTHER verfasste zu dieser Einrichtung eine sowohl ideologisch als auch arbeitsökonomisch sehr interessante Dissertation (Berlin 1963 [wie Fußn. 470]), siehe Abschnitt 2.3.

ein ausgefüllter Arbeitsplatz sein, dessen Arbeitsergebnisse den Produktionsablauf keineswegs hemmend beeinflussen.«[684]

PRESBER unterstreicht die Vorzüge der Arbeitstherapie vor der Krankengymnastik, ohne jedoch noch weiter zu differenzieren zwischen Arbeitstherapie und Arbeitstraining.[685]

»Die persönliche Anteilnahme der Patienten an der Herstellung des Werkstückes stellt bereits einen wichtigen Schritt in der Aktivierung des Patienten dar. Sie erlaubt eine Ausdehnung des Trainings (d. Arbeitstherapie) über längere Zeit, ohne dass eine Ermüdung auftritt.«

WEISBACH unterscheidet die »arbeitsmäßig Beschäftigungstherapie« von der »Arbeitstherapie«. »Der Unterschied zwischen beiden liegt darin, daß die Beschäftigung mit arbeitsmäßigen Aufgaben unbezahlt ist, hingegen zur Arbeitstherapie, mit Hilfe der Berufsarbeit, unbedingt auch eine Entlöhnung gehört.«[686] Die »arbeitsmäßige Beschäftigungstherapie« als Vorstufe der Arbeitstherapie hat auf »den Lebensernst in einfühlender psychologischer Art« vorzubereiten. Zu berücksichtigen seien nämlich: pünktlicher Arbeitsbeginn, Einhaltung bestimmter Arbeitszeiten und Pausen, etc.

STROTZKA hält die »übliche Form der Beschäftigungstherapie allein« für »überholt und sinnlos«. Die Arbeitstherapie hat nur rehabilitativen Effekt, wenn sie den Arbeiter durch Lohn zum Arbeiten motiviert.

»Wenn auch Musiktherapie, Tanz, Gymnastik, Sport, Basteln, künstlerische Hobbys ihren sinnvollen Platz in einem umfassenden Therapieplan haben, so wird nur die betriebsnahe Werkstätte mit annährend arbeitsgerechtem Lohn einen echten Habilitierungseffekt haben ... Der

---

684 A. a. O., S. 931.

685 PRESBER, W.: »Zur Arbeitstherapie und zu Einrichtungen von Arbeitstherapie-Abteilungen«, in: PRESBER, W. und KLOTZBÜCHER, E. (Hrsg.): »Rehabilitationseinrichtungen« [wie Fußn. 490], a. a. O., S. 63.

686 WEISBACH, K. [wie Fußn. 642], a. a. O., S. 96 f.

Anteil, der dem Patienten bleibt, muß jedoch noch immer so hoch sein, daß eine ausreichende Motivierung zur Arbeit vorhanden ist.«[687]

DAHMEN und HEPP sehen in der Beschäftigungstherapie eine »Vorbereitung zur Belastungs- und Leistungsfähigkeit des Patienten«. Sie ist Vorstufe der Arbeitstherapie, in der »bestimmte Aufgaben in bestimmter Arbeitszeit erfüllt werden, die dann auch entsprechend zu entlohnen sind.«[688]

WIESENHÜTTER berichtet über den Versuch WEIZSÄCKERs, eine »soziale Therapie« in der Heidelberger Augenklinik und später im Breslauer Hirnverletztenlazarett einzuführen.[689] WEIZSÄCKER stellt die Stufenleiter der Rehabilitationsmaßnahmen besonders deutlich dar: unmittelbare ärztliche Versorgung, Bewegungstherapie und Spiel, Beschäftigungstherapie und schließlich die Arbeitstherapie als letzte Stufe.

Dieses Rehabilitationssystem sollte »stufenweise aus der eigentlichen somatischen Lazarettbehandlung ins Leben draußen« hinüberführen (WEIZSÄCKER). »Die ersten Maßnahmen nach der engeren medikamentösen, chirurgischen, physikalischen und Fachbehandlung waren Aussprachen, Sonder- oder Gruppenunterricht, Gymnastik, Spielen, Musik, Theater; dann folgte die Stufe der Beschäftigungstherapie ohne Rücksicht auf den späteren Beruf, Basteln, Kneten, Zeichnen, Malen, Schreiben, Garten- und Werkstattarbeit, Teilnahme am allgemeinen Unterricht in Deutsch, Geschichte, Rechnen usw. (bei Hirnverletzten); schließlich wurde zur Arbeitstherapie im engeren Sinne übergegangen, die Einübung in die Arbeitsformen des späteren Berufes, in den es

---

687 A. a. O., S. 30.

688 DAHMEN, G. und HEPP, O.: »Maßnahmen und Möglichkeiten der Rehabilitation und Prävention«, in: Rehabilitation, Schriftenreihe der Medizinisch-pharmazeutischen Studiengesellschaft 2/3, Frankfurt 1965, S. 67-81.

689 WIESENHÜTTER, E.: »Rehabilitation«, in: Handbuch der Neurosenlehre und Psychotherapie, Bd. 4, München; Berlin 1959.

für den chronisch Kranken oder Versehrten zurückzukehren galt oder für den er umgeschult werden mußte.«[690]

Einen formal ähnlichen Stufenplan der Rehabilitation entwirft PAUL. Am Anfang, nach der unmittelbaren ärztlichen Versorgung steht die physikalische Therapie, in der »die passive und aktive Beweglichkeit erprobt und gestärkt« werden, also eine Art Bewegungstherapie. Darauf folgen Heilgymnastik und Beschäftigungstherapie »mit ihrem breiten Anwendungsspektrum von aktiver Betätigung, die zudem mit einem Lustgewinn verbunden ist.« Beschäftigungstherapie und Arbeitstherapie unterscheiden sich bei PAUL in der üblichen Weise: Während Beschäftigungstherapie »noch wertfrei« unter ästhetischen Gesichtspunkten mehr nach einer »Hobby«-Beschäftigung ausgerichtet sei, so steht bei der Arbeitstherapie »der Erfolg der Tätigkeit und sein Erlös im Vordergrund der Interessen«.[691]

Die Arbeitstherapie soll also nach PAUL an die Erfordernisse des Berufslebens anpassen, wobei die Entlohnung eine äußerst wichtige Rolle bei der Motivierung zur Arbeit spielt: »Die Arbeitsprämie wird der Leistung entsprechend gezahlt und dann wieder eingestellt, wenn ein voller Arbeitslohn verdient wird oder eine endgültige Rentengewährung erfolgt. Sie dient in der Hauptsache der Wiedereingewöhnung in eine stundenplanmäßig geordnete Tätigkeit, die für eine spätere Berufsausübung von Bedeutung ist.[692]

WALTHER teilt das »Arbeitsvermögen« in vier Stufen ein und schreibt jeder Stufe der Einschränkung eine spezifische Rehabilitationsmaßnahme zu:

---

690 PAUL weist auf die Bedeutung des WEIZSÄCKER'schen Rehabilitationsplanes hin; siehe PAUL, H.: »Arbeitsmedizin, Psychologie und Soziologie in der Rehabilitation«, in: Rehabilitation, Schriftenreihe der Medizinisch-pharmazeutischen Studiengesellschaft [wie Fußn. 688], a. a. O., S. 210-218.

691 Ebd.

692 Ebd.

1. Stufe: »volle Arbeitsfähigkeit«;

2. Stufe: »verminderte Arbeitsfähigkeit«, »für diese Gruppe von Werktätigen ist die befristete Schonarbeit bei vorübergehender Minderung der Arbeitsfähigkeit vorgesehen«;

3. Stufe: »Eingeschränkte, stark verminderte Arbeitsfähigkeit«, hier wird »Teilzeitarbeit« und »befristete Schonarbeit unter dem primären Aspekt der Arbeitstherapie« vorgeschlagen;

4. Stufe: »Zeitweilige Unfähigkeit zur Teilnahme am gesellschaftlichen Arbeitsprozeß«, »die Gruppe führt individuell und gesellschaftlich notwendige Arbeit im Rahmen der Arbeitstherapie aus.«

Teil 4

Die psychisch Behinderten und die Bedeutung der Arbeitstherapie für ihre Rehabilitation – dargestellt am Beispiel des Westfälischen Landeskrankenhauses in Münster (WLK)

4.1 Aufgabenstellung und Zielsetzung der Studie

Während einer vierwöchigen Famulatur an diesem Krankenhaus im Juli/August 1970 hatte ich ausgiebig Gelegenheit, die Arbeits- und Beschäftigungstherapie in der Praxis zu studieren. Dabei kam es mir vor allem darauf an, die historischen Wurzeln, den ideologischen Hintergrund, den Einfluss von Gesetzen und Verwaltungsvorschriften, die Art der Behandlung selbst und deren Folgen für den Patienten darzustellen. Ziel dieser kurzen Studie ist es, an einem analysierten Beispiel eingehend die Praxis der Arbeits- die Beschäftigungstherapie im Hinblick auf eine Rehabilitation aufzuzeigen. Ausgehend vom Gesamtkonzept dieser Arbeit kam es mir nicht so sehr auf »exakte« statistische Informationen an, vielmehr auf die Ideologie der Arbeits- und Beschäftigungstherapie, wie sie sich praktisch manifestiert. Theoretisch wäre ja gerade für ein Landeskrankenhaus, das als psychiatrische Anstalt in besonderem Maße Kranke, sehr oft als »chronische Fälle«, von der übrigen Gesellschaft eine Zeitlang oder für immer ausgrenzt, die Rehabilitation (oft auch »Resozialisierung« bei psychisch Kranken genannt) eine erstrangige Forderung.

Denn gerade die psychisch Kranken in den psychiatrischen Anstalten sind sowohl objektiv am meisten von der »normalen Gesellschaft«

ausgeschlossen – durch Zwangseinweisung, Entmündigung etc. –, als auch, dadurch bedingt, tief betroffen vom schlimmsten Stigma für einen kranken Menschen, dem Stigma des »Irreseins«, des »Irrenhäuslers«, desjenigen, der »in der Klapsmühle« sitzt.

Wie sieht nun die Rehabilitation der »Irren« aus? Auch wenn wir am Ende zum negativen Ergebnis kommen, dass es in unserem praktischen Fall noch überhaupt keine Rehabilitation gibt, dass der Rehabilitationsgedanke noch so gut wie überhaupt keinen Einfluss gewonnen hat, so trägt auch ein solches Ergebnis dazu bei, den Stand der Rehabilitationsmedizin zu klären und neue Ansätze für ein noch zu entwickelndes Rehabilitationswesen zu initiieren.

4.2 Zur Methode

Ich gehe bei dieser Studie von drei Gesichtspunkten aus:

1. vom theoretischen Gesamtkonzept meiner Arbeit;

2. von gesammelten schriftlichen Informationen (verwaltungsinternen Schreiben, Krankengeschichten und öffentlichen Aushängen);

3. von eigenen Beobachtungen und Gesprächen in der betreffenden Anstalt.

Es geht mir um einen Bericht aus der Praxis, der exemplarisch die Problematik, die in dieser Arbeit behandelt wird, aufzeigen soll. Ich werde es auf jeden Fall vermeiden, von dieser Studie in methodisch unzulässigerweise allgemeine Schlüsse zu ziehen.

Es wird zurzeit eine statistische Erfassung der Resozialisierungsbestrebungen in den psychiatrischen Anstalten in Norddeutschland geplant, an deren Ergebnissen man die Situation des Westfälischen

Landeskrankenhaus Münster vielleicht einschätzen kann, inwieweit diese repräsentativ für die allgemeine Situation ist. (KISKER, Hannover)

4.3 Allgemeine Angaben zum Westfälischen Landeskrankenhaus Münster

Das Westfälische Landeskrankenhaus Münster ist ein »Fachkrankenhaus für Psychiatrie« des Landschaftsverbandes Westfalen-Lippe. Es wurde am 19. August 1878 gegründet. Insgesamt wurden einschließlich 1969 41.273 Patienten behandelt. 1969 wurden 1.467 »Männer- und Frauenkranke auf- bzw. wiederaufgenommen und stationär behandelt.« 1968 waren es 1.480.[693]

Statistische Angaben zum Jahr 1969 (in Klammern das Jahr 1968)[694]

	Männer	Frauen	zusammen
Aufnahmnen	687 (638)	780 (842)	1467 (1480)
Entlassungen	663 (640)	926 (850)	1489 (1490)
Sterbefälle	81 (83)	147 (173)	228 (156)
Auf Urlaub zu Weihnachten	67 (55)	74 (90)	114 (145)

---

693   Siehe »Jahresverwaltungsbericht 1969«.

694   Die Zahlenangaben wurden aus dem »Mitteilungsblatt« Nr. 24 (2. Quartal 1970) entnommen.

Verlegungen

in Anstalten des Landschaftsver- bandes	47 (51)
in Altersheime	90 (166)
in Allg. Krankenhäuser	24 (27)

Aufnahmen, davon Wideraufnahmen 1969 (1968)

	zusammen	Wiederaufnahmen
Männer	687 (638)	213 (236)
Frauen	780 (842)	408 (402)
Insgesamt	1467 (1480)	681 (638)

Das Landeskrankenhaus hatte 1965 1.225 Betten für Patienten; diese Anzahl soll sich ab 1970 auf 1.300 erhöhen. Ende 1969 waren insgesamt, also auch den leitenden Direktor mit eingerechnet, 14 Ärzte und zwei »frisch approbierte Assistenzärzte auf Zeit« tätig. In der Physiotherapeutischen Abteilung arbeiten eine Krankengymnastin, eine Masseuse und eine medizinische Bademeisterin zusammen. Es gibt eine Diplom-Psychologin und zwei Sozialfürsorgerinnen.

Unter dem Stichwort »besondere Vorkommnisse« heißt es: »Bei den männlichen Patienten sind 21 Entweichungen und 42 unerlaubte Entfernungen aus offenen Abteilungen bzw. Familienpflegestellen zu verzeichnen. Bei den weiblichen Patienten 1 Entweichung und 4 unerlaubte Entfernungen.«[695] Das »Krankengut« ist sehr breit gestreut. Es kommen so gut wie alle psychiatrischen Krankheitsgruppen vor: Psychotiker, Neurotiker, Geistesschwache, Epileptiker, aber auch Alkoholiker und »Kriminelle« zur Beobachtung. Leider gab mir keine Statistik genauen Aufschluss

---

695 Siehe »Jahresverwaltungsbericht 1969«.

über die vorkommenden Krankheiten. Da es aber keine speziellen Abteilungen für die Behandlung spezieller Krankheiten gibt, könnte eine solche Statistik keinen Aufschluss über die Struktur der Anstalt geben. Die Kranken werden ihren jeweiligen Symptomen gemäß in Abteilungen zu 30 bis 40 zusammengefasst, die zu mehr als der Hälfte geschlossen sind. Unruhige, suizidgefährdete, aggressive und für die Allgemeinheit gefährliche Patienten werden auf »unruhigen Stationen« untergebracht und so gut wie ausschließlich rein symptomatisch mit Psychopharmaka behandelt. Oberstes Ziel ist die Ruhigstellung der Unruhigen, notfalls mit äußerst hochdosierten Neuroleptika, Tranquilizern und Hypnotika sowie Fesselung ans Bett. Eine krankheitsspezifische Behandlung konnte ich nicht beobachten.

4.4 Die »Arbeits-« bzw. »Beschäftigungstherapie« am WLK

4.41 Die Definition der Arbeitstherapie und ihre praktische Anwendung

In einer Besprechung von Ärzten, die in verschiedenen Landeskrankenhäusern des Landschaftsverbandes tätig sind, wurde am 8. 12. 1969 der Begriff »Arbeitstherapie« neu definiert. Die »Tätigkeitsmerkmale der Arbeitstherapie« wurden in drei Stufen eingeteilt:

»I. Stufe: Einfache Betätigungen, die weder Selbständigkeit noch besondere Aufmerksamkeit erfordern, z. B. Gegenstände tragen, Hilfeleistungen beim Essenholen, beim Wäschetragen oder gleichwertige Tätigkeiten im Krankenhausgelände beim Laub- oder Straßefegen.

II. Stufe: Hausarbeiten und Reinigungsdienst auf den Abteilungen oder in anderen Bereichen des Landeskrankenhauses unter dauernder

Anleitung, z. B. leichter Küchendienst auf der Abteilung, Reinigungsarbeiten auf den Abteilungen oder in anderen Bereichen des Landeskrankenhauses. Arbeiten in der Gruppe ohne Erfordernis eigener Übersicht und ohne besondere Initiative in Betrieben, Werkstätten oder Kolonnen.

III. Stufe: Weitgehend selbständige Einzelarbeiten auf den Abteilungen, z. B. Reinigungsdienst aus eigenem Überblick oder erste Küchenhilfe mit genügend großer Eigeninitiative. Weitgehend selbständige Einzelarbeiten in den Werkstätten, Betrieben und Kolonnen, z. B. erste Hilfskräfte in Schlosserei, Schneiderei, Schuhmacherei, Gärtnerei, Gut, Bäckerei oder Hauptküche.«[696]

Bei dieser eben zitierten Definition der Arbeitstherapie fällt auf:

1. dass sich die Betätigungen fast ausschließlich auf die Anstalt konzentrieren und innerhalb der Anstalt durchgeführt werden müssen;

2. dass sie für das Funktionieren des Anstaltsbetriebs unbedingt nötig sind, d. h. dass sie *auch* von ökonomischem Nutzen sind, da man mit der Beschäftigung der Patienten in der »Arbeitstherapie« viel »normales Personal« einsparen kann;

3. dass die »Tätigkeitsmerkmale« nur funktional definiert werden (»Reinigungsarbeit«, »Hilfeleistungen beim Essenholen« etc.); ihr arbeitstherapeutischer Wert innerhalb eines umfassenden Therapieplans für bestimmte Gruppen von Kranken wird hier überhaupt nicht angegeben.

Die in der »Arbeitstherapie« Beschäftigten werden in vier Untergruppen aufgeteilt: Innerhalb einer »Frauenseite« und einer »Männerseite« gibt es jeweils eine »Krankenhaus-zentrierte Arbeitstherapie« und eine

---

696 Brief an die Verwaltung des Landschaftsverbandes Westfalen-Lippe vom 9.12.1969.

»Industrie-bezogene Arbeitstherapie«.[697] Zur Anschauung seien hier die Arbeiten aufgezählt, die als »Arbeitstherapie« verordnet und verrichtet werden:

I. Krankenhaus-zentrierte Arbeitstherapie – Frauenseite

Hausarbeit: Wischen, Bohnern, Küchendienst etc.

Koch- und Gemüseküche: Gemüse putzen, spülen etc.

Gärtnerei: Unkraut jäten, pflanzen, pflücken ...

Wäscherei: Sortieren, wringen, Ein- und Ausgabe am Wäscheschalter

Mangelstube: Bügelzimmer, Stopfzimmer, Nähzimmer

Reinigung von Laborgegenständen in der Klinischen Abteilung

Reinigung von Gebäuden: Schwesternwohnheim, Gemeinschaftsräume

Kantine: Geschirr spülen, Schüsseln auffüllen ...

Bibliothek: Kartei, Einordnen von Büchern, Schutzumschläge machen.

	Männer	Frauen
A. Verwaltungs- und Wirtschaftsdienst		
1. Büro, Pforte, Botendienst, Bücherei, Mitteilungsblatt, Lager	4	6
2. Küche, Schälküche, Gemüseputzen, Metzgerei, Bäckerei	11	52
3. Wäscherei, Nähstube, Bügelstube	2	54
4. Schneiderei	6	–
5. Schuhmacherei	6	–
6. Heizung, Kohlenkolonne, Wasserwerk	2	–
7. Reinigung in den Gebäuden des Krankenhauses (Kr.Geb., Verw.Geb., Wi.Geb., Festsaal, Kirche usw.)	110	86

---

697 Brief an den Landesoberverwaltungsrat, in dem auf den »Personenstand in der Arbeitstherapie« eingegangen wird.

1. Schlosserei, Installation und Elektrowerkstatt	2	–
2. Schreinerei	5	–
3. Anstreicherei	6	–
4. Maurerei	2	–
5. Polsterei und Sattlerei	4	–
6. Bürsten- und Korbmacherei	14	–

C. Landwirtschaft

1. Gutshof und Feldkolonnen	48	20

D. Gärtnerei

1. Friedhof, Straßen und Wege, gärtnerische Anlagen, Grabekolonnen usw.	82	–

E. Hilfsbetriebe

1. Mattenflechterei	–	–
2. Weberei	–	–
3. Buchbinderei	15	–
4. Buchdruckerei	–	–
5. Steinfabrikation	–	–

II. Industriebezogene Arbeitstherapie – Frauenseite

Bastgeflechte, Zusammensetzen von Kugelschreibern und Wäscheklammern, Falten von Kärtchen, Sortieren von Gummiringen, Häkeln von Babyschuhen.

III. Krankenhauszentrierte Arbeitstherapie – Männerseite

Hauptküche: Bewegen schwerer Lasten, Gerichte anrühren, Speisen ein- und umfüllen

Brotstube: Brotschneidemaschine bedienen, an Station verteilen ...

Bäckerei: Handwerkliche Bäckerarbeit

Metzgerei: Wursten, Tranchieren ...

Personalkasino: An- und Abfahren von Essen, grobes Geschirr spülen ...

Schneiderarbeiten: einzelne und umfassende Schneiderarbeiten

Waschküche: Maschinenputzen, -füllen, -entleeren ...

Schreinerei; Gärtnerei; Buchbinderei; Anstreicherei; Maurerei, Schuhmacherei; Sattlerei, Korbmacherei; Lager; Maschinenhaus; Stationsküchen; Landwirtschaft (Gut Kinderhaus); Technische Kolonne (Gräben legen etc.)

Botengänge

Hausarbeiten auf den Stationen.

IV. Industriebezogene Arbeitstherapie – Männerseite

Kugelschreiber, Wäscheklammern, Etiketten einfädeln, Fertigung von Laufbändern, Bandagen, Campingliegen, Gummiringe bündeln. Sortieren, zählen, Versandabfertigung der oben genannten Arbeiten.[698]

1969 sah die »Aufstellung der im Jahresdurchschnitt beschäftigungstherapeutisch eingesetzten Kranken« folgendermaßen aus:[699]

---

698 Ich zitiere eine Zusammenstellung, die vom Sozialpolitischen Arbeitskreis (SPAK) angefertig wurde.

699 Siehe »Jahresverwaltungsbericht 1969«.

	Männer	Frauen
F. Sonstige Beschäftigungen		
1. mit leichten Handarbeiten in den Tagesräumen	–	105
2. mit Basteln und ähnlichen Arbeiten in besonderen Werkräumen	130	135
3. Heimarbeiten	–	–
4. in den Haushalten und Gärten der Dienstkräfte	5	10
Insgesamt	454	468

4.42 Die Arbeitstherapie als Lohnarbeit

Verschiedene Firmen aus Münster und Umgebung vergeben an die Patienten des WLK Arbeit im Stücklohn. In diesem Zusammenhang wird in den Verwaltungsberichten von »industrie-bezogenen Arbeiten«, »Lohnarbeit für Fremdunternehmer« und von Bastel- und ähnlichen Arbeiten in besonderen Werkstätten gesprochen.

1969 vergaben verschiedene Firmen solche Arbeiten. Insgesamt waren laut Statistik 265 Patienten mit ihnen beschäftigt. Genaueren Aufschluss ergibt folgende Statistik, auf die unter der Rubrik »F2« (»sonstige Beschäftigungen mit Bastel- und ähnlichen Arbeiten in besonderen Werkräumen«) hingewiesen wird. Ich gebe sie verkürzt wieder.[700]

---

700 Siehe »Jahresverwaltungsbericht 1969«.

Zusammenbau von Kugelschreibern (0,01 DM pro Stück)	Männer und Frauenabteilungen
Anfertigung von Babyschühchen (ca. 0,70 DM pro Paar)	Frauenabteilungen
Zusammenbau von Campingliegen (0,30 DM pro Stück)	Beschäftigungskeller MG
Anfertigung von Tragtaschen (0,025 DM pro Stück)	Beschäftigungsraum FB
Bearbeitung von Etiketten, Papier- und Pappearbeiten	Krankenabteilung und Beschäftigungsraum FB
Zusammensetzen von Wäscheklammern (0,75 DM pro 1.000 Stück)	Männer- u. Frauenabteilung; Beschäftigungskeller MD, G
Bearbeitung von Etiketten (ca. 0,70 DM pro 1.000 Stück	Männer- und Frauenabteilung
Anfertigung von Bastgeflechten für Getränkeflaschen (ca. 10 DM pro 1.000 Stück)	Frauenabteilungen
Falten von Servietten und Fertigung von Tragtaschen (1,00 DM pro 100 Stück)	Frauenabteilung BIII
Sortieren von Riemchen für Spinnereimaschinen (ca. 0,40 DM pro 100 Stück)	Beschäftigungsraum FB Beschäftigungsraum MD
Verlesen von Saatgut	Gärtnerei (Frauen)
Fertigung von handwerklichen Arbeiten (Verkauf zum Selbstkostenpreis zu Weihnachten und zum Schützenfest)	Beschäftigungstherapieraum unter Anleitung von Schw. Isentrudis

Trotz dieses äußerst niedrig bemessenen Stücklohns, der an den einzelnen Patienten nicht direkt ausgezahlt wird und von dem ein Teil die Anstalt behält, beliefen sich 1965 die Einnahmen aus der »Lohnarbeit für Fremdunternehmer« auf 13.000 DM, bei einem Gewinn von insgesamt 77.100 DM, den die »Beschäftigungstherapie« (wie sie damals noch hieß) der Anstalt einbrachte![701]

Zur anstaltsbezogenen Arbeit gehört auch die Arbeit in Kolonnen. Auf den Begriff der Arbeitskolonne und seine Herkunft werde ich weiter unten eingehen. Die Arbeit in Kolonnen kann in allen drei Stufen der »Arbeitstherapie« ausgeführt werden, wie ja aus der oben zitierten Neu-Definition der Arbeitstherapie vom 8.12.1969 hervorgeht. Auch sie könnte man entsprechend der leistungsorientierten Krankenbelohnung als »Lohnarbeit« bezeichnen. Die »Garten-« und die »Technische Kolonne« arbeiten »anstaltsbezogen.«[702]

In der Garten-Kolonne waren 36 Patienten der Arbeitstherapiestufen I und II mit »Gartenarbeiten, Parkpflege, unter Aufsicht und Anleitung eines Pflegers« beschäftigt; in der technischen Kolonne 11 Patienten mit »Kabelgräben ausheben, Bauschutt abfahren usw. unter Aufsicht und Anleitung eines Pflegers«, ebenfalls in den Arbeitstherapiestufen I und II. Im Allgemeinen ist festzustellen, dass die Stufe III der Arbeitstherapie, also selbständiges Arbeiten, nur schwach vertreten ist: Von 312 Patienten, die anstaltsbezogen arbeiteten, wurden nur 64 in die Stufe III eingeordnet, von den 139 Patienten, die formenbezogen arbeiteten, wurde kein einziger dort eingestuft.

Frage: Sind die Patienten objektiv nur in einer so geringen Anzahl in der Lage, in der Arbeitstherapiestufe III zu arbeiten, oder gibt es einfach nicht genügend Arbeitsplätze, so dass ein Anteil der Patienten in die anderen Stufen abgedrängt werden muss? Es gibt neben den

---

701 Schreiben des WLK vom 22.12 1965.
702 Aus einer Statistik von 1970.

anstaltsbezogenen Kolonnen auch »Kolonnen im Außendienst«, für die genaue »Beschäftigungszeiten« gelten:

8 Uhr:	»Arbeitseinteilung vor dem Geräteschuppen der Gärtnerei«
10:45 Uhr:	»Einrücken zur Abteilung vom Arbeitsplatz«
14 Uhr:	»Ausrücken der Kolonne und von den Abteilungen«
17:30 Uhr:	»Einrücken der Kolonnen zu den Abteilungen«

Daraus ergibt sich rechnerisch eine tägliche Arbeitszeit von 6 Stunden und 15 Minuten.

Die »Einzelbeschäftigten« im Familiendienst

An dieser Stelle müssen wir auch Unterlagen aus den Jahren 1965 und 1966 zurückgreifen. Es ist anzunehmen, dass die heutige Situation der damaligen weitgehend ähnlich ist. Es zeigt sich, dass es eine Art Ausleihdienst von Patienten für die »aktiv Bediensteten eines Landeskrankenhauses« gibt, der formal in Form einer »Verfügung des Landschaftsverbandes« festgelegt ist.[703] In Bezug auf diese Verfügung heißt es in einem Aushang: »Kranke dürfen nur noch in Haushalten von aktiv Bediensteten eines Landeskrankenhauses beschäftigt werden. Es ist unzulässig, einen Patienten bzw. eine Patientin ohne vorherige Zustimmung des zuständigen Pflegevorstehers bzw. der Ehrw. Schwester Oberin zur Beschäftigung im Haushalt freizustellen oder mitzunehmen.«[704] Die Belohnung wurde großzügigerweise von 0,80 DM auf 2, 50 DM pro Arbeitstag [!] heraufgesetzt.

---

703 Aushang an der Pflegediensttafel: »Betr: Beschäftigung von Patienten in dem Haushalt eines aktiv Bediensteten der psychiatrischen Krankenhäuser«.

704 Ebd.

Da es sich um *Patienten* handelt, die arbeiten, kann man ihre Tätigkeiten nur als Arbeitstherapie bezeichnen, da sie ja als Patienten keine Möglichkeiten haben, im arbeitsrechtlichen Sinne zu arbeiten. Obwohl es sich bei diesen Patienten um »Arbeitskräfte von wirtschaftlicher Bedeutung«, um eine »Spitzengruppe«[705] handelt, erhalten sie nur eine »Durchschnittsentschädigung« von 30 DM im Monat. Auch hier stellt sich die Frage, inwieweit der Begriff »Beschäftigungstherapie« oder »Arbeitstherapie« nicht rein ideologischer Natur ist. Aus einer Aufstellung aus dem Jahre 1968 geht hervor, dass vier Patienten – Diagnosen: Schizophrenie, Schwachsinn, Schwachsinn (taubst.), Epilepsie – bei Familien aktiv Bediensteter der Anstalt einzelbeschäftigt waren. Es heißt dort: »Die Patienten der lfd. Nr. 14 werden im täglichen Wechsel nach Anforderung den jeweiligen Bediensteten zugeteilt.«

Im Zeitraum zwischen 3.5.1965 und 15.2.1966 arbeitete ein Patient bei 39 verschiedenen Familien [!], die anderen jeweils in 32, 30, 7 bzw. 3 Familien, wobei mehrere Familien mehr als einen Bediensteten während dieses Zeitraums beschäftigten, was besonders für die Ärzte gilt. Ein Patient (Diagnose: »Schizophrenie?«) war bei 8 Ärzten des Hauses »fest eingestellt«, wurde also nicht in anderen Familien beschäftigt, während die anderen vier Patienten sowohl in Arztfamilien (insgesamt 9 Familien) als auch bei den Familien der übrigen Bediensteten eingestellt worden waren.

4.43 Die Rentabilität der Arbeitstherapie (Beschäftigungstherapie)

Arbeitstherapie und Beschäftigungstherapie sind Synonyme, sie meinen ein und dasselbe. Was einmal als »Arbeitstherapie« bezeichnet

---

705 Schreiben des WLK vom 22.12 1965.

wird, heißt das andere Mal »Beschäftigungstherapie«. Die Verwaschenheit der Begriffe und der Mangel an inhaltlichen Definitionen lassen vermuten, dass im Mittelpunkt des Interesses eher der ökonomische Nutzeffekt als ein therapeutisches Ziel steht. Die Frage also, inwieweit die Begriffe Arbeitstherapie und Beschäftigungstherapie ideologische Begriffe im Dienste unserer (kapitalistischen) Gesellschaft sind, können wir besser beantworten, wenn wir den ökonomischen Nutzen dieser Therapieformen für die Anstalt (und damit für die Gesellschaft) genauer unter die Lupe genommen haben. Es geht letztlich um die Frage, inwieweit sich das Interesse des Einzelnen (Patienten) bei der Arbeits- und Beschäftigungstherapie gegenüber dem Interesse der Anstaltsleitung (letztlich der »normalen Gesellschaft«) durchzusetzen vermag.

Aus einem Papier aus dem Jahr 1965 geht der große ökonomische Nutzeffekt der »Beschäftigungstherapie« (damals noch so genannt) für die Anstalt hervor. Damals gab es zwei Gruppen von Patienten, die unterschiedlich belohnt wurden: die »Hauskranken« und die »Einzel- und Gruppenarbeiter«.

Die *Hauskranken* erhielten pro 8-Stunden-Tag eine Entschädigung von 2,50 DM. Von 22 Männern, die in Familien beschäftigt worden waren, erhielten die »Arbeitskräfte von wirtschaftlicher Bedeutung« – es handelte sich um 6 Männer – eine »Durchschnittsentschädigung« von 30 DM im Monat. Von 27 Frauen, die in Familien beschäftigt waren, erhielten 11 als »Arbeitskräfte von wirtschaftlicher Bedeutung« eine Durchschnittsentschädigung von 27,75 DM. Innerhalb dieser Gruppe von »Hauskranken« gab es noch eine spezielle Gruppe: »die absoluten Spitzenkräfte«. Sie erhielten monatlich 40 bis 55 DM.

Die *Einzelarbeiter* und *Gruppenarbeiter* erhielten zur damaligen Zeit einen Monatslohn (»Krankenbelohnung«) von 2,50 DM. »Der beste Einzelarbeiter kann höchstens 90.-- DM pro Jahr erhalten, der Kolonnengänger erhält 15.-- DM im Jahr.« [!] Es ist interessant, dass gerade in der unterschiedlichen Belohnung (die in jedem Falle unzureichend ist) eine

Ungerechtigkeit von Seiten des Managements gesehen und als eine mögliche Ursache von Störungen innerhalb der Anstalt erkannt wurde. Als Begründung für die finanzielle Angleichung der Krankenbelohnung führt der Verwaltungsleiter Dr. Raether die große Rentabilität der Beschäftigungstherapie an: »Vom Stand des Verwaltungsleiters ist festzustellen, daß zahlreiche Arbeitsplätze, die als Planstellen für gesunde Dienstkräfte mit entsprechenden Besoldungsmitteln ausgewiesen werden müßten, von Kranken besetzt bzw. anteilig oder zu einem Bruchteil besetzt sind. ... Ferner erzielen Gruppen von Kranken durch Lohnarbeit [!] für fremde Betriebe Lohneinkünfte zugunsten des Krankenhaushaltes.«

Weiter heißt es: »Wenn unsere Kranken mithelfen, einen relativ niedrigen Pflegesatz zu halten, dann profitiert hiervon eine Gemeinschaft, die an sich den höheren Pflegesatz aufzubringen verpflichtet ist. Ein moralischer Anspruch auf ›angemessene Krankenbelohnung‹, d. h. Entschädigung oder Vergütung für geleistete Arbeit kann meines Erachtens nicht bestritten werden.«

Die Forderung nach »angemessener Belohnung« lief darauf hinaus, dass man für die Einzel- und Gruppenarbeiter eine Angleichung an die Belohnungshöhe der Hauskranken vorschlug. »Eine Entschädigung je nach Leistung zwischen 7,50 DM (alternativ 5 DM) und 30 DM«.

Ein Teil des Schemas sei hier angeführt:

Stufe 1 erhält monatl.	30.– DM	48 Patienten
Stufe 2 erhält monatl.	25.-- DM	277 Patienten
Stufe 3 erhält monatl.	20.-- DM	205 Patienten
Stufe 4 erhält monatl.	15.-- DM	170 Patienten
Stufe 5 erhält monatl.	7.50 DM	170 Patienten
		870 Patienten

Dies bedeutete im Durchschnitt eine Entschädigung von »0,42 DM je Pflegetag gegenüber bisher 0,06 DM«. Die Begründung der Erhöhung der Krankenbelohnung für einen Teil der Patienten zeigt, dass kaum eine

Auswirkung dieser Mehrbelastung auf die Rentabilität der »Beschäftigungstherapie« festgestellt werden konnte.

1. Wenn man den Mehrbedarf für die Belohnung der 870 Patienten für »die Vergütung von gesunden Arbeitskräften« ausgeben müsste, könnte man dafür gerade einmal 17 Angestellte bezahlen! Das aber 870 Patienten in der »Beschäftigungstherapie« mehr leisten können als 17 »gesunde Dienstkräfte« liegt auf der Hand. »Ob dann, wenn *keine* Kranken mehr beschäftigt werden, in einem Landeskrankenhaus mit 1.225 Betten in 30 Abteilungen und mit zur Zeit 305 Personalstellen zusätzliche 13-17 Dienstkräfte erforderlich sind, kann auch ohne gründliche Vorarbeit ohne weiteres behauptet werden. Zahlreiche Arbeitsvorgänge müßten durch Maschineneinsatz abgewickelt werden. Zu bedenken ist jedoch, wieviel Kräfte alleine für den Reinigungsdienst und den sog. Stationsdienst benötigt würden.«

2. Die Krankenarbeit ist auch direkt gewinnbringend: Der im Rechnungsjahr 1965 »kameralistisch nachgewiesene Überschuss« aus der »Beschäftigungstherapie« betrug 77.100 DM:

Krankenarbeit für Dienstkräfte	500,-- DM
Lohnarbeit für Fremdunternehmer	13.000,-- DM
Einkünfte aus der Buchbinderei	23.600,-- DM
Reinüberschuß aus der Landwirtschaft und Gärtnerei 82.800; hiervon entfallen auf Krankenarbeit rd.	40.000,-- DM

	77.100,-- DM

Dieser Überschussbetrag erfasst »nicht einmal den wirtschaftlichen Nutzen der Beschäftigung von Kranken in den Wirtschaftsbetrieben und Werkstätten.«

4.44 Das Taschengeld und die Krankenbelohnung

Das Taschengeld für die Patienten dieses Landeskrankenhauses ist äußerst knapp bemessen. Wir können guten Gewissens die Taschengeldregelung von 1968 zitieren[706], denn es hat sich in der vergangenen Zeit kaum etwas geändert, abgesehen von einer Erhöhung des Betrages um ca. 40%: Damals betrug das monatliche Taschengeld 10 DM, heute beträgt es 14 DM. Vor dem 1.01.1969 sollte das Taschengeld von 10 DM folgendermaßen aufgeteilt werden: »Dieses Taschengeld wird mit 5 DM dem Patienten als Handgeld überschrieben. Die übrigen 5 DM verbleiben der Krankenhausleitung für die kulturelle Betreuung und die Unterhaltung der Patienten einschließlich der Ausgabe von Tabakwaren, Süßigkeiten usw.«

Also nur über 5 DM pro Monat oder etwa 1,20 DM pro Woche konnte der Patient eigenhändig verfügen! Ab 01.01.1969 können nur noch die Sozialhilfe-Empfänger gemäß dem »neuen Geisteskrankenabkommen« Taschengeld erhalten und zwar in »voller Höhe von 10 DM. Es heißt weiter, dass für Krankenkassenpatienten und Selbstzahler kein Taschengeld mehr gezahlt werden könne, was etwa für 30 bis 35% aller Patienten das Landeskrankenhaus zuträfe.

Für diesen Patientenkreis bedeutet dieses »neue Geisteskrankenabkommen« direkte Abhängigkeit von dem Wohlwollen und der Barmherzigkeit bestimmter Privatpersonen: »Die Angehörigen von Selbstzahlern und Krankenkassenpatienten werden von Seiten der Krankenhausleitung

---

706 »Zum neuen Geisteskrankenabkommen; Taschengeld und Krankenbelohnung«

jeweils gebeten, ihren kranken Angehörigen hier Zuwendungen in entsprechender Höhe zu machen.« Selbst bei diesem Minimalbetrag von 10 DM im Monat wurde auf eine Ausgabenkontrolle Wert gelegt, damit dieser Geldbetrag nicht sinnlosem Verprassen anheimfällt: »*Es ist Aufgabe der verantwortlichen* Pfleger und Schwestern die Ausgaben so zu steuern, daß der erhöhte Betrag von monatlich 10 DM über den Zeitraum eines Monats ausreicht.« Konkret: Mit dem Absenden eines Briefes hat man sein Taschengeld für den betreffenden Tag schon aufgebraucht.

Bei einem so kleinen Taschengeld werden auch so geringe Krankenbelohnungen wie 20 DM im Monat für die Betätigung in der sogenannten Arbeitstherapie für den Einzelnen zu einer Notwendigkeit, um sich beispielsweise eine Flasche Limonade am Tag zusätzlich leisten zu können. Insofern stellt diese »Arbeitstherapie« – auch und gerade wenn die absoluten Beträge von Taschengeld und »Krankenbelohnung« so minimal sind – objektiv einen Zwang zur Arbeit dar.

An einem Beispiel möchte ich zeigen, wie die Krankenbelohnung am WLK konkret vor sich geht. Eine von vornherein feststehende Summe wird auf die aktiven Patienten einer Station verteilt. *Dabei wird sowohl hinsichtlich der Leistung als auch des sozialen Wohlverhaltens in einzelne Belohnungsstufen differenziert.* Die Stationsschwester fertig jeden Monat nach eigenem Gutdünken eine Verteilungsliste an, die dann vom Arzt genehmigt wird. Dieser jedoch ist wenig an der Krankenbelohnung interessiert, so dass in der Regel die Stationsschwester über die Belohnung entscheidet, die von den Kranken praktisch nicht angefochten werden kann. Die Schwester hat die Möglichkeit, über eine niedrige Belohnung widerspenstige Patienten zu bestrafen, auch wenn nach deren Leistung der Lohn relativ viel höher sein müsste.

Die Krankenbelohnung für die Frauenabteilung BII von 44 Patientinnen für den Monat August 1970 sah folgendermaßen aus:

Abrechnungstag: 12.08.1970

Gesamtsumme: 380 D-Mark

6 Patientinnen erhielten	5.-- DM
12 Patientinnen erhielten	10.-- DM
4 Patientinnen erhielten	15.-- DM
3 Patientinnen erhielten	20.-- DM
1 Patientin erhielt	30.-- DM
2 Patientinnen erhielten	40.-- DM
-----------------------------------	--------------------
44 Patientinnen erhielten	380.-- DM

Unabhängig von der Krankenbelohnung beträgt das monatliche Taschengeld 13,50 DM, das aber nicht alle Patientinnen erhalten (siehe oben). Eine Patientin erhält deshalb den Spitzenlohn von 40 DM, da sie nach Auskunft der Schwester »eine volle Arbeitskraft im Waschhaus« ersetzt. Sie erhält also nur rund 1/15tel der Lohnsumme, die sie »draußen« erzielen könnte. Eine andere Patientin erhält nach der Auskunft der Schwester nur 20 DM im Monat, obwohl sie voll arbeitet, da sie auch zusätzlich noch in einer Familie arbeite, damit sie »nicht zu viel Geld« in die Hand bekomme.

Zum Vergleich möchte ich noch die Krankenbelohnung auf einer anderen Station anführen.[707]

Station: Frauen BIII

24 Patientinnen werden belohnt.

Abrechnungstag: 13.08.1970 für den Monat August 1970

---

707 Die Aufstellungen über die Krankenbelohnung werden in der Regel von der Stationsschwester angefertigt und dem Stationsarzt zum Unterzeichnen vorgelegt.

Gesamtsumme: 340 DM

4 Patientinnen erhielten	5.-- DM
8 Patientinnen erhielten	10.-- DM
6 Patientinnen erhielten	15.-- DM
3 Patientinnen erhielten	20.-- DM
3 Patientinnen erhielten	30.-- DM
----------------------------------	-------------------
24 Patientinnen erhielten	340.-- DM

Wie in der normalen Leistungsgesellschaft nimmt man auch in dieser »Arbeitstherapie« Leistungseinstufungen vor (siehe oben), nach denen sich die Belohnung richtet. Damit schafft man einen Leistungsansporn und ein Konkurrenzdenken, deren pathogene Wirkung viele der Anstaltsinsassen (unter anderem) zu Patienten machte. Klaus DÖRNER weist in einer Studie[708] darauf hin, wie in der geschichtlichen Entwicklung die Psychiatrie aus sozioökonomischen Gründen entstehen musste: Die »Ausgrenzung der Unvernunft« im Zeitalter der Aufklärung musste bürgerliche Normen gerade mit Hilfe des negativen Bildes bürgerlicher Vernunft, der »armen Irren«, für alle verbindlich machen, um die bürgerliche Gesellschaft zur Verinnerlichung dieser Normen zu zwingen.

Es ist gerechtfertigt, in unserer Betrachtung von einer »Leistungsideologie« zu sprechen, da in unserer (kapitalistischen) Gesellschaft die Werktätigen ein Leistungsdenken verinnerlicht haben, das den Herrschenden die Ausbeutung der Werktätigen erleichtert oder gar erst ermöglicht. Diese Leistungsideologie kommt deutlich in der »Beschäftigungstherapie« bzw. »Arbeitstherapie« zum Ausdruck. Hierzu einige Beispiele:

---

708 Dörner, K.: »Bürger und Irre« [wie Fußn. 7].

So heißt es: »Selbst – hinsichtlich der Arbeitsfähigkeit, -willigkeit und -leistung – zweit- und drittrangige Arbeitskräfte haben ein Gespür dafür, ob ihre Tätigkeit entsprechend anerkannt, d. h. honoriert wird – oder nicht.«[709]

So heißt es: » Bei der Gewährung von Hilfe zum Lebensunterhalt im Rahmen der ›offenen Fürsorge‹ werden kleinste Einkommen von an sich Arbeitsunfähigen und vermindert Arbeitsfähigen nicht angerechnet. Nur so [!] kann der Arbeitswille solcher Personen angeregt werden.«

So heißt es: »Nach Leistungsbereitschaft und Leistungsvermögen der Kranken sind 5 Stufen zu bilden, wie sie in den Anlagen näher beschrieben werden. ... Es darf angenommen werden, daß ein Pat., je mehr er im Rahmen der Beschäftigungstherapie Leistungen erzielt und dann ggf. höhergruppiert werden kann, desto zuverlässiger auch den Wert ›angemessener Belohnung‹, damit des Geldes erkennt bzw. wiedererkennt (Resozialisierung!) und die ihm zufließenden Mittel als Kaufkraft zur Erlangung für ihn wertvoller Dinge einsetzt bzw. für einen späteren Bedarfsfall spart.«[710]

Die Wiedererkennung des Wertes des Geldes wird also als ein Kriterium der Resozialisierung gewertet. Dies heißt aber auch: Wiedererkennung der Lebensnotwendigkeit, seine Arbeitskraft zu verkaufen und entfremdete Arbeit zu leisten.[711] Stellen nicht Arbeits- und Beschäftigungstherapie selbst schon entfremdete Arbeit dar? Wie unkritisch in diesem Zusammenhang von »Therapie« gesprochen wird, zeigt sich auch in folgender Begriffsbastelei: So wird in demselben Schreiben, woraus wir eben schon zitiert haben, Wert auf die Begriffe »angemessene Krankenbelohnung« bzw. »Entschädigung« oder »Vergütung«, nicht aber auf den Begriff

---

709 Schreiben des WLK vom 22.12 1965.

710 Ebd.

711 Zum Begriff der entfremdeten Arbeit siehe »Teil 1« dieser Abhandlung.

»Entlohnung« gelegt, »weil letztlich stets therapeutische Gesichtspunkte maßgeblich sind und den Kranken durch den individuell-tendierten ›Arbeitsauftrag‹ in den Fachkrankenhäusern für Psychiatrie auch echte therapeutische Werte vermittelt und Dienste geleistet werden«.

4.45 Die Beurteilung der Arbeitsmoral

Von der Einordnung in das Arbeits- und Beschäftigungsklima der Station hängt zum Teil die Behandlung und Entlassung der Patienten und ihre Begutachtung in ärztlichen Berichten ab. Wenn man die Krankenberichte liest, lassen sich folgende Feststellungen treffen:

1. Die unmittelbare Beurteilung des Verhaltens der Patienten in der Arbeits- und Beschäftigungstherapie wird so gut wie nie von Ärzten gemacht, sondern vom Pflegepersonal, das psychologisch oder gruppentherapeutisch kaum geschult ist.

2. Die Kriterien der Beurteilung richten sich gemäß der bürgerlichen Arbeitsmoral, die im Dienste der Leistungsideologie steht, nach der Fähigkeit der Patienten, sich einzuordnen und willig die ihnen aufgetragene Arbeit zu verrichten. Der Maßstab lautet also: *fleißig-faul* und *angepasst-störend*.

Hierzu seien einige Beispiele aus Krankenblättern zitiert:

1. Frau X, Diagnose: Schizophrenie   Datum … 1970
»Macht nun wieder Botengänge im Gelände«; 12 Tage später: »Patientin ist nicht so flink als sonst«; über 1 Monat später: »In ihrer Tätigkeit ist sie sehr langsam gewesen«; dann: »Sie beschäftigt sich fleißig bei allen vorkommenden Arbeiten«.

2. Frau Y, Diagnose: Schizophrenie   Datum … 1968
»Nachdem sie einige Zeit zur Beschäftigungstherapie mit viel Freude mitgegangen war, bat sie von selbst, nur noch einen halben Tag mitzugehen, was auch

von der Beschäftigungstherapeutin sehr begrüßt wurde, da sie allmählich durch ihre hochfahrende Art recht störend geworden war.«

3. Frau Z,   Datum … 1967[712]

»Patientin außer Bett, beschäftigt sich mit Haus- und Handarbeiten«; 3 Wochen später: »Frau Z hat sich gut eingewöhnt. Sie hilft hier bei vorkommenden Arbeiten auf der Abteilung und beim Gemüse.«

Datum … 1966

»Hat sich schnell wieder eingelebt. Macht Handarbeit und Hausarbeit«; 5 Wochen später: »Frau Z. Ist hilfsbereit. Sie hilf überall«.

Datum … 1965

»Heute aufgestanden, fügt sich in die Gemeinschaft, macht Handarbeiten«; 1 Woche später: »Der Zustand bleibt, ist beständig in ihren Arbeiten«

Datum … 1964

»Ist soweit geordnet, steht auf, macht Haus- und Handarbeit«

Datum 1963

»Steht auf und verhält sich geordnet, macht Haus- und Handarbeit«.

Man könnte diese Reihe von Beispielen endlos verlängern!

4.46 Das SIMON'sche Konzept der Arbeitstherapie in der heutigen Praxis

Die Begriffe »Arbeitstherapie« und »Beschäftigungstherapie« verwendete SIMON synonym. Ähnlich ist es auch heute beim WLK, wo die beiden Begriffe willkürlich verwandt werden. Ich werde also einfachheitshalber zumeist von »Arbeitstherapie« reden. Aus der Zusammenstellung aller durchgeführten Arbeiten im Rahmen der Arbeitstherapie wird ihre Funktion deutlich: Sie dient in erster Linie zur Aufrechterhaltung des

---

712 Anmerkung 2021: Bei Frau Z. handelt es sich um eine Langzeitpatientin, bei der vermutlich eine allgemeine Diagnose (wie »Schizophrenie«) eingetragen war, von mir aber nicht festgehalten wurde.

Anstaltsbetriebes selbst. Aus der Rentabilität dieser Arbeitstherapie wird ihr ökonomischer Charakter deutlich: Sie verhilft der Anstalt zu einer größeren finanziellen Unabhängigkeit und entlastet die Gesellschaft von zusätzlicher Unterstützung der Anstalten. Schon SIMON stellte die Forderung auf, dass die Arbeitstherapie im Einklang mit den wirtschaftlichen Interessen der Anstalt betrieben werden müsse.

«Das Gut muß ›irrenanstaltsgemäß‹ betrieben werden, wobei es eine ganz besondere Kunst der zuständigen Beamten ist, die landwirtschaftlichen und wirtschaftlichen Interessen mit denen der Krankenbeschäftigung in Einklang zu bringen.«[713]

Diese Forderung SIMONs ergab sich zum großen Teil aus der damaligen finanziellen Notlage der Irrenanstalten, sodass die Selbsthilfe in Form der »aktiveren Krankenbehandlung« und die Betonung der »Arbeitstherapie« eine wirtschaftliche Notwendigkeit war. So gelang es ihm, eine Anstalt aus eigenen Kräften neu aufzubauen.

Das Streben nach Autarkie ist auch heute im WLK allenthalben festzustellen und stolz wird man des Öfteren darauf verwiesen, dass sich die Anstalt wirtschaftlich selbst tragen könne – also allein aus den sehr niedrig bemessenen Tagessätzen der Krankenkassen bzw. Rentenversicherungen.[714] Dieses wirtschaftliche Streben nach Autarkie ist den modernen Rehabilitationsbestrebungen diametral entgegengesetzt. Man kann berechtigterweise sagen, dass das SIMON'sche Konzept Rehabilitation verhindert.

Wie und was in der Arbeitstherapie produziert wird, wird von den Bedürfnissen der Anstalt bestimmt. Die Patienten werden nicht im Hinblick auf ihre Eingliederung oder Wiedereingliederung in die übrige

---

713 SIMON, H.: »Aktivere Krankenbehandlung in der Irrenanstalt« [wie Fußn. 624], S. 46.

714 Unter anderem konnte ich dies auch in einem Gespräch mit der Fürsorgerin feststellen.

Gesellschaft therapiert, also rehabilitiert, sondern im Gegenteil auf ihre Ausgliederung und Ausgrenzung von der übrigen Gesellschaft hin behandelt. Die Eingliederung in das Anstaltsleben scheint Priorität vor der Wiedereingliederung in die »normale Gesellschaft« zu haben. Hin und wieder kann man Patienten treffen, die sich so gut an den Anstaltsbetrieb angepasst haben und dort voll arbeiten, dass man bei ihnen von einer gelungenen Eingliederung in das Anstaltsleben sprechen kann. Je mehr sie sich aber an die Anstalt angepasst haben, desto schwieriger wird eine Rehabilitation.

Die nach Leistungsstufen differenzierte Krankenbelohnung, wie wir sie im Falle des WLK feststellten, wurde im Prinzip schon von SIMON entwickelt, der »die Arbeitsbelohnung nach dem *Grad der Leistung* nicht nur in Bezug auf die Arbeit, sondern vor allem nach dem *sozialen Verhalten* staffelte.«[715] Genau diese doppelte Funktion der Krankenbelohnung, sowohl die *produktive Leistung als auch die soziale Angepasstheit* zu honorieren und somit beides gleichermaßen zu fördern, konnten wir am WLK aufzeigen. Auch die »Arbeit in Kolonnen«, wie sie heute am WLK durchgeführt wird, beruht auf einem SIMON'schen Konzept der Krankenbehandlung. Er bildete aus kleineren Patientengruppen (10 bis 20 Personen) Arbeitskolonnen, die im Interesse des Anstaltsbetriebes arbeiteten, z. B. eine »Gartenkolonne« und eine »technische Kolonne« – qualitativ und quantitativ ähnlich strukturiert wie die gleichnamigen Kolonnen am WLK heute. Der Begriff der Kolonne, der »Anlaß zu mancher Kritik« wurde (HARLFINGER), hat sich bis heute am WLK gehalten. So ist auch noch im Jahre 1970 offiziell die Rede von »Kohlekolonne«, »Feldkolonne« und »Grabenkolonne«.[716]

---

715 Siehe MERGUET, H.: »Psychiatrische Anstaltsorganisation (Arbeitstherapie, Milieugestaltung, Gruppentherapie)«, in: Psychiatrie der Gegenwart, Bd. 3: Soziale und angewandte Psychiatrie, Berlin; Göttingen, Heidelberg 1961, S. 75-110.

716 Siehe »Jahresverwaltungsbericht 1969«.

Auch die Aufteilung der Anstalt in eine »Frauen-« und eine »Männer-seite« mit entsprechend rigorosen Bestimmungen gehörte wesentlich zum SIMON'schen Konzept (»Geschlechtsachse«). Sie entspringt einer die Sexualität verdrängenden bürgerlichen Moral, die heute noch im WLK ihre Geltung besitzt. So erlebte ich es immer wieder, wie sexuelle Probleme der Patienten[717] von Ärzten und Pflegepersonal vertuscht wurden. Es war auch bemerkenswert, wie stark Nonnenschwestern ihre zumeist katholischen Patienten beeinflussen konnten und sexuelle Ängste eher verstärkten als überwinden halfen. So müssen beispielsweise auf einer Station etwa 30 Frauen auf engstem Raum leben, wobei die Dauerpatientinnen oft nur ein einziges Mal im Jahr die Gelegenheit haben, für ein paar Stunden mit Männern (männlichen Patienten) zusammenzutreffen – nämlich anlässlich des »Schützenfestes« im Sommer. (Dort seien schon Kinder gezeugt worden, berichtete eine Schwester, wobei sie auf die triebhafte Unbeherrschtheit der Kranken aufmerksam machen wollte.)

Eine Patientin, etwa im Alter von 40 Jahren, die einen sehr »normalen Eindruck« auf mich machte, sehr gepflegt und gebildet wirkte – vor zehn Jahren soll sie ihren letzten »schizophrenen Schub« gehabt haben – wurde im Krankenblatt folgendermaßen beurteilt: »Bei Tanzveranstaltungen und sonstigen Gelegenheiten versucht Frau S. stets Herrn D. zu treffen. Die Triebhaftigkeit von Frau S. ist von früher bekannt. Es erscheint notwendig, Verbindungen mit ehemaligen – und stets erneut behandlungsbedürftigen Patienten – nicht noch zu fördern. Eine Ausnahme wäre, wenn der Vormund diese Bindung billigen würde. Dies war bisher nicht der Fall. Frau S. wurde entsprechend belehrt. Sie argumentierte mit Grundgesetz und Strafprozessordnung.«[718] Soweit das Beispiel zur herrschenden Sexualmoral am WLK.

---

717 Anmerkung von 2021: Ich gebrauchte damals durchgehend das generische Maskulinum, das ich hier beibehalte.

718 Die betreffende Patientin schrieb im Laufe der Jahre einen ganzen Stapel von Beschwerdebriefen an die Anstaltsleitung, in denen sie sich über ihre

Die heutige Beurteilung der Arbeitsmoral könnte direkt dem SI-MONschen Konzept entnommen sein: Der Kranke ist grundsätzlich arbeitspflichtig und hat sich in die vorgegebene Ordnung einzufügen, wie SIMON es formuliert hat: »Die Einfügung widerstrebt der natürlichen Veranlagung, die auf Ungebundenheit und wehrhafte Wildheit im Erstreben unmittelbaren eigenen Vorteils und Lustgewinns eingestellt ist. ... Erst die Erziehung im weitesten Sinne des Wortes vermittelt die Fähigkeit, sich in die geordnete Gemeinschaft einer größeren Anzahl von Menschen einzuordnen.«[719]

4.47 Ergebnis der Studie und Schlussfolgerung

Die SIMON'sche Theorie und Praxis der Arbeits- bzw. Beschäftigungstherapie hat auch heute noch ihre Gültigkeit. Dabei möchte ich nochmals betonen, dass diese Tradition einer modernen Konzeption eines Rehabilitationswesens im Wege steht und die Entwicklung einer »Rehabilitationspsychiatrie« verhindert. Zwischen der Rehabilitation von Körperbehinderten und der von psychisch Behinderten ist eine Phasenverschiebung festzustellen. Während die Rehabilitation von Körperbehinderten schon seit längerer Zeit vorangetrieben wird, macht die von psychisch Behinderten nur sehr bescheidene Fortschritte.

Behandlung beklagt. Alle diese Briefe wurden im Krankenblatt abgeheftet, offensichtlich ohne irgendeine Wirkung gehabt zu haben. In einem anderen Zusammenhang weigerte sich die Patientin, auf weiter Fragen zu antworten, »da ja doch alles ins Krankenblatt eingetragen werde« – dies war dann auch im Krankenblatt zu lesen. Zum anstößigen Verhalten in der Beschäftigungstherapie siehe die Notiz zu dieser Patientin (»Frau Y.« in Abschnitt 4.45: Die Beurteilung der Arbeitsmoral), der vermutlich das ewige Tütenkleben zu langweilig geworden war.

719   SIMON [wie Fußn. 624], a. a. O.; vgl. HARLFINGER, a. a. O., S. 26.

So mussten wir[720] feststellen, dass es am WLK keine Rehabilitation im Sinne der heute geläufigen Definitionen stattfindet. Es fehlen alle Möglichkeiten, die für eine solche erforderlich wären: z. B. ein Rehabilitationsteam (Fürsorgerin, Psychotherapeut, Sozialpädagoge etc.), das eine kleine und überschaubare Gruppe von Patienten betreut; z .B. ein Rehabilitationsplan, der zielstrebig die einzelnen Stufen der Rehabilitation, auch die Beschäftigungs- und Arbeitstherapie, festlegt; z. B. besondere Einrichtungen wie Tages- und Nachtkliniken, Berufsförderungswerke etc.; z. B. spezielle Therapieformen für Gruppentherapie und eine am Rehabilitationsziel orientierte Arbeits- und Beschäftigungstherapie. Von alledem gibt es am WLK überhaupt nichts.

Auch heute noch ist man an den psychiatrischen Anstalten bestrebt, die Kranken eher in diese einzugliedern und somit aus der übrigen Gesellschaft auszugrenzen, als sie zu rehabilitieren. Wie wir Beispiel des WLK sahen, ist diese Tradition[721] noch sehr lebendig. Dagegen hat die Rehabilitation von Körperbehinderten große Fortschritte gemacht, so zweideutig diese auch sein mögen!

An dieser Stelle müssen wir nun freilich eine wichtige Frage aufwerfen, nämlich die, unter welchem Gesichtspunkt das Verhältnis der heutigen Psychiatrie zur Rehabilitation allgemein gesehen werden muss. Wie weit – so müssen wir fragen – steht diese Art von arbeitstherapeutischer Behandlung und diese Vernachlässigung der Rehabilitation, wie wir sie konkret am Westfälischen Landeskrankenhaus feststellen konnten, nicht im Widerspruch zu jenen »ökonomischen Notwendigkeiten« unserer »Gesellschaft«, wie sie sich im heutigen Rehabilitationswesen für Körperbehinderte ausdrücken? Inwieweit können wir heute noch von einer

---

720 Anmerkung von 2021: Das »wir« bezieht sich hier auf die Gruppenfamulatur am WLK und den intensiven Gedankenaustausch der betreffenden Personen (siehe unten: »Rückblick nach einem halben Jahrhundert«).

721 Anmerkung von 2021: Gemeint ist hier die »kustodiale Psychiatrie«, die primär auf die Aufbewahrung und längerfristige Versorgung der Patienten in der Anstalt abzielt.

ideologischen Funktion der Psychiatrie sprechen, wie sie DÖRNER etwa für das Zeitalter des aufstrebenden Kapitalismus feststellen konnte? Wie müssen wir also die rehabilitativen Bestrebungen einer zurzeit entstehenden »Sozialpsychiatrie« einschätzen? Denn die Tatsache alleine, dass vielleicht demnächst ein sozialpsychiatrisches Rehabilitationswesen aufgebaut wird, ist genauso wenig schon an sich als »fortschrittlich« oder »absolut wertvoll« anzusehen, wie es vielerorts mit dem schon weiter entwickelten Rehabilitationswesen für Körperbehinderte geschieht!

4.5 Das Verhältnis von Arbeitstherapie und allgemeinen Arbeitsbedingungen bei der psychiatrischen Rehabilitation

Ich kam in der obigen Studie zum Ergebnis, dass die arbeitstherapeutische Behandlung eher auf eine Ausgrenzung als auf eine Rehabilitation abzielte. Wollen wir aber einer Rehabilitation das Wort reden, müssen wir die Bedingungen in der Außenwelt reflektieren, in die der Rehabilitand wieder eingegliedert werden soll, vor allem die Arbeitsbedingungen. Ein interessantes Schlaglicht auf das Verhältnis der Arbeitsbedingungen in der Anstalt und in der Außenwelt wirft eine amerikanische Untersuchung von BARBEE, BERRY und MICEK.[722] Diese Untersuchung am Fort Logan Mental Health Center, Denver, handelt von der Effektivität der Arbeitstherapie im Hinblick auf die Länge der Aufenthaltsdauer bzw. der Rate der Wiederaufnahme. Man ging von einer vielfachen Hypothese:

Die Arbeitstherapie würde

---

722 BARBEE, M. S., BERRY, K. L., MICEK, L. A.: »Relationship of work therapy to psychiatric length of stay and readmission«, in: Journal of Consulting and Clinical Psychology, 1969, vol. 33, no. 6, pp. 735-738.

1. die Dauer des intensive institutional treatment und

2. die Dauer der gesamten Krankenhausbehandlung verkürzen,

3. die rate of readmission für alle psychiatrische Anstalten und

4. speziell für Fort Logan senken.

In der Arbeitstherapie wurden Auftragsarbeiten für die Industrie (light assembling and packaging work) verrichtet. Die Patienten arbeiteten in Gruppen zwei- bis dreimal wöchentlich zwei Stunden lang, wobei die Gruppenleistung belohnt wurde (each individual shares equally in the earning of his work, regardless of his contribution to its success). Es wurden, um die obige Hypothese zu verifizieren, die Gruppe der Teilnehmer an der Arbeitstherapie mit der Gruppe der Nicht-Teilnehmer mit einer statistischen Methode verglichen. Ergebnis: Die Hypothese stellte sich als völlig falsch heraus! Die Teilnehmer an der Arbeitstherapie benötigten eine längere intensive Behandlung (intensive institutional treatment), die Gesamtdauer des Aufenthalts war für sie länger, und sie mussten häufiger wiederaufgenommen werden als die Nicht-Teilnehmer an der Arbeitstherapie. Das erklärte Ziel der Arbeitstherapie, die Dauer der Behandlung und damit ihre Kosten zu senken, wurden also nicht erreicht. Die Interpretation dieses Ergebnisses (discussion) scheint mir bemerkenswert zu sein. Der Grund für die längere Aufenthaltsdauer der Teilnehmer an der Arbeitstherapie wurde in folgenden Punkten gesehen:

1. viele Patienten hätten zum ersten Mal in ihrem Leben eine regelmäßige und gut bezahlte Anstellung gehabt;

2. die Supervisors hätten die Patienten unterstützt und nicht herumkommandiert;

3. die Arbeitszeit sei relativ kurz gewesen;

4. die sozialen Beziehungen seien gefördert worden (free socializing among patients was encouraged, and these new friends may have tended to replace the influence of family and friends in the community).

Die harten Bedingungen der Außenwelt (competitive employment situation) – oder besser gesagt: die positiven Seiten der betreffenden Arbeitstherapie – vereitelte ihren Erfolg. Die Patienten arbeiteten und lebten lieber in der Anstalt als draußen. Die Untersucher zogen daraus den Schluss, dass die berufliche Befriedigung bei der Arbeitstherapie keinen »positiven Einfluß auf die Patientin hat, in die Gemeinschaft zurückzukehren.«!

Unser Beispiel zeigt, dass der »Misserfolg« der Arbeitstherapie ihr eigentlicher Erfolg ist: Nämlich menschliche Beziehungen auch im Arbeitsprozess herzustellen, die anderswo schon verloren gegangen sind. Wir sollten uns klarmachen, wie zwielichtig eine Rehabilitation sein kann: Hat sie doch in diesem Falle den Auftrag zu erfüllen, Patienten in widrige Arbeitsverhältnisse zurückzuzwingen. Als die Kehrseite des Ausgegrenztseins aus einer inhumanen »gesunden« Gesellschaft ist in diesem Fall die geglückte Integration des Kranken in eine humanere »kranke« Gesellschaft anzusehen. Welche Konsequenzen ziehen die »Wissenschaftler« daraus? Nicht die Gesellschaft muss man in Frage gestellt werden, sondern der Rehabilitationsprozess! Sie wittern Gefahr: Die Rehabilitation darf auf keinen Fall in Widerspruch zum gesellschaftlichen System geraten und dieses gar in Frage stellen oder ändern wollen. Leider wird jenes Verhältnis von Arbeitstherapie und allgemeinen Arbeitsbedingungen, vom Leben innerhalb und außerhalb der psychiatrischen Anstalt, viel zu wenig flektiert. Freilich wurden schon mutige Versuche unternommen, üble Behandlungsmethoden in psychiatrischen Anstalten aufzudecken, ein Thema, das immer noch von der (herrschenden) Medizin stark tabuisiert wird.[723] Bedeutsame Phänomene werden von ihren Kritikern ins

---

[723] So gab es z. B. bei Veröffentlichungen von Frank FISCHER [siehe Fußn. 724] Proteste insbesondere von den ärztlichen Berufsverbänden; Dr. Dr. L THEWALDT schrieb im Deutschen Ärzteblatt (3/1970): »Die Irrenhäuser des Herrn FISCHER gibt es nicht. Vielleicht studiert gelegentlich Herr FISCHER Medizin und verwendet anschließend einige Jahre darauf, deutscher Facharzt zu werden. Andernfalls möge er in germanistischen Töpfen rühren.«

Auge gefasst, aber über die tieferen Zusammenhänge wird offensichtlich wenig reflektiert. So deckt F. FISCHER in seinem vielbeachteten Buch: »Irrenhäuser – Kranke klagen an«[724] zwar konkret autoritäre Unterdrückungsmechanismen auf, redet dabei aber unkritisch einer fragwürdigen rehabilitativen Arbeitstherapie das Wort:

> Er lobt z. B. die fortschrittliche Arbeitstherapie in England, bei der die Kranken Industrieaufträge in der Form erfüllten, »die den Bedingungen im normalen Arbeitsleben weitgehend entspricht ... damit die Anstalt nicht auf Mitleidsaufträge angewiesen ist, sondern sogar konkurrenzfähig auftreten kann, hat man zur Organisation der Industriearbeit einen Manager der freien Wirtschaft angestellt.«[725] Die Patienten würden somit »aus der Rolle von Gnadenbrot-Empfängern in die von konkurrenzfähigen Partnern hineinwachsen.«[726]

Wie unvereinbar aber letztlich diese Art von Konkurrenz mit einer Rehabilitation ist, glaube ich nachgewiesen zu haben! Auch HEMPRICH analysiert eingehend in seiner Dissertation die »hierarchische Struktur des traditionellen Krankenhauses«, in dem sich der Patient auf dem Boden einer »Rollenverteilung« befindet, »welche praktisch nur den Weg von oben nach unten« kennt.«[727] Dagegen hebt er die positiven englischen Verhältnisse hervor, wie therapeutic community und open-door-system. HEMPRICHs Studie ist in ihrer Konkretion beachtenswert mutig und die herrschenden Verhältnisse scharf kritisierend. Der Frage aber, wovon jene »tiefverwurzelte psychiatrische Ideologie mit starkem Beharrungsvermögen« (HEMPRICH) bestimmt wird, wie das Verhältnis einer »durchgehend falsch informierten Öffentlichkeit« zu den Kranken zu erklären ist, geht er nicht weiter nach.

---

724 München; Wien; Basel 1969.
725 Ebd., S. 148.
726 A. a. O., S. 178.
727 HEMPRICH, R.-D.: »Feldstudie in einem psychiatrischen Krankenhaus«, Inaugural-Diss. Heidelberg 1967, S. 83.

Die »Entmystifizierung der Psychiatrie« (SPAZIER) ist meiner Meinung nach nicht zu leisten mit einer an MACH sich orientierenden (positivistischen) Methode, auf die sich HEMPRICH bei seinen »Arbeitshypothesen« beruft.

Zusammenfassung

Die Abhandlung befasst sich mit der Medizin im Rahmen des heutigen Rehabilitationswesens. Zu meiner Methode ist von vornherein zu sagen, dass ich nicht faktische Wirklichkeit schlechthin, sondern Beschreibungen dieser Wirklichkeit wissenschaftskritisch darzustellen versuche. Die Analyse der begrifflichen Zusammenhänge eines Sachverhaltes impliziert schon dessen Kritik, nämlich die Frage nach dem »richtigen Begriff«, der die Sache trifft.

Die Rehabilitation ist ein therapeutisches Mittel, das zum Zwecke der Wiedereingliederung des in seiner Arbeitsfähigkeit behinderten Kranken in den gesellschaftlichen Arbeitsprozess zu dienen hat. Konsequenterweise steht der begriffliche Zusammenhang von Arbeit und Krankheit im Mittelpunkt unserer Analyse, der vor dem Hintergrund des Widerspruchs von Individuum und Gesellschaft zu lesen ist.

Einleitend beschäftige ich mich gesondert mit dem Arbeitsbegriff (Teil 1). Ich stelle einem philosophischen Arbeitsbegriff (HEGEL, MARX) denjenigen gegenüber, der in den Wirtschafts- und Sozialwissenschaften Gültigkeit beansprucht. Ich komme so zu der These, dass der

Arbeitsbegriff in diesen Wissenschaften inhaltlich verkürzt ist. Eine Erklärung dieser Verkürzung scheint schwer zu fallen, kann man doch nur durch eine Analyse der historischen Genesis dieser Wissenschaften selber ihre Erkenntnisse von der Realität – ihre Logik – begreifen. (Dies gilt beispielsweise für eine Verkürzung der Arbeit auf einen wissenschaftlich bestimmten Leistungsbegriff in der Arbeitswissenschaft.) Am Arbeitsbegriff versuche ich, den inneren Zusammenhang der Medizin mit anderen (Einzel-)Wissenschaften klarzumachen, indem ich auf die Verwandtschaft von Arbeitswissenschaft und Arbeitsmedizin hinweise.

Ich lasse ausführlich eine Reihe von Fachleuten auf dem Gebiet der Rehabilitation zu Worte kommen, soweit sie die Rehabilitation als eine gesellschaftliche Notwendigkeit auffassen und diese wissenschaftlich zu begründen versuchen (Teil 2). Ungeachtet der realen Schwierigkeiten und Widersprüche im Rehabilitationswesen – etwa der Tatsache, dass der Erfolg der Rehabilitation von der Lage auf dem Arbeitsmarkt abhängt – wird immer wieder eine Interessensidentität von Individuum und Gesellschaft behauptet, die gerade bei der Rehabilitation gewahrt und hergestellt werde. Genauso, wie die Gesellschaft arbeitende Menschen zu ihrem Bestand brauche, benötige der behinderte Mensch finanzielle Unabhängigkeit und gesellschaftliche Achtung, die er im Wesentlichen durch nützliches Arbeiten wiedergewinnen könne.

Trotz aller ins Auge springenden Unterschiede sind auch in anderen Ländern – ich beziehe in meine Untersuchung Großbritannien und die DDR mit ein – ähnliche Einschätzungen der Rehabilitation festzustellen. Insbesondere in der DDR wird eine Interessensidentität von Individuum und Gesellschaft beim Rehabilitationsprozess stringent behauptet und dieser dann ungeniert auf seine »arbeitsökonomische« Rentabilität hin untersucht und auf diese ausgerichtet.

Ich komme zu dem Schluss, dass in den wissenschaftlichen Überlegungen die »gesellschaftlichen Interessen« an der Rehabilitation klar bestimmt werden: Ausschöpfen von Arbeitskraftreserven, Einsparung von

Sozialleistungen für Behinderte durch deren Einbeziehung in den Arbeitsprozess, Stabilität der Gesellschaft durch Integration einer Randgruppe
etc. Ziemlich im Dunkeln dagegen bleibt das Interesse des betroffenen Individuums an der Rehabilitation. Es wird etwa davon abgeleitet, dass der
Behinderte ein natürliches Bedürfnis habe, wieder als ein »vollwertiges
Mitglied der Gesellschaft« anerkannt zu werden. Diese Erklärungen fallen
recht dürftig aus gegenüber einer so objektiven und objektivierbaren
wirtschaftlichen Rentabilität. Frappierend ist jedenfalls die Tatsache, dass
das konkrete Erleben des Rehabilitationsprozesses durch den Rehabilitanden in den wissenschaftlichen Darlegungen, wenn überhaupt, nur pe-
ripher zum Ausdruck kommt.

Dieser Problematik versuche ich näher zu kommen, indem ich mich
dem betroffenen Subjekt selber zuwende (Teil 3). Zunächst beschäftige
ich mich mit dem psychoanalytischen und medizinanthropologischen Ansatz, der Krankheit *auch* als einen aktiven Prozess begreift: Krankheit
nicht jenseits von Arbeit, sondern eine andere Form von Arbeit. Dann
gehe ich auf die wenigen, mir bekannten Beispiele ein, in denen Behinderte sich selber (literarisch) darstellen. Es zeigt sich, wie abstrakt die Re-
deweise von »den« Behinderten ist, wenn man mit ihren verschiedenen
Gedankengängen konfrontiert wird.

Der Knotenpunkt meiner Abhandlung stellt sicherlich die Analyse der
Arbeitstherapie da. Durch sie soll im Rehabilitationsprozess die Krankheit
oder Behinderung durch spezifische Arbeit beherrscht werden. Durch die
Arbeitstherapie soll der Rehabilitand lernen, allen Anforderungen im gesellschaftlichen Arbeitsprozess möglichst gerecht zu werden. Die Arbeitstherapie hat sich historisch aus der psychiatrischen Irrenbehandlung im
Zeitalter der sich konstituierenden bürgerlichen Gesellschaft entwickelt.
In ihr stellte sich die Rationalität dieser Gesellschaft dar und wurde mit
ihrer Hilfe zur Herrschaft gebracht. Da nun die Arbeit als naturgegebene
Notwendigkeit erscheint, wird die gesellschaftliche Bedeutung der Arbeitstherapie und ihre historische Genesis so wenig begriffen.

Diese meine Auffassung resultiert auch aus einer praktischen Erfahrung (Teil 4). Eine Famulatur in einem Landeskrankenhaus führte mir die Problematik der Arbeitstherapie – in diesem Falle von psychisch Kranken – vor Augen. Die Arbeitstherapie innerhalb der Anstaltsmauern ahmt, wenn auch noch so verzerrt, die Bedingungen außerhalb derselben nach: Mechanismen zur Aufrechterhaltung von Arbeitsmoral und Arbeitsdisziplin, individuelle Entlohnung nach festgesetzten Kriterien, gleichförmige Arbeitsausführung etc.

Amerikanische Untersucher stellten einmal fest, dass in einer psychiatrischen Anstalt, in der die Patienten die Bedingungen der Arbeitstherapie weitgehend gemeinsam bestimmen konnten (z. B. das System der Entlohnung), deren Verweildauer und Rückfälligkeitsquote überdurchschnittlich groß wurde. Die Therapie hatte insofern versagt, als sie offenbar attraktiver für die Patienten war, als die normalen Lebensbedingungen. Der scheinbare Misserfolg entlarvte in diesem Falle fragwürdige (möglicherweise unmenschliche) Arbeitsbedingungen der normalen Gesellschaft.

Schlussbemerkung

Die Bearbeitung des abgehandelten Stoffes in Form einer »Bestandsaufnahme« kann ich angesichts seiner inhaltlichen Implikationen keineswegs als abgeschlossen betrachten. Um zu einer begründeteren Verarbeitung zu gelangen, wäre intensiv weiterzuforschen an dem begrifflichen Zusammenhang von Arbeit und Krankheit, wie er für die heutige medizinische Wissenschaft bestimmend geworden ist. Ausgehend von den Schwerpunkten meiner Abhandlung, wie sie sich bei der Entfaltung des Stoffes herausgestellt haben, wäre zunächst noch einmal an dem

Begriff der Arbeit bei HEGEL (und MARX) und dem Begriff der Krankheit bei FREUD anzusetzen. Diese beschreiben nach meiner Auffassung weder schlechthin Wirklichkeit, noch »ergänzen« sie sich theoretisch: hie Gesellschaft, da Individuum. Ihre Theorien erwachsen selber noch wesentlich aus der Wissenschaft, die sie in je eigener Weise kritisieren, das heißt richtigstellen wollen.

FREUDs Psychoanalyse ist als eine Art von Wissenschaftskritik in und an der Medizin (und Psychologie) für die theoretische und praktische Arbeit von Medizinern von großer Bedeutung. Wenn nach den Grundlagen einer »medizinischen Theorie« – etwa im institutionellen Rahmen einer »Fakultät für theoretischen Medizin« – gefragt und geforscht werden soll, führt an einer gründlichen Reflexion des FREUD'schen Krankheitsbegriffes kein Weg vorbei. Dies ist für mich eine wichtige Erkenntnis, die ich aus meiner Abhandlung zur Problematik der Rehabilitation gewonnen habe.

Lebenslauf

Am 8. August 1946 wurde ich als Sohn des Arztes Dr.med.
Heinz Schott und seiner Ehefrau Ruth, geb. Geilert, in
Bergzabern (Pfalz) geboren.

Von 1953 bis 1957 besuchte ich die Volksschule und ab
Frühjahr 1957 das Staatliche Nordpfalzgymnasium in
Kirchheimbolanden, an dem ich am 2. März 1966 das Abitur
ablegte.

Im Sommersemester 1966 begann ich das Medizinstudium an
der Universität Heidelberg. Dort bestand ich am 27.2.1967
das Vorphysikum und am 29.7.1968 das Physikum. Im Wintersemester 1968/69 setzte ich das Medizinstudium an der
Technischen Universität München fort und legte dort im
Dezember 1971 das Staatsexamen ab. 1969/70 studierte ich
zwei Trimester lang an der University of Glasgow (Schottland).

Zwischenzeitlich arbeitete ich als Medizinal-Assistent
und studiere nun Philosophie an der Universität Heidelberg.

*

In dankbarer Erinnerung
an meinen medizinischen Doktorvater
PROFESSOR DR. MED. WOLFGANG JACOB *(1919-1994)*

EIN AKTUELLER RÜCKBLICK

In diesem Rückblick rund 50 Jahre nach Verfassen meiner Doktorarbeit verlasse ich mich nicht auf Publikationen, Archivalien oder anderweitigen Zeugnisse, sondern auf mein Gedächtnis – wohl wissend, dass dieses die Vergangenheit immer mitgestaltet, ja gewissermaßen neu erfindet. Historiker kennen das Problem: Nichts kann manchmal irreführender sein als die *oral history*, weshalb sie sich hüten, Augenzeugenberichte schon für bare Münze zu nehmen. Gleichwohl ist es reizvoll für mich, meinen Erinnerungsspuren zu folgen. Sie führen in jene Zeit zurück, als ich an meiner Dissertation arbeitete. Dies geschieht hier nicht zum ersten Mal. Ich kann auf zwei bereits veröffentlichte Texte zurückgreifen, die ich im Folgenden zu einem Gesamtbild verknüpfe.[728]

---

728 Zum einen stütze ich mich auf meinen Buchbeitrag »Erinnerungsspuren. Ein persönliches Nachwort«, in: Ralf Forsbach: *Die 68er und die Medizin. Gesundheitspolitik und Patientenverhalten in der Bundesrepublik Deutschland (1960-2010)*, Göttingen 2011 (Medizin und Kulturwissenschaft: Bonner Beiträge zur Geschichte, Anthropologie und Ethik der Medizin; Bd. 5), S. 237-244; zum anderen auf meinen Artikel »Erinnerungen an meinen Doktorvater Wolfgang Jacob« in *Mitteilungen der Viktor von Weizsäcker Gesellschaft* Nr. 38 (2020) zum Thema

Die 68er »Bewusstseinserweiterung«

Es ist sicher richtig, dass die Medizinstudierenden – damals bezeichneten wir uns noch ganz gender-unsensibel als Medizinstudenten – eher eine marginale Rolle bei der 68er Studentenbewegung spielten und ihre Widerstände gegen die »Revoluzzer« stärker als in anderen Fachbereichen waren. Gleichwohl standen medizinische Themen regelmäßig im Brennpunkt der allgemeinpolitischen Debatten: die Menschenwürde und ihre verbrecherische Missachtung; die Gesundheit ruinierenden und Leben vernichtenden Folgen von Krieg und Massenelend; die entfremdete, Leib und Seele zerstörende Arbeit im »Kapitalismus«; die krank machende Fremdbestimmung der Heranwachsenden und Unterdrückung ihrer Lebendigkeit nicht zuletzt auf sexuellem Gebiet. Zudem ist die Bedeutung der »Krankheit« als allgemeine Metapher im Diskurs der 68er kaum zu überschätzen. Sie erklärte die »(spät)kapitalistische« Gesellschaft zu einer kranken Gesellschaft, die nur durch radikale Umgestaltung, ja durch eine Revolution zu heilen sei. In den quasi religiösen Heilsversprechen von manchen politischen Gruppierungen waren – wie zu früheren Zeiten – insbesondere medizinische Analogien virulent.

Als ich im Frühjahr 1966 als 19-Jähriger nach Heidelberg kam, um Medizin zu studieren, lag etwas in der Luft. Der zauberhafte Heidelberger Frühling verhieß nicht nur einen Neuanfang in meinem Leben, das ich bis dahin zurückgesetzt in der Rheinpfalz verbracht hatte. Er ließ subtil auch eine größere Wende erahnen, die sich in zahllosen Diskussionen in meinem Studentenwohnheim an der Bergstraße, in der Evangelischen Studentengemeinde, in der Mensa und anderswo ankündigte. Der Protest gegen die brutale Kriegsführung der

---

»100 Jahre Wolfgang Jacob«, in: *Fortschritte der Neurologie · Psychiatrie* 2020; 88:211-213.

USA in Vietnam gehörte zu den Schlüsselerlebnissen. Die in den Medien erscheinenden Bilder und Berichte über den Vernichtungsfeldzug mit Napalm-Bomben und »*free fire zones*« rüttelten gerade die Mediziner auf. Erich Wulff (Pseudonym: Georg W. Alsheimer), der als Arzt über seine »vietnamesischen Lehrjahre« berichtete, war schon bald nach Erscheinen seines Buches 1968 ein begehrter Referent bei studentischen Veranstaltungen. Ich habe ihn später in München vortragen hören.

Das große Zauberwort jener Zeit hieß »Bewusstseinserweiterung«, die tatsächlich von anerzogenen Hemmungen im Denken und Handeln ein Stück weit befreite. Es gab eine kurze Zeit, vielleicht zwei oder drei Jahre, in der die bewegten und sich bewegenden Studenten in der überwiegenden Mehrzahl ihr Weltbild, ihren Lebensentwurf und ihr praktisches Verhalten grundlegend änderten und sich für neue Themen öffneten, ohne sich schon einer bestimmten politischen Dogmatik oder gar Vereinigung unterzuordnen. Für meine Heidelberger Zeit bis zum Sommer 1968 – ich wechselte dann zur neu gegründeten Medizinischen Fakultät der TU München – waren zwei »Netzwerke« von großer Bedeutung: Zum einen die intensive und teilweise hitzige Gesprächsatmosphäre im Evangelischen Studentenwohnheim der Keller-Thoma-Stiftung, wo sich zwei Fraktionen miteinander stritten: die Sozialisten auf der einen und die Pietisten auf der anderen Seite, dazwischen die »Scheiß-liberalen«, denen Glaubenskämpfe *per se* suspekt waren. Zum anderen die manchmal nicht weniger hitzigen Debatten in den Seminaren über psychosomatische Medizin und medizinische Anthropologie im Sinne Viktor von Weizsäckers, die Wolfgang Jacob, mein späterer Doktorvater, kontinuierlich für einen Kreis von interessierten Studenten und Ärzten abhielt. Er wurde für mich zur prägenden Figur jener Zeit, worauf ich noch zurückkommen werde. Hier wurde vor allem Kritik an der »herrschenden« naturwissenschaftlichen Medizin geübt, indem man insbesondere Texte von Viktor von Weizsäcker referierte und diskutierte. Solche seminaristischen Aktivitäten spiegelten insofern Themen der 68er Studentenbewegung in der Medizin wider, als sie sich mit den Verbrechen von Ärzten im Nationalsozialismus und inhumanen Zuständen in psychiatrischen Anstalten auseinandersetzten und für eine neue Sensibilität der Universitätsmedizin für sozialmedizinische und medizinpsychologische Belange der Krankenversorgung warben.

Die »Gegenwärtigkeit der Vergangenheit« konnte ich während der mündlichen Physikumsprüfung im Sommersemester 1968 erleben. Wir saßen in der üblichen Vierergruppe in einem Arbeitsraum mit hohen und dicht bestückten Bücherregalen. Der Anatomieprofessor fragte uns irgendwann während des Prüfungsgesprächs beiläufig allen Ernstes: »Woran können Sie ab welchem Monat einen Judenembryo von einem normalen deutschen unterscheiden?« Uns Studenten verschlug es die Sprache. Auf diese Frage, die ja in keinem unserer Lehrbücher behandelt wurde, fiel uns natürlich keine Antwort ein. Triumphierend sagte der Professor: »Am Nasenknorpel, ab dem dritten Monat, das ist wissenschaftlich bewiesen.« Er suchte in seinem Buchregal nach der entsprechenden Literatur, die dies belegen sollte, ohne sie jedoch zu finden. Das Thema ließ ihn nicht los. Und so fügte er hinzu: »Sie erkennen den Juden an seinen raffinierten, betrügerischen Handbewegungen. Ich habe kürzlich einen hochintelligenten Juden mit einer ›Eins‹ aus dem Physikum geworfen, weil er unverschämt wurde und betrügen wollte.« Wir waren baff. »Aber Herr Professor«, bemerkte ein Prüfling spitzfindig und provozierend, »man sagt doch, dass auch die Italiener wild gestikulieren und betrügen!« – »Mein lieber Herr Kommilitone«, lautete seine Antwort, »die Italiener machen es aus Spaß, den Juden ist es aber angeboren.«

Als ich zum klinischen Studium im Herbst 1968 an die TU München wechselte, war ich erstaunt über die dortige Ruhe und Behäbigkeit. Befand ich mich im unruhigen Heidelberg doch eher noch in der Rolle des Beobachters, so wurde ich in München durch Mitarbeit in AStA und Fachschaft Medizin rasch selbst zu einem politischen Akteur. Was ich in Heidelberg erfahren und gelernt hatte, konnte ich nun in der »Basisgruppe Medizin« einsetzen, die medizinkritische Analysen und politische Strategiediskussionen miteinander verknüpfte und durch Flugblätter, selbst veranstaltete Seminare und punktuelle Aktionen versuchte, mit mäßigem Erfolg die Medizinstudenten zu mobilisieren. Ein ständiger Kritikpunkt war das »autoritäre« Verhalten der Ordinarien, dem man mit der Drittelparität in den Gremien beikommen wollte, und deren »Willkür« bei den mündlichen Prüfungen, insbesondere im Staatsexamen. Man wollte »objektive« Leistungskriterien. So erinnere ich mich, wie wir uns voller Eifer und gänzlich unkritisch bei der Testphase der Multiple-Choice-Prüfungen beteiligten, deren Praktikabilität damals in einem Forschungsprojekt für Deutschland erprobt wurde – ohne zu ahnen, welch problematische Folgen diese Prüfungsform für die medizinische Lehre noch haben würde.

Überregional kam es nach und nach zur Ideologisierung der Studentenbewegung, Gruppen bildeten sich, die häufig genug einen sektiererischen Charakter entwickelten und sich um mehr oder weniger charismatische Führerfiguren scharten. Als sich der SDS 1970 auflöste, war auch die Phase der »Bewusstseinserweiterung«, die ich im Heidelberger Frühling so stark empfunden hatte, vorbei. Als »(klein)bürgerlicher Intellektueller« war man mit fragwürdigen Möchtegern-Avantgardisten und ihren Parteikadern unterschiedlicher Couleur konfrontiert: Marxisten-Leninisten, Stalinisten, Maoisten, Trotzkisten, wobei mir die Letzteren als offenbare historische Verlierer (bekanntlich ließ Stalin Trotzki im Exil ermorden) noch am sympathischsten waren. Allen war gemeinsam, dass sie sich als selbsternannte Führer der Arbeiterklasse entsprechend gerierten. Im Kommunistischen Bund Westdeutschland (KBW) wurde die »Rote Fahne« aus Peking wie das Evangelium gelesen und in eigenen Publikationsorganen den deutschen Genossen die neuesten Leitlinien vermittelt. Nicht nur die »Kulturrevolution« erschien da in den rosigsten Farben, auch die Herrschaft der Roten Khmer in Kambodscha wurde als Akt der Befreiung gefeiert. Man darf sich heute fragen, was aus den damaligen Protagonisten und ihrem Fußvolk geworden ist. Manche haben es in der politischen Klasse (und nicht nur dort) bis nach ganz weit oben geschafft. Das Problem der Kontinuität betrifft nicht nur das »Dritte Reich« und die DDR, sondern auch solche tonangebenden Fraktionen der 68er politischen Avantgarde – allerdings mit dem großen Unterschied, dass sie (möglicherweise auch zu ihrem eigenen Glück) nie zur Macht gelangen und ihre Dogmatik in die Realität umsetzen konnten.

Was waren die weltanschaulichen Grundlagen? Einen großen Einfluss hatte die Kritische Theorie der Frankfurter Schule. »Erkenntnis und Interesse« (1968) von Habermas war die erste Schrift, die mir ein politisch erfahrener Kommilitone, ein Exilgrieche, zur Lektüre empfohlen hatte und deren Thesen ich mir voller Begeisterung aneignete. Doch schon bald setzten allenthalben die so genannten Kapital-Schulungen ein. Studenten lasen gemeinsam den ersten Band von »Das Kapital« von Karl Marx, um die politökonomischen Gesetzmäßigkeiten des Kapitalismus kennen zu lernen, die dann ungeachtet der historischen Distanz vielfach zur Erklärung der gegenwärtigen gesellschaftlicher Verhältnisse herhalten mussten. Ich habe mindestens drei unterschiedliche Marx-Rezeptionen kennen gelernt: (1) Eine ziemlich krude positivistische Aneignung der angeblichen Gesetze des Kapitals – vor allem von »Stamokap«-Anhängern gepflegt, die sich vornehmlich an der Lehre des Marxismus-Leninismus sowjetischer Prägung orientierten; (2) eine intellektuell ansprechendere Auseinandersetzung mit dem »Kapital«, wie sie die Marxistische Gruppe (MG) vor allem in München in großem Stil pflegte, bei der die »Kritik der bürgerlichen Wissenschaft« im Mittelpunkt stand; und schließlich, nachdem ich 1972 nach Heidelberg zurückgekehrt war, (3) die akademische Analyse des »Kapital« vor dem Hintergrund der Hegelschen »Logik«, wie sie der Philosoph Michael Theunissen als große Seminarveranstaltung mit Tutorien in Heidelberg anbot.

Außerhalb der ideologisch festgelegten und parteimäßig etablierten Gruppierungen gab es freilich ein großes Anliegen, das bei den 68ern eine überragende Bedeutung hatte: die Zusammenführung von Marxismus und Psychoanalyse, die Kombination von Marx und Freud, um die jeweiligen offensichtlichen Defizite zu beheben. Die Geringschätzung der Subjektivität durch den Marxismus sollte durch die Psychoanalyse und die Ausklammerung gesellschaftlicher Unterdrückung in der Psychoanalyse durch den Marxismus gewissermaßen geheilt werden. Ich plante zeitweilig sogar eine philosophische Dissertation unter dem Arbeitstitel: »Der Mehrwert und das Unbewusste«, wovon ich dann abrückte, um mich als Mediziner auf die Psychoanalyse Sigmund Freuds zu beschränken. Die Schriften von Wilhelm Reich und Herbert Marcuse rückten rasch in den Mittelpunkt des allgemeinen Interesses und boten sozusagen die theoretische Begleitmusik zur »sexuellen Revolution«, die in diesem Zusammenhang als wichtige Voraussetzung der politischen Revolution angesehen wurde.

Als Stipendiat des DAAD studierte ich 1969/70 zwei Trimester lang an der *University of Glasgow* (*Royal Infirmary*) – ein wunderbarer Kulturschock für einen 68er Studenten aus Deutschland. Schottland bildete eine Insel auf einer Insel, alles verlief in seinen traditionellen Bahnen. Man hatte gerade die Prügelstrafe in Schulen abgeschafft und im Studentenparlament, zu dem Frauen noch nicht zugelassen waren, imitierten studentische Gruppierungen das Gebaren im *Westminster Parliament*. »*Should we join the Common Market?*« ist mir als Thema einer großen Debatte noch in Erinnerung. Von Studentenbewegung, Anti-Vietnam-Demonstrationen oder dergleichen keine Spur. Ich war ungeduldig und wollte unbedingt Herbert Marcuses »Triebstruktur und Gesellschaft«, das in Deutschland hohe Wellen schlug, im englischen Original (*Eros and Civilization*) anschaffen. Es war in den Universitätsbuchhandlungen nicht verfügbar und ich hatte nicht den Eindruck, dass außer mir noch irgendjemand an dem Buch Interesse hatte. Es wurde schließlich in London bestellt und traf immerhin schon nach einer Woche in Glasgow ein.

Mit dem Auftauchen des Terrorismus in Form der 1970 gegründeten RAF und dem Abtauchen ihrer Mitglieder in den Untergrund war es mit der Leichtigkeit des Links-Seins vorbei. Aus der in marxistisch-leninistischen Zirkeln nur abstrakt diskutierten notwendigen Gewalt einer Revolution wurde plötzlich blutiger Ernst. Aber die Stimmung in Deutschland war alles andere als revolutionär, weder bei der Masse der Studenten noch in der Bevölkerung überhaupt. Es kam zur doppelten Isolierung: Die RAF und ihre Anhänger waren innerhalb der allmählich verebbenden Studentenbewegung ähnlich isoliert, wie diese insgesamt innerhalb der nicht-studentischen Bevölkerung. Dies lag nicht zuletzt an der schlichten Tatsache, dass ökonomischer Wohlstand und gute Karriere-Aussichten letztlich idealistische revolutionäre Ambitionen oder gar terroristische Aktionen ins Leere laufen ließen. Die moralischen Proteste, so vernünftig und überzeugend sie auch waren, führten zu nicht immer gewaltfreien Aktionen. Deren Funken konnten aber nicht das Feuer jener Revolution entzünden, über die in romantischen Träumereien spekuliert wurde, ohne sich an bekannten historischen Beispielen die schrecklichen Begleitumstände und Folgen klar zu machen.

Die Jahre bis zum Deutschen Herbst 1977, die ich in Heidelberg verbrachte, waren geprägt von einer diffusen Angst. Der Staat reagierte, wie nicht anders zu erwarten, mit seinen Instrumenten hart und energisch auf den wirklichen oder vermeintlichen Terrorismus. Hausdurchsuchungen, Festnahmen, Verhöre, Telefonüberwachung waren an der Tagesordnung und erzeugten ein Klima der Verfolgung auch bei denen, die mit terroristischen Vereinigungen nichts im Sinn hatten und auch zu stalinistischen oder maoistischen Zirkeln Distanz hielten. Der Verfassungsschutz wurde von vielen Intellektuellen – wir würden heute von »kritischen Bürgern« sprechen – zunehmend als Bedrohung der persönlichen Freiheit und des Rechtsstaats wahrgenommen. Es gab ein Schlagwort, das höchst gefährlich werden konnte, nämlich »Sympathisant« (der RAF). Bestimmte persönliche Kontakte, das Abonnieren bestimmter Zeitungen, die Teilnahme an bestimmten Veranstaltungen, die Unterschrift unter einem Protestschreiben – vieles konnte von den Behörden insgeheim als Indiz gewertet werden. Der »Radikalenerlass« von 1972 unter Bundeskanzler Willy Brandt, der »Berufsverbote« im Öffentlichen Dienst vorsah, sorgte für große Aufregung. Selbst für studentische Hilfskräfte war die »Regelanfrage« beim zuständigen Landesamt für Verfassungsschutz vorgeschrieben. Sie konnten nur nach positivem Bescheid (im Volksmund: »Persilschein«) von der zuständigen Behörde eingestellt werden. Ich möchte nicht verschweigen, wie ich selbst einmal Bekanntschaft mit dem »Radikalenerlass« machte.

Im Juli 1973 ordnete der Bundesgerichtshof (BGH) auf Antrag der Bundesanwaltschaft eine Hirnszintigraphie bei der inhaftierten Ulrike Meinhof an (die ohnehin überflüssig gewesen wäre, wie sich später herausstellte). Da sich diese der Maßnahme widersetzen wollte, sollte die Untersuchung unter Zwangsnarkose durchgeführt werden, was lebensgefährlich gewesen wäre. Eine Erklärung mit Unterschriftenliste kursierte vor der Heidelberger Mensa am Marstallhof, die aus rein medizinischen Gründen gegen die geplante Durchführung der Zwangsuntersuchung Stellung bezog. Sie wandte sich an Medizinstudierende und Ärzte. Als Medizinalassistent setzte ich meine Unterschrift auf das Papier. Offenbar waren die Initiatoren als »Sympathisanten« ohnehin schon im Visier des Verfassungsschutzes, so dass für die Behörde klar war, dass jeder, der unterschrieben hatte, ebenfalls als »Sympathisant« einzustufen sei. Als ich einige Zeit später als Tutor am Philosophischen Seminar eingestellt werden sollte, warteten wir vergebens auf den »Persilschein«. Nachfragen verliefen zunächst im Sande. Schließlich konnte der zuständige Professor (es war Michael Theunissen, mein philosophischer Doktorvater) einen Kontakt mit einem Ministerialbeamten herstellen, der sich nicht festlegen wollte, aber immerhin erfuhr ich so seinen Namen. Ich rief diesen nun selbst an und erklärte ihm, dass ich als Mediziner unter keinen Umständen bei wem auch immer eine Zwangsnarkose zu diagnostischen Zwecken billigen könnte. Im Übrigen sei mir alle Gewalt zuwider und für die RAF hätte ich nie Sympathien gehegt. Nach Wochen des Wartens kam schließlich die erforderliche Bescheinigung ohne weiteren Kommentar. Als ich Jahre später – ebenfalls in Baden-Württemberg – eine Assistentenstelle einnehmen wollte, kam es zu ähnlichem Spiel. Offenbar wurde ich in der entsprechenden

Personalakte immer noch als »Sympathisant« geführt. Glücklicherweise ist das Berufsverbot dann aber an mir vorbeigegangen.

Dieses Klima des institutionalisierten Misstrauens ist heute kaum mehr nachvollziehbar. Der »Polizeistaat« schien vor der Tür zu stehen. Freilich muss dies auch im Kontext des Kalten Krieges und des Eisernen Vorhangs gesehen werden, wo Spionage und Spionageabwehr ohnehin eine große Rolle spielten. Sensible Menschen gerieten dadurch besonders in Gefahr, bei den staatlichen Maßnahmen Realität und Einbildung nicht mehr genau voneinander trennen zu können (was ohnehin vielfach, etwa beim Telefonabhören, unmöglich war) und somit eine Art Verfolgungswahn entwickelten. Behörden konnten in die Privatsphäre eingreifen. So konnte ein Vermieter Besuch von Verfassungsschützern erhalten, die ihm erklärten, dass sein Mieter »Sympathisant« sei und ihm deshalb die Wohnung zu kündigen sei – wenn er sich nicht selbst dem Verdacht aussetzen wolle »Sympathisant« zu sein; ein solcher Ruf sei freilich für sein gut gehendes Geschäft nicht von Vorteil etc. Mir ist keine Studie bekannt, die sich den Schicksalen derjenigen gewidmet hätte, die dieser aufgeheizten Situation, die im Deutschen Herbst ihren Höhepunkt erreichte, zum Opfer fielen. Manches Leben endete im Suizid.

Doch diese düsteren Aspekte der auslaufenden 68er Studentenbewegung waren in meiner Erinnerung keineswegs vorherrschend. Sie wurden sozusagen überstrahlt von Neuerungen, die gerade von den jüngeren Medizinern begrüßt wurden und die man im Sinne der vorliegenden Studie wirklich als »Paradigmenwechsel« bezeichnen kann. Erstmals in der Nachkriegszeit rückten sozialmedizinische Belange in den Vordergrund. Besonders deutlich zeigte sich dies im Aufbau des Rehabilitationswesens, wobei der Standort Heidelberg eine Vorreiterrolle in Deutschland übernahm. »Arbeit und Krankheit«, wie auch der Titel meiner medizinischen Dissertation von 1974 lautet, wurden nun in ihrer gesundheits- und sozialpolitischen Relevanz aufeinander bezogen. Die Eingliederung bzw. Wiedereingliederung von Kranken und Behinderten in das Berufsleben war eine Idee, die in Zeiten des

Wirtschaftswunders und des florierenden Arbeitsmarktes überzeugte und begeisterte. Ähnlich erfreulich waren die praktischen Folgen der Psychiatriereform. Gerade für die »kleinen Fächer« boten sich Chancen: Neue Disziplinen konnten sich etablieren, bereits etablierte wie die Medizingeschichte konnten sich ausbreiten und ausdifferenzieren. Die Missstände in Medizin und Gesellschaft erweckten den Optimismus, sie mit Energie und gutem Willen bewältigen zu können. Die soziale Marktwirtschaft wurde von der überwältigenden Mehrheit der Bürger als funktionierendes Erfolgsmodell wahrgenommen, zu dessen Optimierung nun manche Vorschläge der 68er nützlich schienen.

Die 68er markierten einen grundlegenden gesellschaftlichen Wandel im Westdeutschland der Nachkriegszeit, den man auch im internationalen Maßstab als Normalisierung und Modernisierung beschreiben könnte. In der Medizin kam es einerseits – unabhängig von den 68ern – zu einem wissenschaftlich-technologischen Wandel, und andererseits – beeinflusst von den Ideen der 68er – zu einem Wandel im Verständnis von sozialmedizinischen Parametern, insbesondere im Hinblick auf das Arzt-Patienten-Verhältnis. Besonders manifestierte sich dies in der Psychiatriereform infolge der Psychiatrie-Enquête von 1975, der Integration von »kleinen Fächern« wie medizinische Soziologie und Psychologie, Sozialmedizin sowie dem Ausbau der Rehabilitationsmedizin.

Der Blick der Historiographie ist zumeist auf die herausragenden Akteure und ihre Zeugnisse gerichtet, während eine Untersuchung ihrer Breitenwirkung häufig zu kurz kommt. Bei den Akteuren können wir sowohl krasse Irrtümer als auch richtige Intuitionen ausmachen. Eines ist klar: »Die« 68er hat es so nie gegeben. Es gab aber Grüppchen und Vereinigungen, Einzelgänger und Salonlöwen, Asketen und Hedonisten, die sich auf recht unterschiedliche Weise mit recht unterschiedlichen Vorstellungen und Zielsetzungen gleichzeitig bewegten und betätigten – unabhängig voneinander und doch aufeinander bezogen. Das macht den 68er Umbruch aus heutiger Sicht so überaus faszinierend.

Wolfgang Jacob (1919-1994), mein Doktorvater

Im Jahr 1974 habe ich meine medizinische Promotion bei Wolfgang Jacob in Heidelberg abgeschlossen. Heute, ein halbes Jahrhundert später, möchte ich mich noch einmal meinem früheren Doktorvater zuzuwenden, der nun schon ein Vierteljahrhundert tot ist.

Über seinen Lebenslauf gibt es nur spärliche Informationen. Hier wäre vor allem der Buchbeitrag von Peter Hahn »Zur Erinnerung an Wolfgang Jacob« (2008) hervorzuheben.[729] Es liegt außerhalb meiner Möglichkeit, an dieser Stelle die biografische Lücke zu schließen, und ich muss mich deshalb mit einigen Hinweisen begnügen. Jacob hat als Internist und Tuberkulosearzt in Heidelberg gearbeitet und aufgrund seiner medizinanthropologischen Auffassungen berufliche Schwierigkeiten bekommen. Schließlich war er am Pathologischen Institut unter der Leitung von Wilhelm Doerr gelandet, einem im Goethe'schen Sinne humanistisch gebildeten Forscher. Dort leitete Jacob mit dem Segen des Institutsdirektors die Abteilung für Dokumentation, soziale und historische Pathologie. Diese Bezeichnung lässt den direkten Bezug auf Virchow erkennen, mit dessen sozialmedizinischem Ansatz sich Jacob besonders intensiv befasste. Er habilitierte sich 1967, also im Alter von 48 Jahren, mit einer Schrift über Virchow, auf die ich noch zurückkommen werde. Um 1968/69 erhielt er einen Lehrauftrag für Sozialmedizin bzw. Medizinische Soziologie an der neugegründeten Medizinischen Fakultät der TU München. Die

---

729 In: Hampel, R., Ritschl, D., Martius. Ph. (Hrsg.): *Kunstreiz. Neurobiologische Aspekte künstlerischer Therapien*, Berlin 2009, S. 33-38.

Hoffnung, dorthin auf einen entsprechenden Lehrstuhl berufen zu werden, erfüllte sich nicht. Schließlich wurde 1972 dort – an Jacob vorbei – das Institut für Geschichte der Medizin und Medizinische Soziologie gegründet.

Es ist ein merkwürdiger Zufall, dass mein Doktorvater etwa zur selben Zeit, als ich in Heidelberg mein Medizinstudium aufnahm und ihn kennenlernte, seine Habilitationsschrift publizierte. Sie trug den komplexen Titel: »*Medizinische Anthropologie im 19. Jahrhundert. Mensch – Natur – Gesellschaft. Beitrag zu einer theoretischen Pathologie. Zur Geistesgeschichte der sozialen Medizin und allgemeinen Krankheitslehre Virchows*« (1967). Er habilitierte sich für das Fach Pathologie bei Wilhelm Doerr, wobei ihn der Medizinhistoriker Heinrich Schipperges unterstützte. Im Heidelberger Ambiente des 68er Umbruchs begegnete mir dank Jacob zum ersten Mal nicht nur der Name Viktor von Weizsäckers, sondern auch derjenige Virchows. Erst kürzlich ist mir aufgefallen, dass in der Literatur zu Virchow Sigmund Freuds Name so gut wie nie auftaucht, wie auch umgekehrt in der psychoanalytischen Literatur Virchow keine Rolle spielt (auch Freud selbst erwähnt ihn in seinem gesamten Werk nur ein einziges Mal an peripherer Stelle). Dies hat wohl den einfachen Grund darin, dass man die jeweilige Vorgeschichte ignoriert, die in einer gemeinsamen Ideengeschichte – nicht zuletzt in der romantischen Naturphilosophie – verankert ist. Wolfgang Jacob machte hier eine große Ausnahme: Er schlug am Ende seiner Habilitationsschrift den Bogen von Virchow zu Freud (»Virchow – Krehl – Kraus – Freud«), wobei er gerade in der medizinischen Anthropologie der sogenannten Heidelberger Schule der Psychosomatik (Krehl, Siebeck, V. v. Weizsäcker) Virchows Maxime vom Menschen als »einheitlichem Wesen« aufgehoben sah.[730]

---

730 Wolfgang Jacob: *Medizinische Anthropologie im 19. Jahrhundert. Mensch, Natur, Gesellschaft. Beitrag zu einer theoretischen Pathologie. Zur Geistesgeschichte der sozialen Medizin und allgemeinen Krankheitslehre Virchows*, Stuttgart 1967, S. 224.

Das Besondere an dieser Habilitationsschrift ist, dass sie einen weiten ideengeschichtlichen Bogen schlägt: Vom Naturbegriff in der Wissenschaftsgeschichte des Abendlands, über das Verhältnis von Natur, Mensch und Gesellschaft in der frühen Neuzeit, den »Anbruch des naturwissenschaftlichen Jahrhunderts« (Alexander von Humboldt) bis hin zu den Einheitsbestrebungen in der wissenschaftlichen Medizin und dem »Einbruch des Sozialen in die Pathologie«. In diesem zuletzt genannten gleichnamigen Hauptkapitel analysierte Jacob die oft verkannte Position Virchows, die entschieden von der »Einheit des menschlichen Wesens« (Virchow) ausging. Es ist Jacobs großes Verdienst, dass er in Virchows Werk eine genuine medizinische Anthropologie entdeckte, welche Medizin als eine soziale Wissenschaft und die leiblichen und geistigen Erkrankungen des Volkes als »soziale Pathologie« begreift.

Bereits 1855 bedeutet für Virchow der lebende Organismus »ein freier Staat gleichberechtigter, wenn auch nicht gleich begabter Einzelwesen, der zusammenhält, weil die Einzelnen aufeinander angewiesen sind [...].«[731] Was das »Individuum im Großen«, sei »die Zelle im Kleinen«.[732] Virchows Rede vom »Zellenstaat« darf jedoch nicht im Sinne des Biologismus und Sozialdarwinismus, die sich Ende des 19. Jahrhunderts breitmachten, missverstanden werden. So wehrte er sich gegen die Position seines Schülers Ernst Haeckel, der Virchows Rede vom Zellenstaat nicht als eine Analogie oder Metapher begreifen wollte, sondern als wissenschaftliche Tatsache behauptete. Virchow misstraute dem Sozialdarwinismus, der ja nicht von der »Einzel-Existenz«[733] (Zelle – Bürger) ausging, sondern von einem ethnisch definierten »Volkskörper«, der sich nach innen gegen (nicht nur rassische) »Volksschädlinge« und nach außen gegen feindliche (und in der Regel »rassisch

---

731 Zit. n. Wolfgang Eckart: Rudolf Virchows »Zellenstaat« zwischen Biologie und Soziallehre, in: *Geheimnisse der Gesundheit*, Frankfurt 1994, S. 239-353, hier: S. 244.

732 Zit. n. Wolfgang Eckart, a. a. O., S. 245.

733 Rudolf Virchow: *Gesammelte Abhandlungen auf dem Gebiete der öffentlichen Medicin und der Seuchenlehre.* 2. Bd. Berlin 1879, S. 99 f.

minderwertige«) Völker zu wehren hatte. Gegen solche Anschauungen war Virchow immun.

Doch was bedeutet Virchows Rede von der Medizin als sozialer Wissenschaft. Weder die einzelne Zelle auf der einen, noch die Gesellschaft oder der Staat auf der anderen Seite sind der springende Punkt, um den sich das menschliche Leben dreht, sondern es ist der lebendige Organismus des Individuums. Diese medizinische Anthropologie, wie sie Virchow systematisch begründet hat, wird heute weitgehend ignoriert. Die Frage nach Bedeutung und Aufgabe des *Individuums* für eine demokratische Gesellschaft hat scheinbar nichts mehr mit Medizin zu tun. Die Kunst der heutigen Gesundheitsökonomie oder evidenzbasierten und personalisierten Medizin besteht ja gerade darin, die am einzelnen Subjekt ausgerichtete medizinische Anthropologie mit statistischen Methoden zu überwinden. Virchows Begriff der Freiheit und die damit assoziierten Begriffe »Demokratie«, »Wohlstand« und »Humanität« sind heute so aktuell wie damals.

Jacobs Texte, nicht nur seine Habilitationsschrift, bestehen schätzungsweise zu zwei Dritteln aus direkten oder indirekten Zitaten mit genauen Quellenangaben. Dieses intensive Referieren zeigt sein Bemühen, sich in das Denken und die Erkenntnisse anderer Autoren sozusagen einzuleben. Nicht die eigenen Formulierungen zur Selbstdarstellung waren ihm wichtig, sondern die Sache selbst, deren er sich mit Hilfe anderer vergewissern wollte. Wahrscheinlich bin ich in diesem Punkte ein Jacob-Schüler. Andererseits zeichnen sich Jacobs Abhandlungen durch ihre systematische Gliederung aus, die immer dort, wo es dem Autor wichtig erscheint, von historischen Exkursen durchbrochen wird. In seinem Buch »Kranksein und Krankheit. Anthropologische Grundlagen einer Theorie der Medizin« (1978) geht er am Schluss auf eine Thematik ein, die auch mich immer wieder beschäftigt hat, nämlich: Selbstversuch, Selbstanalyse, Selbsttherapie: »Das Ärztliche der Nichtärzte ist Voraussetzung des Weges zu einer neuen Gesundheit. Die These lautet: ›jeder Mensch ist ein Arzt gegenüber sich selbst, gegenüber seiner mitmenschlichen Welt, und er ist ein Arzt der Kreatur‹. ›Jeder Mensch ist ein Arzt‹ – das will sagen: jeder Mensch verfügt über ein Mindestmaß an ärztlicher Begabung, ähnlich wie jeder Mensch über ein Minimum an musikalischem Talent verfügt.«[734]

Eine für mich lehrreiche Episode, die für meine Doktorarbeit wichtig werden sollte, stellte die vierwöchige Gruppenfamulatur dar, die ich zusammen mit gut einem Dutzend Kommilitonen (und Kommilitoninnen!) im Sommersemester 1970 während der vorlesungsfreien Zeit am Landeskrankenhaus Münster in Westfahlen absolvierte. Es fiel in jene Zeit unmittelbar vor der Psychiatriereform, als die Missstände in den psychiatrischen Anstalten für öffentliche Debatten und zum Teil sozialen Sprengstoff sorgten. Die Leitung des Landschaftsverbands Westfalen-Lippe hatte diese Gruppenfamulatur mit der Absicht ausgeschrieben, Medizinstudenten zu einer kritischen Auseinandersetzung mit der psychiatrischen Krankenversorgung zu ermuntern. Sie sollten über ihre Erfahrungen Bericht erstatten. Ich brachte meine Beobachtungen zu Papier und integrierte sie später als vierten Hauptabschnitt in die vorliegende Dissertation. Sie geben ein ungeschminktes Bild jener Zustände *vor* der Psychiatriereform, die mit der Psychiatrie-Enquête von 1975 eingeleitet wurde.

Es gab unvergessliche Schlüsselerlebnisse für meine »Bewusstseinserweiterung«. Ich erinnere mich an eine eindrucksvolle Szene während einer Veranstaltung in einem großen, überfüllten Hörsaal, bei der es um die Zwangssterilisation im »Dritten Reich« ging. Wahrscheinlich war sie vom Heidelberger Arbeitskreis »Medizin und Verbrechen« der »Kritischen Universität« organisiert worden. Als ein Großordinarius der Inneren Medizin (es war der Internist Gotthard Schettler) erklärte, der Eingriff bei Männern sei doch medizinisch ziemlich harmlos, ergriff eine engagierte Teilnehmerin, die ich aus Jacobs Seminar schon kannte – nämlich Mechthilde Kütemeyer (1938-2016), die sich später zur namhaften Verfechterin einer psychosomatischen

---

734 Wolfgang Jacob: *Kranksein und Krankheit: anthropologische Grundlagen einer Theorie der Medizin.* Heidelberg 1978, S. 208.

Neurologie entwickelte –, das Wort und rief mit überaus lauter, zorniger Stimme: »Wenn das so harmlos ist, fordere ich Sie hiermit auf, sich doch selbst sterilisieren zu lassen!« Ich bewunderte ihren Mut.

Jacobs Seminare waren für mich, dem jungen Medizinstudenten, ein wirkliches Faszinosum. Ich spürte hier einen Widerstand gegen den Zeitgeist insbesondere in der Medizin, der sich nicht aus parteipolitischen Maximen oder gesellschaftskritischen Dogmen ableitete, sondern aus für mich schwer verständlichen Schriften und philosophischen Überlegungen schöpfte. Da war von Subjekt und Subjektivität die Rede, von Sinnesphysiologie, von Wahrnehmen und Bewegen, von Psychosomatik und Psychoanalyse. Namen fielen in der Runde, von denen ich praktisch noch nie etwas gehört hatte: Yrjö Reenpää, Maurice Merleau-Ponty, Edmund Husserl und viele andere. In Jacobs »Konventikel« herrschte nie Langeweile oder gar Gleichgültigkeit. Es war immer etwas los: Hitzige Debatten über bestimmte Begriffe, Autoren, Irrwege der naturwissenschaftlichen Medizin. Thesen wurde vorgetragen, leidenschaftliche Plädoyers gehalten. Heinrich Huebschmann mit seiner hohen eindringlichen Stimme wird mir immer in Erinnerung bleiben, der wie eine Sirene die Missstände der herrschenden Medizin anprangerte. Der Titel seines 1974 erschienenen Buches »Krankheit – ein Körperstreik« wir ihm wie auf den Leib geschnitten. Dieser kämpferische Mann symbolisierte in seinem Auftreten selbst den Streik.

Ich hatte bereits 1967 mit bei dem frisch gebackenen Privatdozenten Jacob erste Pläne zu einer Dissertation geschmiedet. Ich erinnere mich an wundervolle Gespräche unterm Dach der Pathologie, wo er sein Domizil hatte und mich zumeist mit rauchender Pfeife empfing. Er verkörperte das Gegenbild zu meinem eigenen Vater, der nur zwei Jahre älter war als er, als Landarzt jedoch an einer chronischen Hepatitis litt, deshalb keinen Alkohol trank, nicht rauchte und scheu und ziemlich gehemmt sein Leben verbrachte. Er hatte volle Sympathie für seinen Sohn, den er immer großzügig unterstützte, ohne sich je mit ihm offen und locker unterhalten zu können. Ganz anders der

Doktor-Vater: Der assoziierte gerne frei und schaute dem aufsteigenden Pfeifenrauch nach, als ob er einen Blick in den Himmel werfen würde. Die Gedanken rissen ihn manchmal mit und ich konnte nur staunen. Alles schien möglich bei ihm, und gerade das gefiel mir ungemein. Er war ja alles andere als ein Dogmatiker, der auf eine bestimmte Lehre fixiert war und etwa nur Weizsäcker hätte gelten lassen. Marx, Freud, Herbert Marcuse, Adorno, alles schien ihn zu interessieren. Und so verfasste ich meine Doktorarbeit ungehemmt, lustvoll und frei: *»Arbeit und Krankheit. Ein medizin-soziologischer Beitrag zur Problematik der Rehabilitation«*. Die Promotion wurde übrigens 1974 abgeschlossen, ein sehr schmerzloses Rigorosum erlebte ich bei Paul Christian. Als ich dann im Wintersemester 1868/69 an die TU München wechselte, besuchte ich weiterhin die Seminare von Wolfgang Jacob, der wie bereits erwähnt, dort einen Lehrauftrag hatte. Ich erinnere mich noch, wie ich damals über das gerade erschienene Buch von Klaus Dörner *»Bürger und Irre«* (1969) referierte, das die allgemeine Psychiatrie-Debatte, die auch in Jacobs Seminaren eine große Rolle spielte, ungemein beeinflusste. Als ich ihn zuletzt im Oktober 1993 zufällig auf einem Kongress in der Heidelberger Stadthalle traf, sagte er zu mir voller Anerkennung: »Sie haben es geschafft, was ich nie geschafft habe«. Er meinte den Ruf auf einen Lehrstuhl, der ihm versagt blieb.

In seinem Artikel »Viktor von Weizsäcker«, veröffentlicht 1991 in den *»Klassikern der Medizin«*, schrieb Wolfgang Jacob im letzten Absatz: »In unserer Zeit, in der das naturwissenschaftliche Denken und mit ihm die Technik, aber auch die objektivierende Psychologie das Menschsein und mit ihm das Kranksein zu überwuchern droht […], in einer Zeit, da die ›Gegenseitigkeit des Lebens‹ zu einer Lebensnotwendigkeit geworden ist, und die Aufmerksamkeit mehr und mehr sich darauf richtet zu fragen: Wer ist der Mensch? In einer solchen Zeit kann auch der kranke Mensch nicht nur ein reines ›Objekt‹ der Medizin bleiben! Kranksein des Menschen ist selbst – wie Geburt und Tod – Lebensgestalt und Lebensgestaltung, Schicksalsgestalt und Schicksalsgestaltung menschlicher Existenz. Wir haben keinen Grund, von einer so immensen

Erweiterung des Weltbildes der Medizin uns abzuwenden, wie sie im Werk Viktor von Weizsäckers [...] sich darbietet.«[735] Als sein ehemaliger Doktorand möchte ich hinzufügen: Er erweiterte durch seine Offenheit und Begeisterungsfähigkeit *mein* Weltbild über viele Jahre hinweg ungemein, ohne ihn wäre ich vermutlich dem Weizsäcker'schen Denken (und wahrscheinlich der Medizingeschichte) nie begegnet, und so war das, was ich damals in Heidelberg und später auch in München bei ihm gelernt habe, ein »Input« fürs ganze Leben. Diese späte Veröffentlichung meiner Dissertation sei dem Andenken meines Doktorvaters gewidmet.

---

735 Wolfgang Jacob: »Viktor von Weizsäcker«, in: Dietrich von Engelhardt und Fritz Hartmann (Hrsg.): *Klassiker der Medizin.* Bd. 2: Von Philippe Pinel bis Viktor von Weizsäcker. München 1991, S. 366–387, hier: S. 387.

Editorische Notiz

Die Originalfassung der Dissertation liegt in Maschinenschrift vor. Diese zeigt den Charme eines vor-digitalen Schriftbildes mit all seinen Unebenheiten und Unwuchten, die seinerzeit von einer manuellen Schreibmaschine erzeugt wurden.[736] Zusätzliche Handarbeit war damals nötig, um etwa Graphiken und Seitenzahlen einzufügen, Schere und Uhu (der typische Geruch begleitete mich viele Jahre lang) kamen zum Einsatz, um korrigierte Passagen in den Text nachträglich einzufügen. Nur in einer einzigen öffentlichen Bibliothek ist ein Exemplar meiner Dissertation verzeichnet.[737] Schon in den frühen 1980er Jahre – an den genauen Zeitpunkt kann ich mich nicht mehr erinnern – bemühte ich mich um eine Drucklegung meiner Dissertation. Ich bat einen namhaften Rehabilitationsmediziner, der meine Doktorarbeit kannte und wohlwollend beurteilt hatte, um Unterstützung des Vorhabens. Er teilte mir aber lapidar mit, dass diese nun »nicht mehr in die Landschaft« passe und deshalb nicht publiziert werden solle. Er meinte damit das neue politische Klima, das mit der »geistig-moralischen Wende« einherging, die sich der damals neu amtierende Bundeskanzler Helmut Kohl auf die Fahne geschrieben hatte. Heute würde man vom »Mainstream« sprechen, der sich geändert hatte und Funktionsträgern – vermeintlich oder real – einen entsprechenden Opportunismus abverlangte. (Dies war damals vermutlich nicht anders als heute.)

---

736   Ein Scan dieser Originalfassung ist online als PDF verfügbar: https://schott.files.wordpress.com/2013/06/h.-schott-arbeit-und-krankheit-diss.-1974.pdf (6.12.2020).

737   UB Heidelberg: Sign. 74 Q 781.

Die vorliegende Druckfassung stellt keine Neubearbeitung oder gar Neufassung meiner Dissertation dar, sondern reproduziert diese soweit als möglich originalgetreu. Auf Überarbeitungen, Ergänzungen, Aktualisierungen habe ich, abgesehen von einigen wenigen Anmerkungen, verzichtet. Somit ist sie als ein historisches Dokument zu lesen, das Zeugnis von der Auseinandersetzung des Autors mit seinem Gegenstand ablegt, in der sich zugleich der damalige Zeitgeist widerspiegelt. Diese Gemengelage sollte im vorstehenden »Rückblick nach einem halben Jahrhundert« beleuchtet werden. Auf eine inhaltliche Kommentierung meiner Dissertation habe ich verzichtet, obwohl ich nicht ausschließen möchte, mich noch einmal intensiver mit den angesprochenen Themenkreisen auseinanderzusetzen. Sie sind aus meiner Sicht nach wie vor aktuell: etwa der Arbeitsbegriff im Hinblick auf Marx und Freud, der Krankheitsbegriff im Hinblick auf Viktor von Weizsäcker und die Sozialmedizin sowie die Idee der Rehabilitation für die Arbeitswelt im 21. Jahrhunderts.

Ich habe die Schrift in ihrer ursprünglichen Gestaltung belassen, insbesondere was Gliederung, Fließtext und Anmerkungen, Zitierweise und Quellenangaben betrifft. Angesichts der Fülle der berücksichtigten Literatur war eine Überprüfung der Quellenangaben und Zitate nur stichprobenartig möglich. Offensichtliche Tippfehler und sprachliche Unstimmigkeiten wurden durchgehend korrigiert. Die Zitate selbst habe ich in ihrer ursprünglichen Form belassen, z. B. »ß« in »daß«. Von meiner damaligen Schreibweise habe ich »medizin-soziologisch« (mit Bindestrich), wie im Untertitel zu lesen, beibehalten. Die Endnoten habe ich der besseren Übersicht wegen in Fußnoten verwandelt. Die Integration der bibliografischen Angaben in die End- bzw. Fußnoten mit abgekürzten Rückverweisen (»a. a. O.« oder »ebd.«) wurde beibehalten. Auch die Gliederung mit ihrer komplexen Nummerierung – typisches Kennzeichen von Dissertationen – habe ich nicht verändert. Das Schriftbild ist geprägt von ausgiebigen Zitaten und Paraphrasierungen, die passagenweise eingerückt wurden. Auch dies habe ich grundsätzlich übernommen. Graphiken sowie Titelblatt und Lebenslauf habe ich als Faksimile in den Fließtext eingefügt, sodass man einen Eindruck vom ursprünglichen Schriftbild gewinnen kann.

Bei der neuerlichen Durchsicht des Manuskripts ist mir aufgefallen, dass die gesamte Arbeit fast nur aus einer Aneinanderreihung von Zitaten (allerdings immer mit Quellenangabe) besteht, wobei sich direkte und indirekte in etwa die Waage halten. Sie werden einer ausdifferenzierten Gliederung zugeordnet, deren Dreh- und Angelpunkt das Spannungsfeld zwischen Gesellschaft und Individuum darstellt, in dem sich das Verhältnis von Arbeit und Krankheit bei der Rehabilitation offenbart. Meine Arbeitsweise ähnelte der Arbeit eines Schreibers in einem Skriptorium, der Abschriften von diversen Textfragmenten anfertigt und sie dann wie Puzzle-Teile zusammenfügt und nicht davor zurückscheut, diese gelegentlich zurechtzuschneiden, um sie passend zu machen. Dabei stand keine Metatheorie Pate, sondern vielmehr der eigene Geschmack, die Hingabe an die mir zur Verfügung stehenden Quellen, die ich umfassend im Originalton einbeziehen wollte. So mag das Ergebnis zwar den Eindruck eines Sammelsuriums machen, aber es dokumentiert meine gedankliche Welt vor 50 Jahren und wurde zur Grundlage meines Werdegangs als Medizinhistoriker.

Dankbar erinnere ich mich an Marga Fingerhut (etwas später heiratete sie und hieß nun Kellermann), eine hilfsbereite Sekretärin an der Universitätskinderklinik Heidelberg, die mein umfangreiches und manchmal schwer zu entzifferndes Manuskript mit Geduld und Liebe nach und nach auf ihrer Schreibmaschine, so gut es mit diesem mechanischen Gerät seinerzeit zu bewerkstelligen war, in Reinschrift übertrug. Sie lieferte die jeweilige Portion des getippten Manuskripts in unserer Heidelberger Wohnung in der Bergheimer Straße ab. Und nahm sogleich die nächste entgegen – bis die 323 Seiten getippt waren. Eine schöne Erinnerung an Goldene Zeiten in dieser wundervollen Stadt am Neckar, ganz ohne Internet, Notebook und Handy – fast so, wie sie damals von der jungen Schlagersängerin Peggy March besungen wurden:

»Memories of Heidelberg sind memories vom Glück ...«

SCHOTT's NEUE BIBLIOTHEK

Schriftenreihe im Verlag BoD – Books on Demand
Bisher sind in dieser Reihe erschienen:

Band 1[*]
Heinz Schott: *Himmel oder Hölle. Ansichten zur menschlichen Sexualität*
Paperback; 244 Seiten; Sprache: Deutsch
ISBN-13: 9783837006018
Erscheinungsdatum: 23.03.2017

Band 2
Heinz Schott: *Fluidum. Magische Momente des Mesmerismus*
Paperback; 148 Seiten; Sprache: Deutsch
ISBN-13: 9783744802055
Erscheinungsdatum: 21.04.2017

Band 3
Alice B. Stockham: *Karezza. Ethics of Marriage*
Edited by Heinz Schott
Paperback; 72 Seiten; Sprache: Englisch
ISBN-13: 9783744815086
Erscheinungsdatum: 04.05.2017

Band 4
Heinz Schott: *Magic of Nature. On the Mystery of Healing*
Paperback; 152 Seiten; Sprache: Englisch
ISBN-13: 9783746064956
Erscheinungsdatum: 17.01.2018

---

[*] Dieses Buch wurde erst nachträglich der Schriftenreihe als Band 1 zugeordnet.

Band 5
Alice B. Stockham: *The Lover's World. A Wheel of Life*
Edited by Heinz Schott
Paperback; 360 Seiten; Sprache: Englisch
ISBN-13: 9783749432271
Erscheinungsdatum: 22.05.2019

Band 6
Richard Wagner: *Eine Pilgerfahrt zu Beethoven. Novelle*
Herausgegeben von Heinz Schott
Paperback; 48 Seiten; Sprache: Deutsch
ISBN-13: 9783750461222
Erscheinungsdatum: 27.02.2020

Band 7
Heinz Schott: *Corona und was die Seuchengeschichte lehrt. Essay*
Paperback; 100 Seiten; Sprache: Deutsch
ISBN-13: 9783751981095
Erscheinungsdatum: 18.10.2020

Bestellungen bei BoD Buchshop
https://www.bod.de/buchshop/